徹底
遠離病痛，
看見康復的
力量！

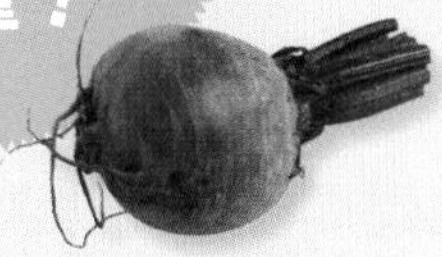

作者特別聲明

本書出版旨在將個人多年養生與臨床經驗與讀者分享，並使讀者能藉此徹底改變飲食與生活習慣，提供讀者保健防病防癌參考，但絕對不能取代醫療。

讀者若有疾病，包括癌症在內或身體不適症狀，務必遵照專業醫師指示治療，並同時立刻實踐生機飲食，雙管齊下可以得到更好的效果。

書中所有內容僅供教育資訊、保健防病之用，絕非任何診斷／醫療方法，或藥物之推介或自我診療的準則。

所謂自然療法，是以天然無害的方式，例如天然的食物以協助人們改善健康。本書所提供的任何食療，因個別體質、症狀、血型不同，以及個人的自律精神、信心、決心、恆心的不一樣，就算很努力的實踐身體大掃除與大調整，用幾個月的時間遵從本書方法以期獲得健康，效果也不一定相同，所以也絕不能一概而論。若嘗試書中方法執行四個月後，身體無明顯改善，請讀者不要一直堅持下去，因為有些食療方法並不一定對所有人有效，故不是所有病症都能成功康復，有病症者應盡快尋求醫師專業意見與治療。

另外本人必須嚴正聲明，書中提及的食材及營養食品，只是想讓讀者得到正確的訊息方便採購，與本人並無利益關聯。敬請讀者認清勿被誤導，並小心謹慎。

最後本人因經常受邀世界各地培訓及演講，並參與慈善工作，行程緊密，恐無法答覆所有讀者的電子郵件及傳真請求，敬請讀者體諒。

Tom Wu 吳永志

【暢銷珍藏版】

Dr. Wu's Powerful Smoothies

不一樣的蔬果汁

[百症]保健全解

認識救命的|植物生化素　對症保健|自然飲食法　不一樣的|蔬果汁Q&A

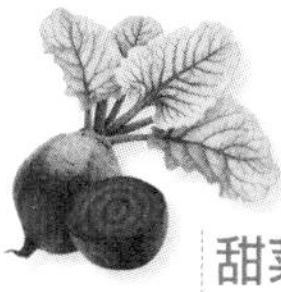
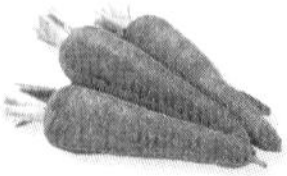

胡蘿蔔
含有高達490多種
的植物生化素

甜菜根
生機飲食界
的超級明星

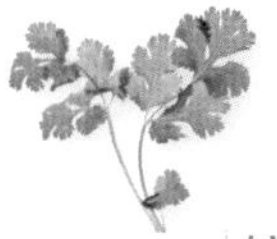

香菜
可代謝體內
的重金屬

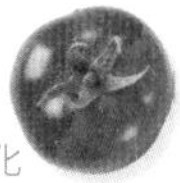
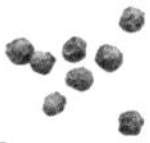

番茄
最出名的抗氧化
成分—茄紅素

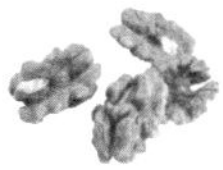

核桃
可預防
血液凝固及栓塞

黑胡椒
最佳補氣養血
的辛香料

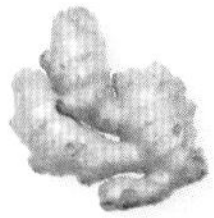

巴西里
有利尿、抗炎、
補腎及通膽囊
作用

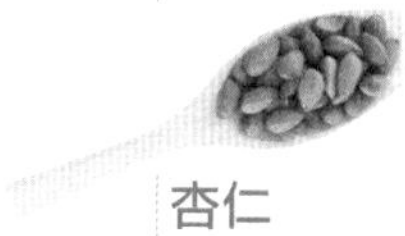
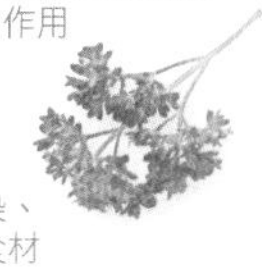

薑
是天然抗感染、
殺菌的最佳食材

杏仁
被公認為
最佳抗癌食材

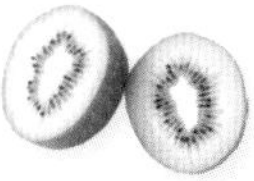

奇異果
營養滿分的
水果之王

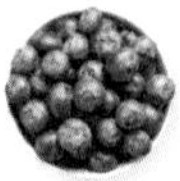
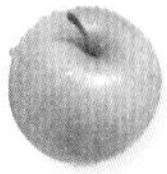

枸杞
可延年益壽、
青春永駐

藍莓
具有抗氧化、
延緩衰老成分
—花青素

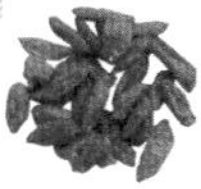

青蘋果
強健免疫力
的首選水果

**徹底
遠離病痛,
看見康復的
力量!**

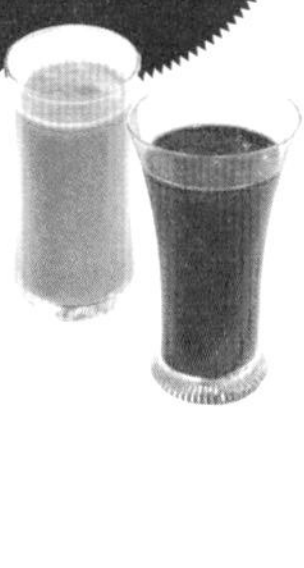

原水文化

目錄

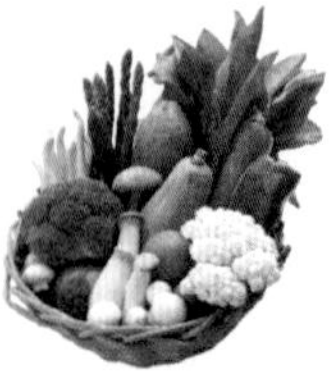

甜菜根

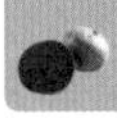

紅蘿蔔

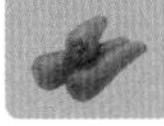

君達菜

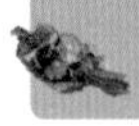

玉米

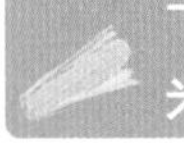

番茄

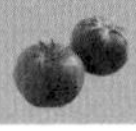

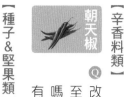

目錄

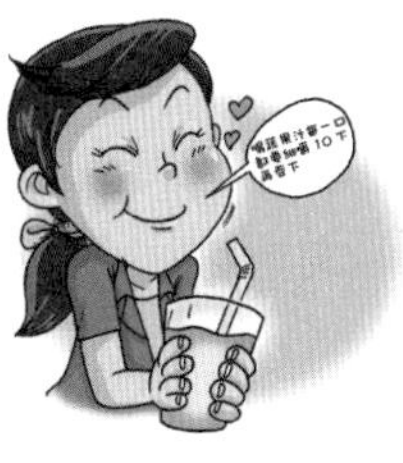

目錄

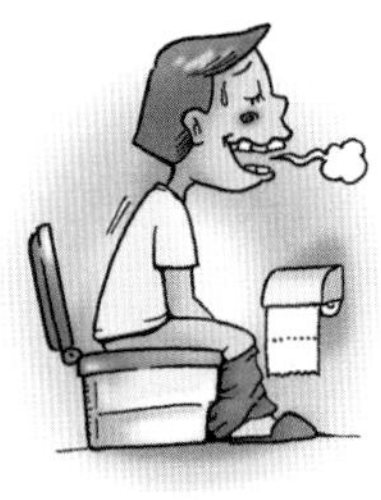

目錄

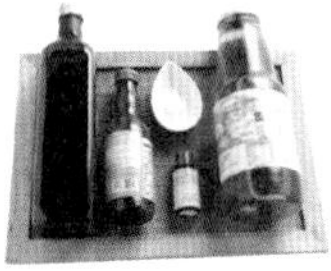

健康，從每天喝這杯不一樣的蔬果汁開始！

二〇〇八年我出版《不一樣的自然養生法》最主要目的，在於將我累積幾十年的臨床經驗分享，讓讀者知道健康的關鍵來自於蔬果、種子中的植物生化素，因而只要下定決心，就能透過每天喝蔬果汁、改變飲食與生活習慣，帶給自己意想不到的健康收穫。

二〇一一年我再出版《讓食物與運動成為你的健康良藥》，則是希望讀者明白除了喝對蔬果汁和吃對食物以外，正確且適量的的運動也是讓身體健康的良藥；另外我很認同腳底與全身的按摩法都是有益健康的保健方法，因而極力推廣讓天然有機食物與調息運動當作平日的藥物，而不要把藥物長期地當成食物，從生活中就能執行的防癌對症自然養生法。

二〇一三年，出版社為滿足廣大讀者閱讀與實踐需求，再重新把我的第一本《不一樣的自然養生法》書中重要觀念與做法，採加強字體、大量彩色圖解與表格化，因而誕生《不一樣的自然養生法【全彩圖解珍藏版】》，相信更體貼讀者、能幫助讀者實踐起來更快入門。

我衷心祈求讀者們，看完書後都能付諸行動，因而重獲身心靈健康。尤其讓我高興的是，出版多年以來，接收到無數讀者執行後的成效，例如：

● 我有心臟衰竭病史，透過您寫的三本書努力實踐終於改善健康，謝謝您把一生中寶貴的經歷和我們分享。吃對的食物才是健康的第一步，原來我多年來都是吃錯食物所以得到重病，差點沒命，看完書後，最大的收穫是找回健康。

● 因為蔬果汁及飲食調整，讓我得以對抗我的癌細胞，真的是太感謝您了⋯⋯

● 跟著實踐書中的飲食與生活作息，我的血壓已降到不用再服高血壓藥了⋯⋯

● 幾十年的高血糖，天天靠著藥物控制，直到照著書中的蔬果汁食譜，就下降到正常的指數，跟醫師討論後，就不用再服藥了⋯⋯

● 多年的便祕，只靠藥物才能勉強每週有一次的我，跟著書中每天飲食的建議實行，沒想到短短二個月，每天就很容易有二次排便，希望不久的將來，一定能達到您要求的每天三次。

● 我的朋友有很嚴重的過敏症狀，我將《不一樣的自然養生法》送給他，他只喝了二個月的蔬果汁，過敏症狀就改善了不少。

● 我長年手腳的冰冷，跟著書中的飲食和洗冷熱浴，不到一個月，手腳都溫暖起來了，也不再怕太冷。

● 我幾近白髮的母親，在短短幾個月內，白髮都變成灰色，全家都很高興，也跟著您的蔬果汁食譜，實踐起來⋯⋯

● 我今年二十六歲，但經期一直不準，有時遲遲不來，喝了書中蔬果汁，現在又正常了，真高興……

● 結婚已經八年都無法懷孕，而且經期來時都有很多硬塊，喝了幾個月的卵巢保健蔬果汁，讓我改善了身體，也讓我重燃懷孕的希望……

● 照著喝您指導的清血蔬果汁半年後，感謝神讓我已經成功為高齡產婦3個月了，連不孕專科醫師都感到很神奇……

不論是讀者當面開心的跟我分享或是透過電郵發來喜訊，我同樣開心，感謝神的恩典和聖靈的帶領，希望讓讀者都能得益，都能帶給每個人健康。也因為讀者的認真執行，善待自己的身體，也才能讓健康找上自己。

書中的蔬果汁，大多用為保健防病、防癌、防老之用，不管是年長者、年輕人或小孩子，只要是平時常感覺疲倦、無精打采、或常感冒發燒，常生病，都可以試試將生活飲食習慣按照書中的建議去改變，和每天喝四杯以上的相關蔬果汁，就能漸漸的改善自己的身體。

只要你肯給身體一個機會，供應足夠的全營養食物和植物生化素，讓免疫和自癒系統有足夠的材料來修補，恢復正常的功能，你就能有機會重拾已失的健康和精力。

但如果已經有很嚴重的疾病時，就應該立刻請求當地專業的醫師治療，並同時趕緊

飲用依個人體質所設計的蔬果汁及搭配目標營養品，三管齊下，將會收到更好的效果。如果罹患嚴重疾病時，一定要用清醒的頭腦，理智分析後再決定未來的康復之路應該怎麼走，千萬不要亂了陣腳。**而書中的見證個案，都是經過量身設計的蔬果汁食譜，和所需的目標營養品後才漸漸重回健康。**

所以除了聽從醫生的建議外，病友們也應該立刻改變生活飲食習慣。問問自己：為什麼會生病？是不是天天吃進了很多的化學毒素，累積了十年、二十年，在體內無法排出，才讓自己走向疾病？所以在決定跟隨醫師治療的同時或更早之前，**一定要給身體一個機會，做個體內大掃除，飲用特製蔬果汁至少一個月或二個月，或四個月也好。讓自己有機會進行身體大掃除，就能將體內的毒素降下，給免疫和自癒系統有時間鬆口氣，吸收更多的營養和植物生化素，來間接幫助專業醫師所建議的治療成效。**

這些年來，除了讀者的感謝信外，也有很多讀者看了書後，實踐當中產生很多疑慮，急切的想得到解答。但因為我經年累月到世界各地演講或授課，離家就是一個星期、一個月或二個月不定，因此時間上很難配合，為此我真的感到抱歉，也希望沒收到回答的讀者，用寬恕的胸懷體諒，我已經盡最大的力量，一有時間便答覆你們的問題。

也因為這樣，我決定再寫這本《不一樣的蔬果汁百症保健全解》，讓讀者能更清楚明白這套養生法的重點，並下定決心有信心去實踐。

關於書中提供的蔬果汁，都有其個別的效果，就算對你而言不是那麼直接的功效，也不會有不良的反應。例如你的另一半喝乳房保健蔬果汁，你當然也能一起喝，並不用擔心喝了對自己有什麼影響；同樣若是你喝攝護腺保健蔬果汁，你的家人一起喝了也有益健康。所以為了改善自己的免疫及自癒系統，養成每天飲用蔬果汁，就能讓健康之神敲上門。

我在書中不斷提醒大家：**世界上不會有只用一種治療方法或只吃某一種營養品就能把病治好，尤其是癌症，一定要身心靈這三方面都要同時注意，還有病人的年齡、體質、代謝狀況，以及信心、恆心、耐心、自律，都會影響病症的改善效果。只要真心的願意、樂意、善意的去執行，成效必然也會有很大的不同。**

我相信，保持一顆喜樂的心，確實的照顧自己的身體，讓你周圍的親朋好友見到你時，都會好奇的問：

「你是擦了什麼保養品，讓皮膚變得紅潤好看？」

「你是吃了什麼保健食品，讓身材變得穠纖合度？」

「你是吃了什麼仙丹妙藥，讓身體越來越健康有活力？」

請你開心的分享：

「我只是照著調整了生活及飲食習慣和做對運動，並且喝了不一樣的蔬果汁。」

祝福各位讀者在未來的人生，活得健康與喜樂。

Part

1

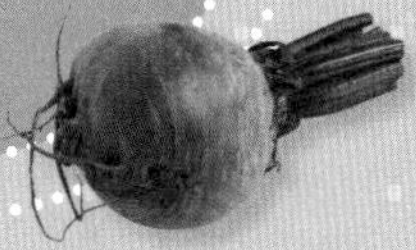

[救命的飲食]

植物生化素是防癌抗病養生專家

認識植物生化素

大自然的植物中，除了含豐富的維生素、礦物質、纖維素之外，還含有其他已知的或未知的植物性營養成分，科學家們將這些營養成分統稱為「植物生化素（Phytochemicals）」，意思是大自然的植物中富含的許多營養成分。而這些植物生化素有些已被科學家所發現，像是類黃酮、多酚類、大蒜素、茄紅素等。

一般來說，植物生化素多半存於植物的表皮纖維下、果核、菜芯皮下以及種子⋯等，天然的新鮮蔬果本身就有強大的醫治力量！但可惜的是維生素、酶素、營養素、植物生化素等這些營養，在食物經過烹煮的過程中會逐漸流失；因此建議每天將各式各樣的蔬菜水果，洗淨後，連皮、不去芯、不去籽，切成塊狀，將其打成蔬果汁，一天至少喝四到六杯（**生病的人需喝到八杯**），這樣努力不懈的成果，不但可增強我們的免疫力，預防癌症及各種慢性病，還能延年益壽、返老還童，可說真正解決了現代人的健康難題。

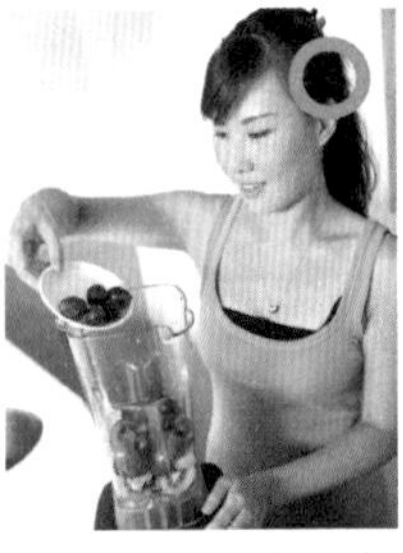
▲ 製作蔬果汁不去皮、不去籽，才能攝取完整的植化素。

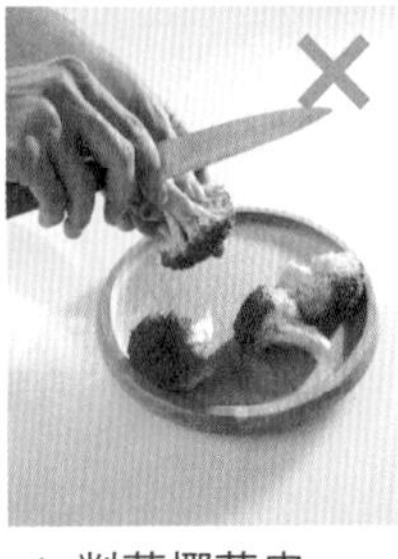
▲ 削花椰菜皮

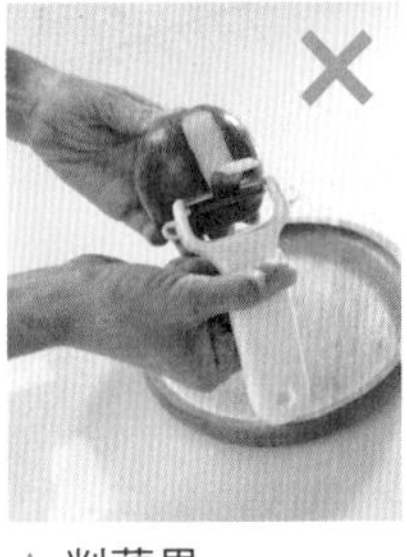
▲ 削蘋果

救命食材常見Q＆A

Q 為什麼天天都要吃紅番茄、紅蘿蔔、甜菜根、蘆筍、海帶？

A 天天都要吃紅番茄、紅蘿蔔、甜菜根、蘆筍、海帶，是因為它們能提供養分給不同的身體器官。

- **紅番茄**—可保護心臟、乳房和攝護腺。
- **紅蘿蔔**—可保護肺臟、免疫系統和眼睛。
- **甜菜根**—能保護肝、膽、胃和大腦。
- **蘆筍**—能保護腎臟、膀胱和脊椎。
- **海帶**—可保護甲狀腺、腎上腺、卵巢和乳房。

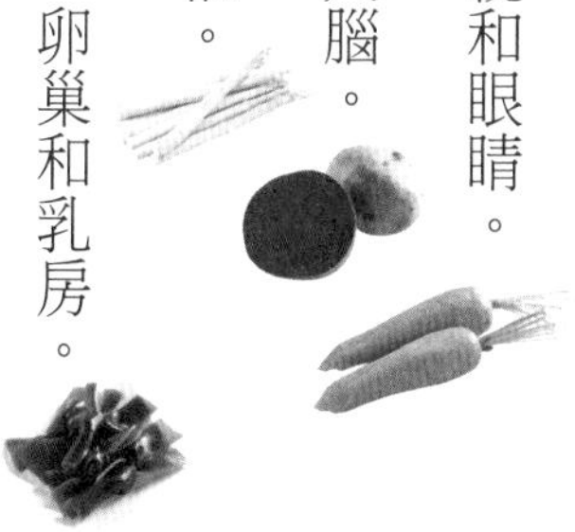

如果買不到新鮮的甜菜根，可以暫時以沖泡式的紅甜菜根精力湯代替，但是最好還是以新鮮的為主，才能攝取較多的能量。

蔬菜類

Q 一般市場販售的蔬菜可以作為生機飲食的食材嗎？

A 生機飲食講究的是使用有生命、無農藥的有機蔬菜、水果，但如果真的沒辦法全部使用有機的蔬果，購買一般傳統市場販賣的蔬果也無妨，只要妥善清洗乾淨即可，總比完全不實踐生機飲食來得好。

Q 擔心吃生菜會有寄生蟲卵，可以先汆燙過嗎？

A 如果擔心生菜會有寄生蟲卵問題，而想利用滾水燙死蟲卵，至少要汆燙十五分鐘才能除掉蟲卵，但這樣一來，蔬菜中的**酶素和維生素也會被高溫熱水毀掉了**。其實，將生菜放入三．五匹馬力的蔬果機中攪打兩分鐘，就可以消除寄生蟲及其卵子。

更好的方法是在吃生菜前先喝三十西西的水溶膠銀水（silver hydrosol），吃完生菜後再喝三十西西水溶膠銀水（silver hydrosol），並服用可幫助平衡大腸生態，幫助消化，促進排便的益生菌營養品。水溶膠銀水（silver hydrosol）是天然的抗生素，

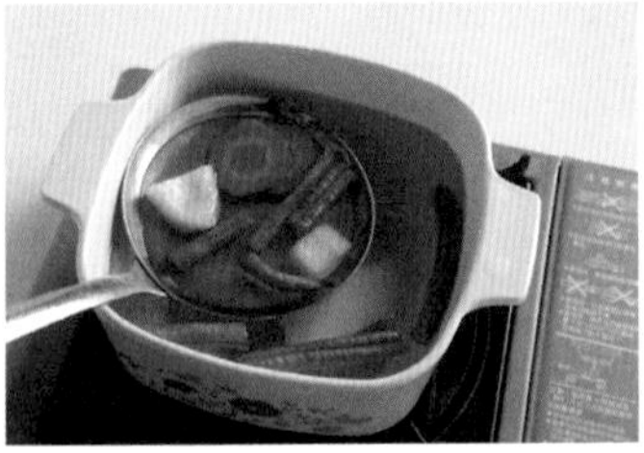

▲ 蔬菜利用滾水汆燙殺死蟲卵至少要 15 分鐘。

會殺死寄生蟲，亦是最好的除蟲法。

Q 天天喝蔬果汁，喝久了需要吃迴蟲藥嗎？

A 即使天天喝蔬果汁，也不用擔心會感染任何細菌和寄生蟲，因為蔬果汁裡都有加入能殺菌、消滅病毒的辛香料。

但是在炎炎夏日和流行病毒肆虐時，最好每次打蔬果汁時，加入三十西西或六十西西水溶膠銀水（silver hydrosol），它是天然的抗生素，既能抗氧化又能殺菌、消滅病毒，是老幼皆宜的營養品，且無任何副作用，對腸病毒、流行感冒等，尤其效用良好。

Q 有哪些蔬菜不可生食，一定要煮熟的嗎？

A 大部分的蔬菜都可以生食，只有極小部分的蔬菜，例如：芋頭、竹筍、香菇，一定要煮熟才能吃，**因為芋頭生吃嘴巴會癢，而竹筍、香菇的纖維質太硬，不容易消化，因此不建議生吃。**

不可生食的蔬菜

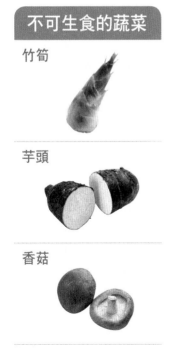

竹筍

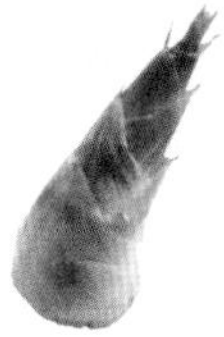

芋頭

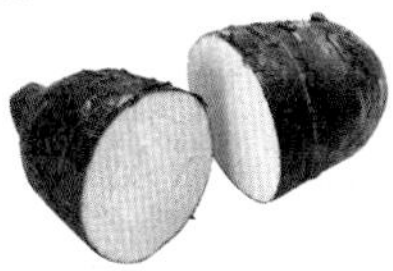

香菇

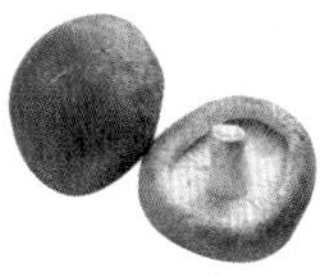

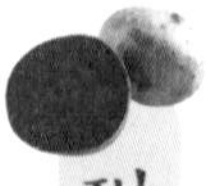

甜菜根

Q 據說紅甜菜根中含有甲醛，生食會引發頭昏的中毒現象？

A 曾經有位讀者看到某一本書中寫著：「一公斤的生紅甜菜根含有五・六毫克的甲醛，吃了後會引發頭暈、中毒的現象。」就擔心生食紅甜菜根會中毒，可是我的書中並沒有教你要一次吃完一公斤的紅甜菜根！而且**生機飲食並不主張只喝單一種類的蔬菜汁，每道蔬果汁中都含有至少四種蔬菜、可中和生冷寒涼的辛香料、好水及水果**，怎麼可能會造成頭暈！

況且，也有研究發現，造成頭暈的並不是能殺死癌細胞的甲醛，而是**紅甜菜根中含量極高的超級抗氧素——「穀胱甘肽」（Glutathione），這種營養素能夠幫助肝臟排出大量的肝毒**，當肝毒流入血液（等待排出體外）時，便會引起頭暈。

曾經有一位合併腹水的肝癌病患來諮詢，我建議他天天喝五磅（即超過兩公斤）的紅甜菜根汁，每半小時喝半杯（一百二十西西）純甜菜根汁，接著再喝一杯（二百五十西西）加入十西西水溶膠銀水（silver hydrosol）的溫活性好水，而且要從早上開始喝，一直喝到睡前才能停止。這位病患認真執行一個月後，不僅沒中毒，肝癌引起的腹水反而消掉了！這就是生機飲食的神奇之處！

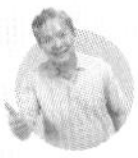

Dr.Tom Wu 健康教室

甜菜根的葉片含有高鉀，對於改善心臟病頗有良效。所以打蔬果汁時，也可將葉片洗淨一同攪打。菜根對肝臟頗有助益，所以常喝酒抽菸、腸胃消化不良、貧血等都很有幫助，幾乎所有人都適合食用，唯有常腹瀉的人可能不適合吃過多。

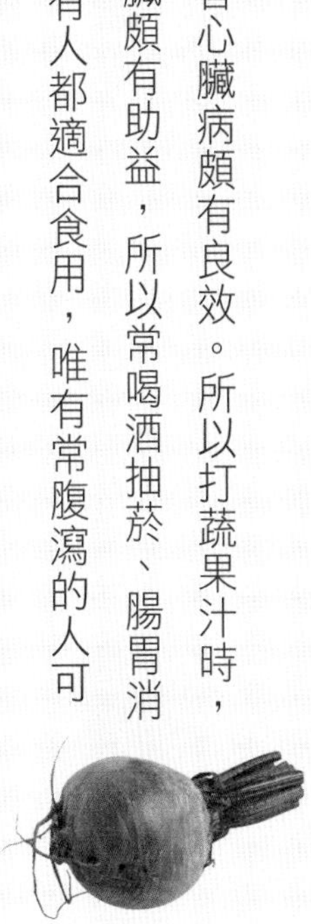

幾乎所有的蔬果都含有專家說的毒素，例如：番茄、馬鈴薯含有龍葵鹼；紅蘿蔔、草莓含有砷（即砒霜）；杏仁、桃子含有苯甲醛；芥藍菜含有水銀；紅甜菜根、紫蕃薯含有甲醛等。**世界上頂尖的醫學、科學專家也發現紅甜菜根含有幾百種能治病、防病、防癌、防老的植物生化素**，但直到目前，充其量，也只發現不到十種植物生化素的效用，換句話說，植物的營養素博大精深，即使是毒素也有其存在的道理。

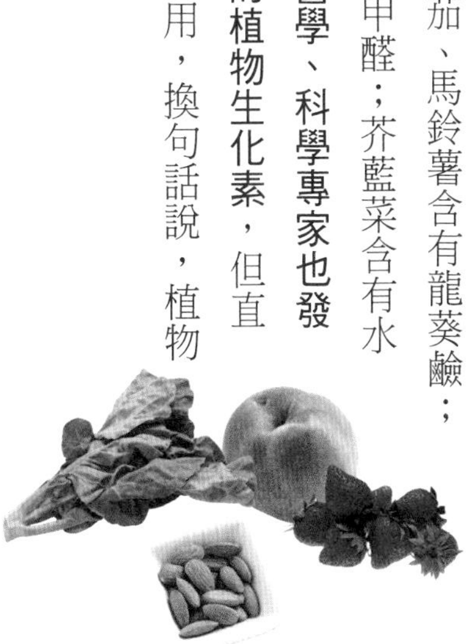

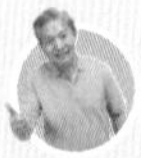

Dr.Tom Wu 健康教室

植物生化素是蔬果用來保護自己免受大自然傷害的防護機制，所以蔬果的皮下（即纖維部分），有含量最高的植物生化素，用來保護蔬果免被害蟲吃掉；而種子的皮下也有高含量的植物生化素，用來保護籽不受侵害，才有機會讓種子傳播下去。而我們吃了這些植物生化素，也具有保護身體的健康，和加強免疫和自癒系統的功能。

酵素則是用來幫助消化食物、分化食物，轉化成新陳代謝的化學反應作用。簡單的說，沒有酶素就等於失去生命；沒有植物生化素就等於失去健康。

含有天然酶素的食物

納豆

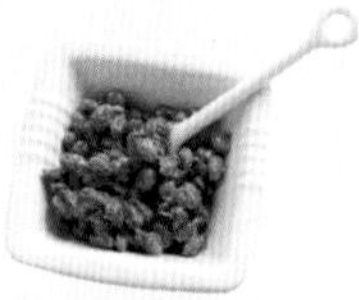

降膽固醇及保護心臟

紅麴米

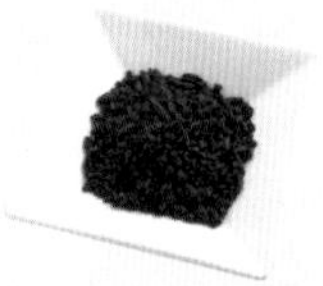

強化心臟功能，增加壽命

甜酒釀

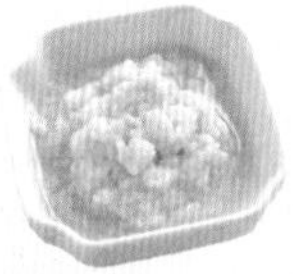

稀血、降膽固醇

紅甜菜根性溫、甘甜可口，葉子有造血、補血、清血、解血毒、清肝通膽、洗腎、提升精力、緩解胃氣、幫助血液循環、補腦及醒腦的效用；其**甲醛成分**能防癌、治癌；所含的**草酸成分**能幫助大腸蠕動與排便；**大量的硝酸鹽**則能降低血壓；此外，生的紅甜菜根還能預防營養不均衡引起的唇顎裂（俗稱兔唇），以及全素食者和血癌病患發生的貧血。當然，生的紅甜菜根一定沒有煮熟的美味，但紅甜菜根煮熟後，大量的營養素消失，只剩下口腹上的滿足，殊為可惜！

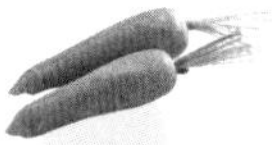

紅蘿蔔

Q 經常吃紅蘿蔔，皮膚會變黃？

A 紅蘿蔔的汁液是很美麗的橙紅色，並非黃色，是便宜又防癌的超強抗氧化明星，也具有窮人的人蔘之美名。許多人擔心常常吃紅蘿蔔，長期下來會有皮膚變黃的問題，事實上，只有極少數因為膽囊、膽管被膽沙、膽石阻塞的人，才有這個問題。

依據人體的生理運作，膽囊天天分泌黃色的膽汁來幫助人體代謝脂肪，做完這個工作後，膽汁就會被送進大腸排出體外。但如果我們每天只有一次大便或便秘時，留在大腸中的黃色膽汁便會被吸回並流入血液中（**血液中含有很多氧氣，也會將部分的黃色膽**

汁變**成青黃色**），若天天如此累積，血液中便會含有愈來愈多的黃色膽黃素，那麼身體自然容易生病和老化。這就是為什麼生病和衰老時，我們的皮膚會看起來枯黃或青黃，缺乏光澤的原因。

其實紅蘿蔔富含的植物生化素α和β類胡蘿蔔素，會將血液中的膽黃素由皮膚排出來，皮膚才會變黃色；換句話說，愈多的紅蘿蔔汁將會排出愈多的膽黃素，直到血液完全沒有了膽黃素，這時皮膚才會開始變成像彩霞般美麗的橙紅色；意即此時β類胡蘿蔔素已經到達皮膚的最外層，受到陽光紫外線的照射，轉變成維生素A，而維生素A正是防癌、美膚、保健視力的良方。

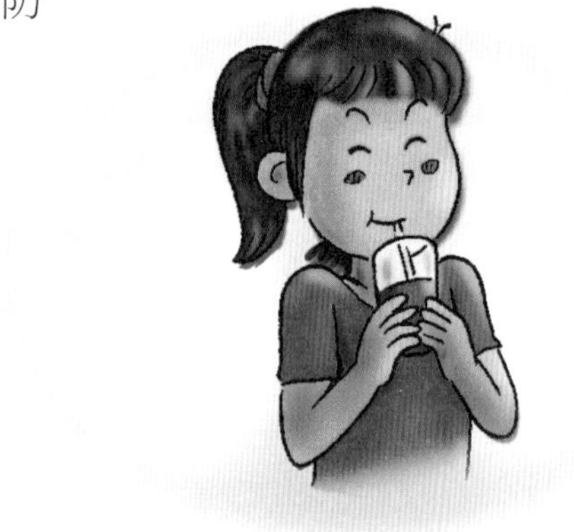

當膽汁倒流，進入血液後，會向皮膚滲流出，以致膚色變黃，這種黃色不像紅蘿蔔宛如彩虹般的亮麗黃色色澤，而是一種黯淡的黃，想要消除掉這種顏色，光是停止吃能治病、防癌的紅蘿蔔是沒有效果的，應該立刻執行「四天排膽石淨化膽囊與肝臟的方法」**（詳見附錄第三○○頁）**，做一次或二次**（需間隔一個月才能做第二次）**的排膽石和清肝，並用一大杯加了少許海鹽的溫純水或活性好水來服可幫助肝臟解毒，減輕肝臟的排毒壓

力的清肝素營養品，還有可幫助血液循環，增加心臟功能及細胞產生能量的輔酶素營養品。

Q 紅蘿蔔和番茄要經烹調，才會釋放茄紅素？

A 紅蘿蔔和番茄生食才可以保留大量的酶素、維生素和微量元素，也才能徹底發揮植物生化素的效用；相反地，煮熟的紅蘿蔔和番茄，所含的酶素、維生素和微量元素會被高溫破壞，植物生化素的健康功效也會大大減弱，即使茄紅素被釋放出來，其他營養素也都損失了。

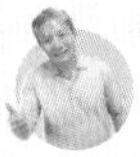

Dr.Tom Wu 健康教室

有機或無農藥天然的胡蘿蔔皮，含有高質量的植物生化素，當然連皮一起打蔬果汁會更有營養又健康。

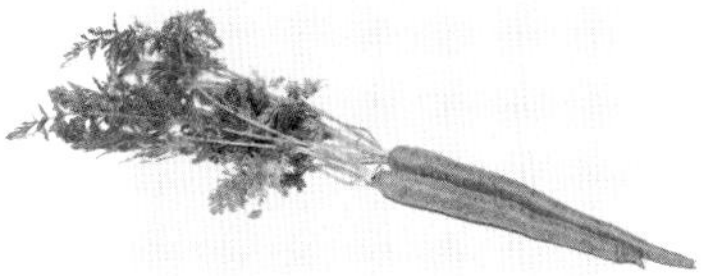

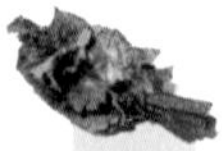

君達菜

Q 君達菜在台灣不常見，可有其他替代的食材？

A 在美國地區，幾乎所有超市都能買到君達菜（Swiss chard），如果在台灣買不到，那也沒有關係，君達菜可以用苦瓜取代。在台灣到處都有苦瓜販售，無論是白的、淺綠或深綠色的，或是小型的山苦瓜，都具有降血糖、改善糖尿病的作用。

如果要改善糖尿病，每天都要食用四條苦瓜，連續吃六個月，就能看到明顯的改善效果。可是吃苦瓜的同時，也要停止食用一切煎、炸、炒、烤、燒等香脆的食物，例如：

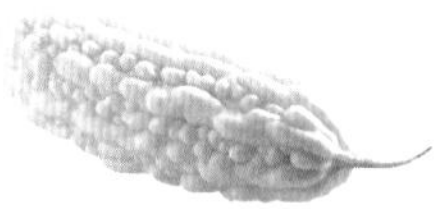

▲君達菜可以用苦瓜取代。

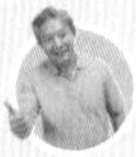

Dr.Tom Wu 健康教室

君達菜即葉用甜菜，又稱為牛皮菜、豬乸菜，莧科菾屬的耐寒性一年生或二年生的草本葉菜，亦是甜菜的變種蔬菜。原產歐洲南部，公元五世紀由阿拉伯傳入中國，菜葉色澤紅綠雜陳，葉柄顏色多變，有綠色、紅色等多種顏色，常見於地中海料理。

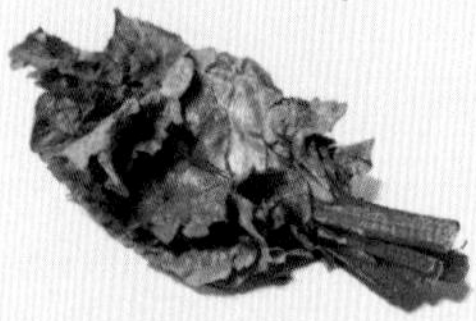

▲ 君達菜含有類似胰島素的植物生化素，具有降血糖及降血壓的作用。

花生、腰果、花生醬等，並且天天都要在每餐飯吃一半時，以溫水服用可幫助血液循環，增加心臟功能及細胞產生能量的輔酶素營養品，還有可幫助清理身體內水環境及油環境內毒素的硫酸鋅營養品（用量需諮詢自然醫學醫師或營養師而定）。

發芽豆

Q 發芽程度是否會影響豆類的營養價值？

A 黃豆、黑豆等**豆類一旦發芽，其中的蛋白質、碳水化合物和脂肪就會立刻轉變為有利於身體吸收、利用的氨基酸、單糖和油酸**，而且營養成分比沒發芽的豆子高出好幾倍，其蛋白質也比受污染的動物肉類多出好幾倍，最是適合嚴重癌症病患所需，但一般西醫因對於這類食材的營養素瞭解不多，往往只會鼓勵病患多吃肉類，未必有利於患者的病情恢復！

豆類經過水質浸泡到發芽後，建議先用乾淨的清水多沖洗幾次，再分裝放入冰箱冷藏或冷凍備用，如此才可避免發臭現象產生。如果豆類經水質浸泡，無法發芽，代表是經過基因改造的豆類，最好不要買來食用。

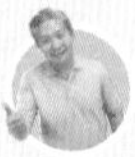

Dr. Tom Wu 健康教室

發芽的豆類與種子，像是綠豆芽，就連同芽與綠豆的部分一起吃，其他如雪蓮豆、黃豆、綠豆、黑豆或扁豆等豆類，都是利用種子貯藏的養分，直接培育成幼嫩的芽菜，營養價值很高。

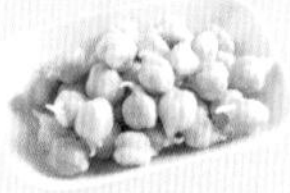

發芽雪蓮豆

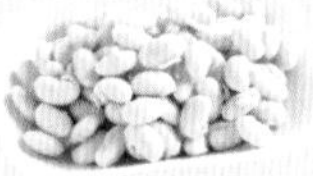

發芽黃豆

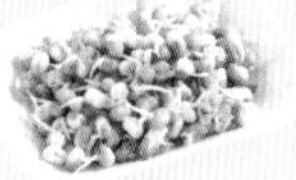

發芽綠豆

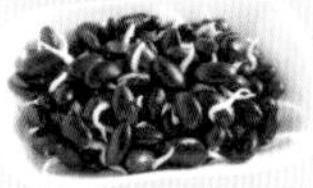

發芽黑豆

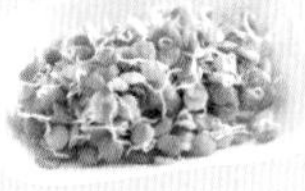

發芽扁豆

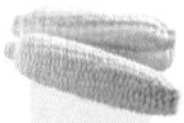

玉米

Q 玉米打汁後，需要煮熟才能食用嗎？

A 玉米含有高糖分、高澱粉質及保護眼睛的營養素，生食可以提供能量、精力，幫助我們順利完成一天的工作。可是玉米的外皮厚比較難咬到細碎狀，因此需要用三・五匹馬力的蔬果機攪打，才能釋放出可以保護眼睛的植物生化素，有利於身體吸收。

Q 玉米的熟度要汆燙多久較剛好，又能避免營養流失？

A 一切全生的蔬菜都要生食最佳，但如果**不想吃冷冰冰的生蔬菜，也可以用滾沸的好水汆燙一分鐘後再吃，**並且每次吃之前都要加入辛香料，尤其是老薑、薑黃粉、黑胡椒粉、肉桂粉、檸檬汁、純椰子油等，若買得到的話，也加入夏威夷核果油（Macadamia Oil）更好。

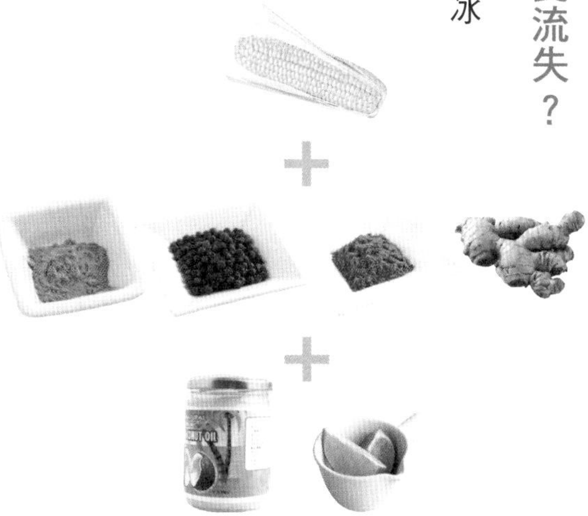

水果類

Q 一天內，水果吃多少才算不過量？

A 水果吃太多會升高血糖，影響胰島素分泌和導致肝臟脂肪細胞上升，所以水果不能吃太多，而且選擇帶酸味的水果最好。一天內，吃兩、三顆水果或一天內吃四、五顆杏果都不算多。

Q 為什麼要多吃酸味水果？對身體有何好處？

A 神創造了人類始祖──亞當，並吩咐他要吃地面上一切有種籽的蔬菜、雜糧及樹上有核仁的水果。神將蔬菜排在第一位，所以每餐都要以蔬菜為主。蔬菜除提供各種植物生化素外，還能供應一切身體所需要的營養，例如：維生素、礦物質、酶素、碳水化合物、蛋白質、油酸、微量元素等；而水果則可以為身體提供大量不可或缺的維生素C。

為什麼維生素C對健康這麼重要呢？科學家研究發現，原來人類的身體無法自行製造維生素C，非得依賴外來食物供應不可，而維生素C來源最多的食物就是水果，尤其**酸味水果是防治慢性病及癌症的天然良藥！**

維生素C對身體至關重要，它能堅固結締細胞組織，讓我們不容易受傷及老化；它能防止游離基（即自由基）破壞細胞，引起癌變；它能強化免疫系統，反擊細菌、病毒及癌細胞對身體的侵犯；它還具有製造骨骼、減輕過敏、預防流鼻血、降低血壓、消除疲勞、提升精力等效用！

維生素C本身是白色無味的物質，需要與酸味的柑橘酸（Citric acid）結合才不會被破壞，但凡含有柑橘酸的食物，就一定含有維生素C，所以大家普遍以為維生素C是酸的，其實不然！

柑橘酸含量最多的就是水果，所以買水果時，要儘量選擇酸味的水果，**尤其是患有如高血壓、高膽固醇、心臟病、中風、憂鬱症等嚴重疾病的病患，建議要多多攝取；罹患癌症的病人更應該多吃愈酸的水果**，例如：青檸檬、黃檸檬、青蘋果、硬的綠色奇異果（彌猴桃）、酸橙與橘子、莓果類（例如：草莓、紅莓、藍莓、黑莓、黑醋莓等）、酸味的大芒果（是指青色很酸的大芒果）、酸的紅毛榴槤（Soursop）以及枇杷等。

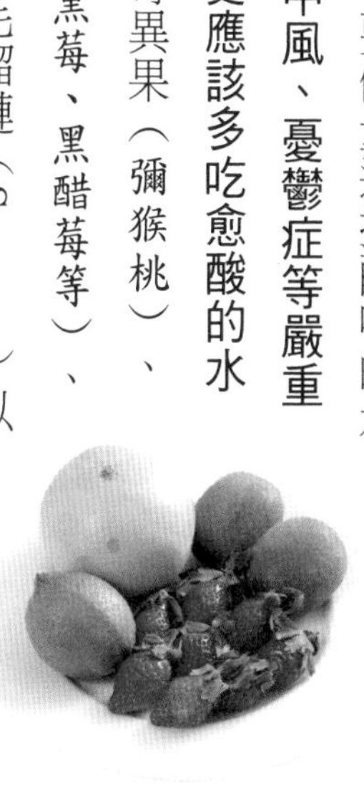

因為**癌細胞是靠著糖分而存活下來的**，食用大量的糖分食物，例如：蜜糖、糖果、甜點、糕餅、餅乾、白飯、麵條、麵包、饅頭、包子、米粉、河粉、通心粉及一切甜味的水果，就等於餵養著會侵犯身體健康的癌細胞，千萬要小心！

根據兩度獲得諾貝爾獎、被稱為「分子矯正醫學之父」的萊納斯・鮑林（Linus Pauling）針對維生素C做的研究，**證實維生素C對人體有諸多益處，例如：可以縮短感冒病程達百分之三十二左右、提升免疫力，甚至可以改善癌症**。為什麼維生素C會有這麼神奇的效果呢？

因為維生素C的化學分子與糖分的化學分子極為相似（維生素C的化學分子式是 $C_6H_8O_6$，而糖分的化學分子式是 $C_6H_{12}O_6$），可以欺騙癌細胞。根據科學家的研究報告指出：人體一個正常細胞能將一個葡萄糖分子製造出三十六個ATP能量（Adenosine triphosphate）來提供細胞生活及修補；而癌細胞只能將一個葡萄糖分子製造出二個ATP能量，沒有辦法提供足夠的能量讓癌細胞活下去，因此為了活下去，**癌細胞需要十八倍量的葡萄糖，所以當它發現與糖分相似的維生素C，就會迫不及待地瘋狂吞食**，等吃進維生素C後，才發覺不是糖分時就已經太遲了，**維生素C已經釋放出大量的強烈H_2O_2游離基，將癌細胞破壞、溶解了！**

有人會問，為什麼維生素C的強烈游離基不會破壞正常細胞呢？根據科學家的研究發現，原來正常細胞有介媒（Catalase）保護，而癌細胞沒有！希望大家都能多買酸味的水果來保健身體，從另一方面來說，**多吃酸味水果就等於幫身體投保了健康保險，拒絕慢性病及癌症侵擾！**

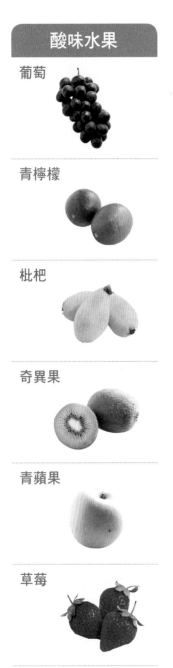

酸味水果

葡萄

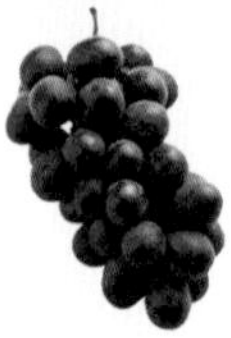

青檸檬

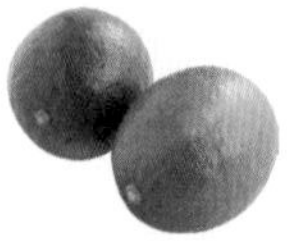

枇杷

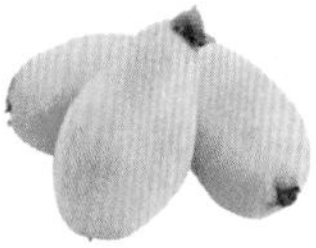

奇異果

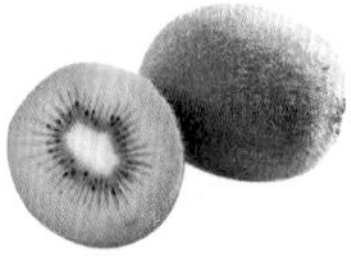

青蘋果

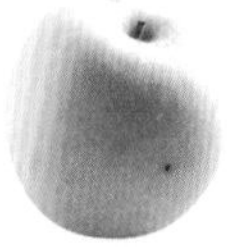

草莓

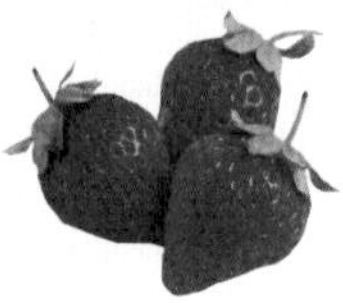

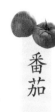

番茄

Q 據說綠色番茄含有龍葵鹼？淨化血液蔬果汁中加入五顆綠色番茄是為了以毒攻毒嗎？

A 小顆、紅中帶綠的小番茄對於甲狀腺機能亢進引起的發炎，具有改善的效果（**大顆、紅中帶綠的大番茄則無此效果**），所以不是帶有毒性的蔬果就完全不能吃，其實蔬果略含微毒的成分，都具有治病的效用！

如同中式料理常使用的香料——九層塔，毒物學專家也說含有劇毒，但東南亞國家民眾天天吃，也不見他們會被毒死！反而能幫助殺菌，尤其是十二指腸的幽門菌，也能改善胃病！

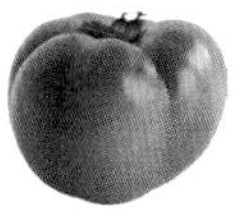
▲ 綠番茄

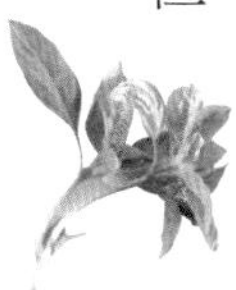
▲ 九層塔

Q 書中所說的大紅番茄就是牛番茄嗎？

A 書中若有特別指定要使用大番茄，即是不要讀者使用小顆的珍珠番茄，因此刻意加個「大」一字來區別，並非一定要使用牛番茄不可。

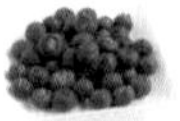

藍莓

Q 藍莓打成汁，會破壞花青素嗎？

A 高速攪打並不會破壞營養成分，反而是高溫才會破壞食物中的養分！所以可以用高速、**溫度不會超過攝氏三十九度的蔬果機來製作藍莓汁**，並不會破壞藍莓中的花青素，反而還會釋放出更多能治病、防病的植物生化素來保護眼睛、肺臟和腦細胞。

不過，近年來流行蔬果慢磨機，讀者應注意，低速的磨汁機雖然能磨壓出美味可口的蔬果汁，但因為蔬果的渣滓都被過濾掉了，所以蔬果汁裡沒有纖維素，喝下後，**身體會快速吸收高度的糖分，對於過動兒、有血糖和腫瘤問題的人來說是大忌**！而且因為沒有纖維素，也就失去治病、防病的效用了！

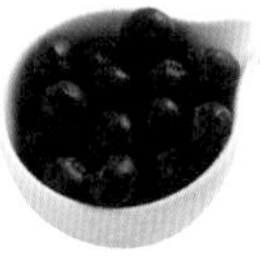

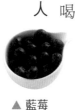

▲藍莓

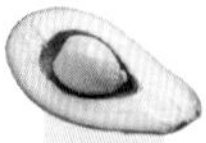

酪梨

Q 酪梨籽打成汁後可以喝嗎？

A 酪梨籽合併其他蔬果攪打成蔬果汁，也是可以喝的，但是只有三·五匹馬力的高速、低溫蔬果機，才可以將酪梨籽攪打到非常細碎，足以釋放出植物生化素、適合飲用的程度。如沒有攪打到那麼細碎，籽中的植物生化素就不能全部釋放，那麼改善心臟、肝臟的效果就會下降。

草莓

Q 在台灣要購買有機草莓較不易，有其他替代的水果？

A 如果買不到有機草莓，改用六～八粒無核乾黑梅（**即西梅** Prunes，**又稱為黑棗乾**）代替。

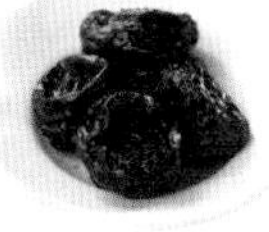

▲ 買不到有機草莓，可用「黑棗乾」替代。

辛香料類

蔬果汁裡面添加辛香料，主要作用是平衡蔬果本身的生冷寒涼部分，同時也能化解蔬果本身殘餘的農藥，以及用來發揮和加快身體的排毒及提升治癒效能，而純蔬果汁只是提供身體豐富的營養成分，以及能治病、防病的植物生化素來補充身體細胞營養成分的不足，和提升免疫自癒系統的功能，所以添加辛香料是非常的重要。搭配適當的天然調味料，如老薑（**降高血壓和膽固醇**）、薑母粉（**抗發炎**）、香菜（**代謝重金屬**）、迷迭香（**保健肝腦**）、九層塔（**加強腸胃健康**）、辣椒（**促進血液循環**）等，就具有天然的抗感染、殺菌、相生相剋的作用。

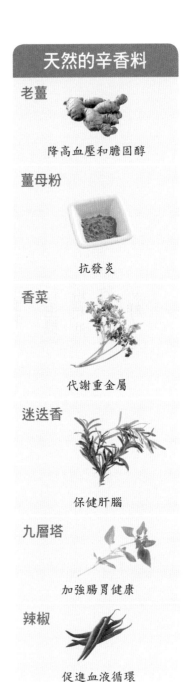

天然的辛香料

老薑

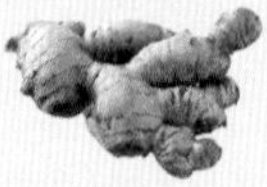

降高血壓和膽固醇

薑母粉

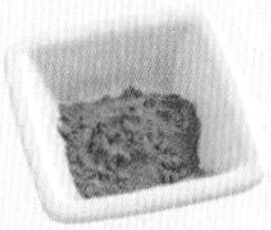

抗發炎

香菜

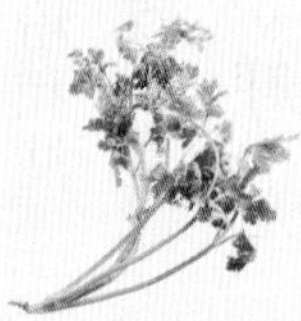

代謝重金屬

迷迭香

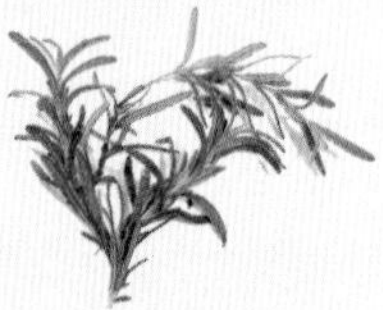

保健肝腦

九層塔

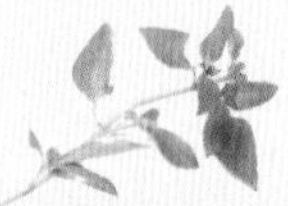

加強腸胃健康

辣椒

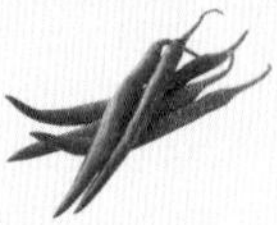

促進血液循環

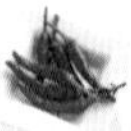

朝天椒

Q 改善頭暈蔬果汁中的香料食材寫朝天椒一至三條，通常一條就很辣，需要加到三條嗎？還有，為什麼我打的蔬果汁喝起來沒有甜中帶酸的滋味？

A 如果害怕味道太辣，剛開始可以先加半條就好，等三~四天習慣後，再增加為一條，過個三~四天，再加到一條半，如此慢慢地增加，等加到三條時就不會覺得口感太辣了。

不過，如果有因為公事出遠門，必須停喝一個星期的話，建議回來後一切重新開始，再由半條開始慢慢增加到三條，不要一口氣就加三條朝天椒。如果希望有甜中帶酸的口感，就要加入酸的奇異果（**硬的綠色奇異果**）和甜甜的枸杞。

種子&堅果類

黑白芝麻

Q 改善宿便所使用的芝麻粉需要先炒熟嗎？

A 既然是生機飲食，當然是新鮮、未炒熟的芝麻粉比較好。如果有宿便問題，最重要的還是要先停止食用：

- 一切動物肉類，如肉湯、醃滷肉類、牛奶和牛奶製品。
- 一切精緻麵粉製作的食品，如甜點。
- 一切煎、炸、炒、烤、燒的食物。

不吃這些食物之後，再來進行生機食療才會有效。先利用纖維粉來幫助大腸蠕動，再用芝麻粉和油潤滑大腸；有時候，便秘太久，還要加入純椰子油才能見效。實踐生機療養期間，還要多吃含有高量草酸的生紅甜菜根和新鮮小葉菠菜，因為草酸有微瀉的效用，可以幫助排除宿便。

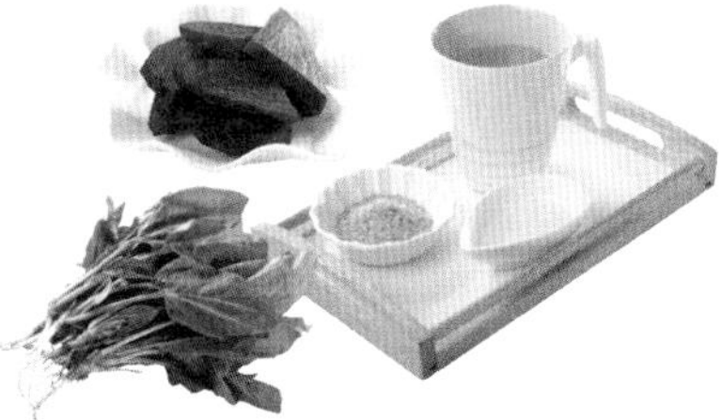

▲ 攝取高纖食物或用纖維粉及椰子油來幫助排除宿便。

其他類

卵磷脂

Q 為何吃卵磷脂，會有噁心、想吐的感覺？

A 由於卵磷脂是油脂，只能加入食物或湯中一起吃，如果這樣吃還是會覺得噁心、想吐，即可能有以下的狀況：

❶ **每次服用的份量過多**——試著減少份量看看能否避免不適感。

❷ **切除膽囊的人**——膽囊切除的人不能吃油膩的食物，而卵磷脂是油脂，自然比較油膩。

❸ **膽管被膽石或膽沙阻塞的人**——建議做一次四天肝膽排石淨化（詳見附錄第三〇〇頁），淨化膽囊與肝臟，解除身體殘留的毒素。

❹ **胰臟健康有問題**——胰臟分泌不出脂肪酶來分化卵磷脂。

大家都要知道在身體裡的胰臟，它是一個很努力工作的器官，不到危險關頭是不會感覺不適的，因此如果吃任何食物後有感覺噁心，就表

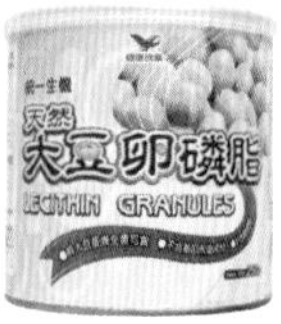

▲ 卵磷脂

示情況已經很嚴重了。不過，如果吃其他食物不會出現噁心感，只有吃卵磷脂或多油的食物，才會有這種感覺的話，可能是膽囊中的膽管阻塞住，分泌不出膽汁的症狀。

若是想要確定身體是否真的出現健康問題，可以到醫事檢驗所做抽血檢驗（詳見附錄第二九六頁）如：CEA、AFP、HCG、CRP、TSH、LDH、ALP、AST、ALT、GGT、CA19.9、Hb1Ac項目，就能提早五到十五年預知胰臟是否有癌細胞的存在。

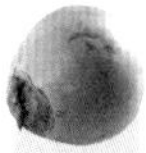

椰子油

Q 椰子油、苦茶油、亞麻仁油等應每日固定吃其中一種即可，或每種都要吃，攝取量多少較恰當？

A 所有優質食用油，不管是否能耐熱，都不宜用來煎煮炸炒，**只要經過加熱烹調，或多或少都會產生自由基毒素。**偶爾，例如一星期一次或最多兩次在外面餐館用餐尚且無所謂，但如果天天都吃這樣烹調出來的食物，就會提高罹癌的機率，不可不慎！

每天攝取一種或多種優質食用油都無所謂，只要是**未經烹調、直接將油加入沙拉、湯、米飯、蔬菜和沙拉中一起食用，就是最健康的用法**，至於份量多寡則隨著每個人的體格、體重、頭髮和皮膚的需要而定，不能一概而論。

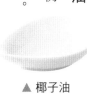

▲椰子油

精緻粉食物

Q 書中提到的溴化物是額外添加的，或是精緻粉類本來就有的成分？

A 溴化物與氯化物、氟化物一樣，都是會導致長瘤的物質，這三種化學物質的化學構造與碘化物很相似，**常吃加含有溴化物的精緻粉食物會讓體內溴化物過多，搶著佔據細胞膜的碘收容器，帶來乳房腫瘤、攝護腺腫瘤及甲狀腺腫瘤的危機。**

五穀米本身並不含有溴化物，但在磨成粉的過程中會添加溴化物，以免已磨成粉加水混合揉成粉糰時，會產生不勻稱的小硬塊。

吃太多含溴化物的麵粉製品，會佔據甲狀腺、乳房及攝護腺的碘接受器，而引起腫瘤！所以為什麼這個年代罹患腫瘤的人數愈來愈多，就是因為天天吃麵粉製品的關係，不可不慎！

麵粉製品的種類

包子

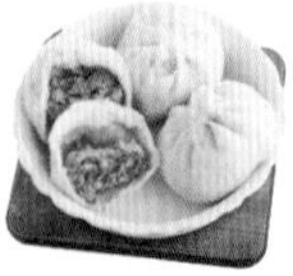

饅頭

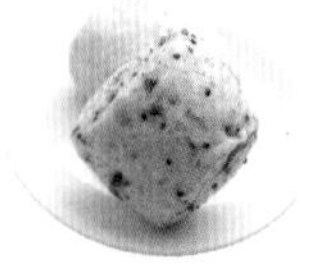

麵包

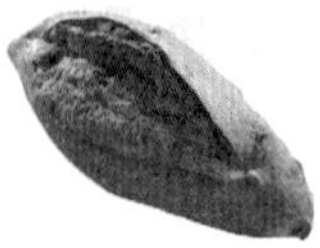

麵條

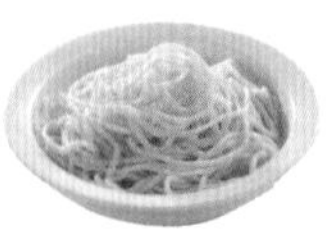

餅乾

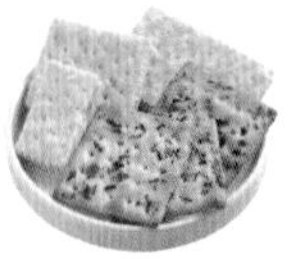

蛋糕

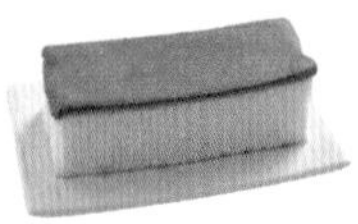

Part

2

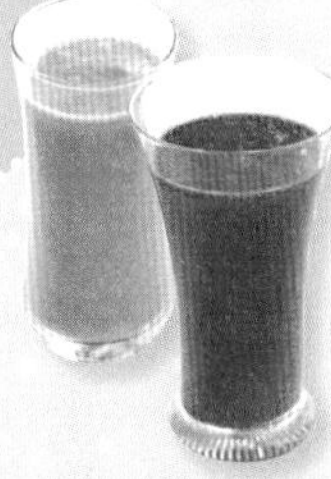

[對症保健自然飲食法]

重拾健康就從這杯蔬果汁開始！

關於蔬果汁保健

Q　不一樣的養生蔬果汁的營養特色是什麼？

A　書中所說的蔬果汁是使用高速、低溫、不會破壞任何營養成分的三・五匹馬力蔬果機直接現打新鮮、全生的蔬果，這樣打出來的蔬果汁含有全營養素和能夠治病、防病、抗癌、抗衰老的植物生化素。

當然，我們也可以用牙齒一口一口咬、每口嚼三十～四十下、細嚼慢嚥的吃生菜沙拉（**詳見附錄第二九二頁**），但就算這樣吃，還是不能比直接喝蔬果汁獲得更多的養分和植物生化素，因為我們的牙齒並無法將蔬果的皮嚼到如蔬果汁般的細碎，也常常忘記每口都要細嚼三十～四十下才吞下，所以獲得營養素的質量是不同的。

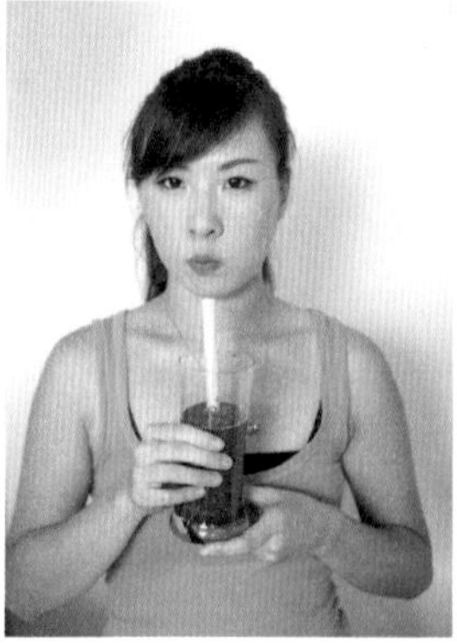

Q　不一樣的養生蔬果汁與坊間現打蔬果汁有何差異？

A　書中提到的配方蔬果汁都是針對各種健康問題配製的，例如：有高血壓問題的人就要喝「保健血壓的蔬果汁」，有乳房疾病的人就要喝「保健乳房的蔬果汁」，才能達到保健防病的效果，但腎臟病患者需視個人體質狀況，諮詢自然醫學醫師調配特製蔬果汁和搭配營養補充品。

如果是健康、沒有特殊疾病的人，只要按照四分之三的蔬菜（不限種類）＋四分之一的水果（不限種類）＋辛香料、種子（中和生冷寒涼）＋好水，就可以獲得保健身體的效果。（但請注意：聯合國衛生機構的報告說：「20%是有病要服藥，75%是亞健康，只有5%是真正的健康！」那麼你是屬於哪一類族群呢？）

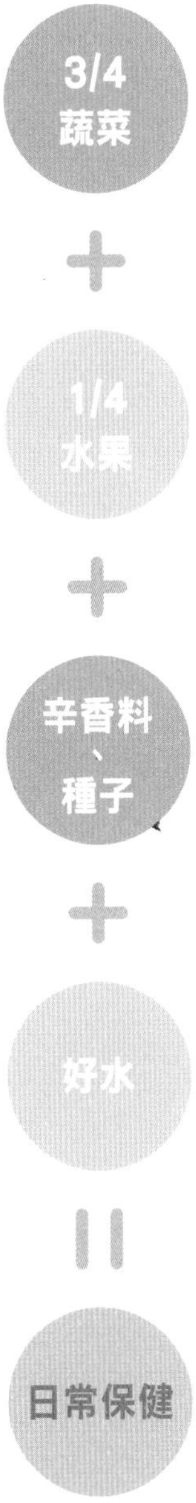

Q 上班族是否可以上班前喝二杯蔬果汁，下班晚餐前喝二杯蔬果汁，達到一天四杯攝取量？

A 健康的上班族在早上上班前喝二杯蔬果汁，以及下班後回家晚餐前再喝二杯蔬果汁，這樣飲用的方式是正確的。

因為早上二杯可以提供高份量的纖維素來幫助吸毒排毒，以及供應豐富的營養成分給全身細胞，補充植物生化素給免疫自癒系統發揮作戰與修補的功能，也能增

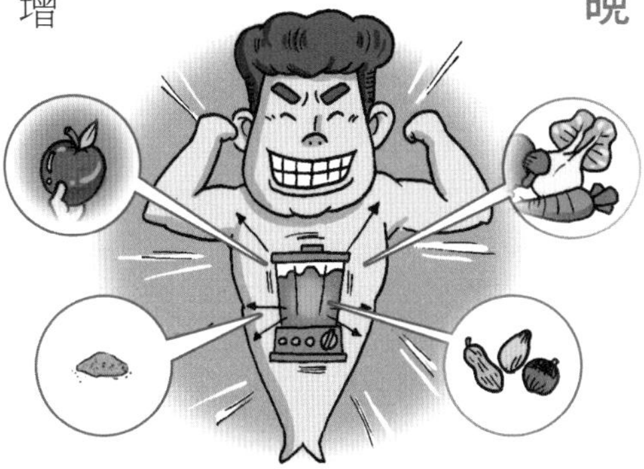

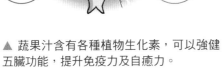

▲ 蔬果汁含有各種植物生化素，可以強健五臟功能，提升免疫力及自癒力。

加身體的能量精力，讓你能順利完成一天該做的工作；下班後再喝二杯可以將一天工作的壓力毒素及緊張毒素排除，讓你有愉快心情，易於入眠。

Q 早上現打的蔬果汁留到晚上再喝可以嗎？

A 每天要喝六杯蔬果汁，但是一天要打六次會造成生活上的困擾，為了方便起見，不妨在早上一次打完一天要喝的六杯蔬果汁，但一定要在當天下午六點以前全部喝完，六點半左右要吃完晚餐，絕對不能超過六點半才喝，這樣問題就大了。

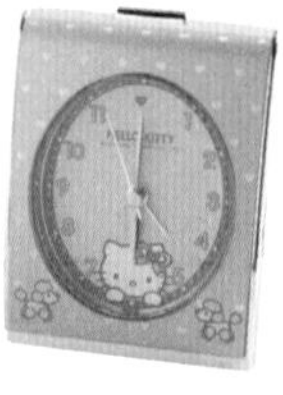

▲ 晚餐在六點半左右要吃完，最遲不要超過七點鐘。

❶ 我在書上有寫晚餐儘量在六點半左右要吃完，最遲不要超過七點鐘：因為我們的胃過了七點以後，就開始慢慢停止分泌胃酸，到了八點幾乎完全停止分泌。晚上八點以後吃進的食物就會停留在胃中，直至第二天早上七點以後，胃開始分泌胃酸時才會將食物分化、吸收。吃進肚子裡的食物逗留在溫暖的胃中這麼長的時間，又沒有能夠殺菌的胃酸來保護胃部不受細菌感染、發黴、發酵、變酸，還會產生很多氣體往上升，順勢將變酸、腐敗的食物及胃酸素往上推，進而引發胃酸逆流。

❷胃酸分解的發霉食物含有霉菌的殘餘體與稀少的養分一同進入血液：食物在胃部停留太久會引發黴菌，胃酸將這些發黴的食物分解後，含有黴菌殘餘體與稀少的養分一同進入血液，免疫系統就會分泌組織胺（histamine）來消滅敵人，而組織胺會引起過敏反應，尤其是流鼻水或鼻塞。

❸長期太晚吃晚餐或宵夜會引起一些不適症狀：長期太晚吃晚餐或宵夜，會引起口臭、幽門菌感染、胃不適、胃潰瘍、十二指腸潰瘍、營養不足、精神萎靡、體形消瘦、腹部胖脹……，最終有可能引發胃癌、食道癌、腸癌的疑慮，千萬要小心，請立刻改正晚吃的習慣！

如果擔心天氣太熱，加上有些蔬果，如蘋果等容易氧化，可以在打蔬果汁之前加入水溶膠銀水（silver hydrosol）三十～六十西西，既可以殺菌又能抗氧化，就不用擔心氧化的問題！

Q 沖泡或有機（零污染）蔬菜粉、果汁粉與現打蔬果汁營養有何差異？

A 新鮮現打的蔬果汁與市售的沖泡式有機蔬菜粉、果汁粉、精力湯相較，雖然營養成分都很豐富，但是新鮮現打的蔬果汁養分還是比較完整，況且市售蔬果粉沒有了「電能」和「氧分」，也流失了一些養分，即使喝了，還是會覺得疲勞或有氣無力。

譬如菠菜，早晨剛拔起來的菠菜葉片都是光亮挺直的，這是因為含有活躍的「電能」和「氧氣」；但是到了下午時刻，菠菜葉片就彎彎皺皺地向下垂，雖然養分並沒有流失太多，但因為「電能」和「氧氣」逐漸消失的緣故，所以變得比較沒有生氣。由此可知，若將菠菜低溫冷藏、去除水分、乾燥後磨成粉末，你認為營養不會流失嗎？這樣的菠菜，營養會比葉片向下垂的菠菜多嗎？

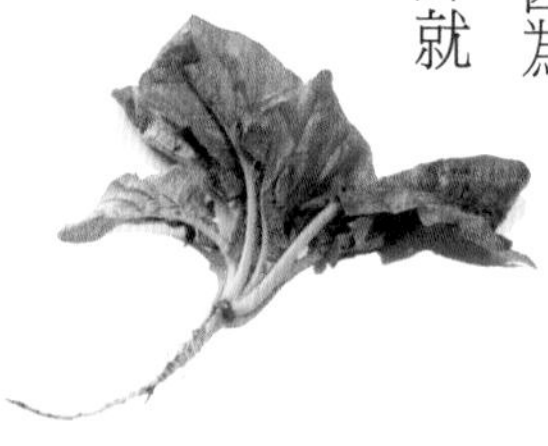

▲新鮮的菠菜含有活躍的能量，可以活化身體細胞，提升免疫及抗病力。

所以我常常在演講時說：「**要有錢用，就要努力的工作，要有健康，相對也一樣要努力喝新鮮的蔬果汁，一刻都不能偷懶！一旦偷懶，便會失業，沒錢可花；同樣的，一偷懶，想快速方便的用蔬果粉來代替現打的新鮮蔬果汁，也一樣慢慢的會讓身體沒有資本。**」

但話說回來，市售的蔬果粉和紅甜菜根精力湯也有其優點——出國旅行或出差時，無法隨身攜帶蔬果機，又想喝蔬果汁時，直接沖泡乾燥蔬果粉和紅甜菜根精力湯粉就是最好的代替方法。或許養分不如現打的蔬果汁多，但有喝總比沒喝好，喝了多少可以減輕一些食物毒素的侵害與身體的負荷，如果不喝，就連一點點的養分也得不到了！所以沒有辦法飲用現打的配方蔬果汁時，沖泡式的精力湯也是可以考慮的健康方案。

Q 如果外出不方便打蔬果汁，如何注意飲食？

A 如果外出可以購買沖泡式紅甜根精力湯，每次外出在用餐前，先喝一包或二包，然後儘量不吃一切煎炸炒烤燒的食物，也不吃一切精緻粉做的食品和甜品，儘量吃新鮮真食物的蔬果，也可以帶優質按摩油出外按摩，以疏解疲勞及放鬆壓力。

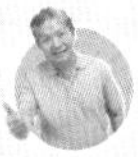

Dr.Tom Wu 健康教室

甜菜根是季節性蔬菜（盛產期是每年的三～四月、八～九月），若買不到新鮮的甜菜根，可用低溫製成的甜菜根粉替代，因低溫製成的甜菜根粉，不會將多醣體轉變為甜菜糖；也不會將草酸變為草酸鹽，比較不會影響保健效果。

此外，市售現成的甜菜根汁，多半是高溫製成的，甚至已經將甜菜根的多醣轉為甜菜根糖，失去加強免疫功能的作用，比較不建議選用，但每周一次也能當健康飲品飲用。

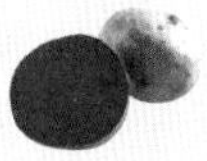

中型甜菜根（約如同杏桃大小）

=

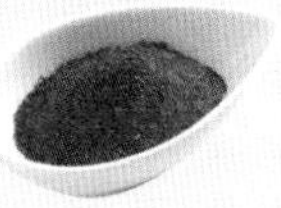

1 大匙甜菜根粉

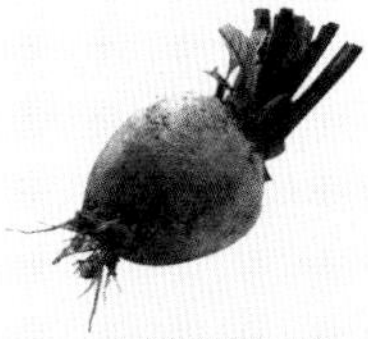

大型甜菜根（約如同拳頭大小）

=

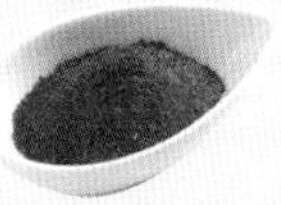

2 大匙甜菜根粉

關於蔬果汁製作

雖然我一再強調蔬果汁的重要性，但也不是讓你每天只喝蔬果汁，其他什麼都不吃。除了要先喝蔬果汁外，午餐還要吃一大碟包含各色蔬菜，搭配多樣性、可中和蔬果生冷、寒涼及殺菌的辛香料，再加上堅果、酸味水果、優質好油和極少量動物蛋白質的生菜沙拉；晚餐也是先吃完一小碟像午餐一樣的沙拉後，吃五穀米豆飯（**詳見附錄第二九三頁**）！

蔬果汁不只可以清除血液中的毒素，最重要的是，能夠提供治病、防病、防老又防癌的植物生化素給免疫系統來保護身體、增進健康，和提供高纖維來幫助體內的毒素排出體外，讓我們活得更美麗、更青春、更長壽、更幸福。

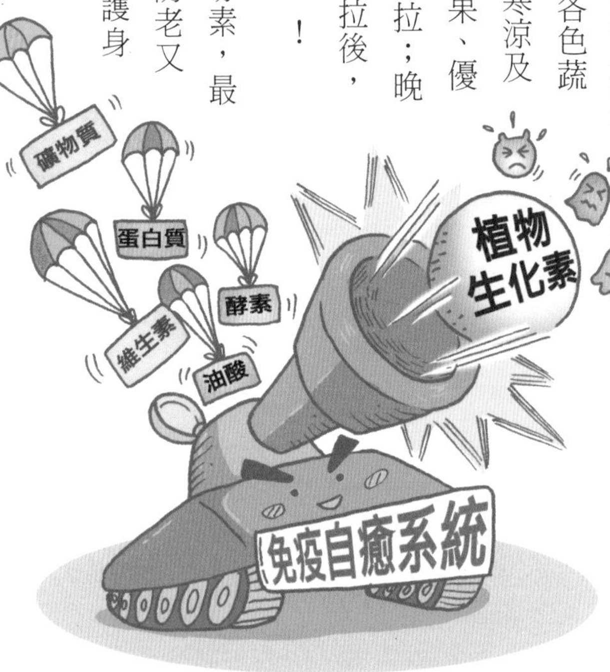
礦物質
蛋白質
酵素
維生素
油酸
植物生化素
免疫自癒系統

▲ 每天喝健康蔬果汁攝取植化素，啟動健康的力量。

Q 蔬果汁的材料需要經常更換嗎？

A 喝蔬果汁的主要目的是清血毒及提供身體營養所需，例如：免疫系統需要的植物生化素，可幫助消化系統排毒的纖維質等。如同我們天天都要吃飯一樣，總會吃到同樣的菜，因此並不一定非得每次都不一樣不可，若是想要換個口味，請優先選擇和自己相關的蔬果汁飲用，如果要防癌，書中食譜功效中有關於防癌的蔬果汁都可以喝。

就算是女性，喝了「防攝護腺癌或保健攝護腺的蔬果汁」也無妨；但如果是高血壓或糖尿病患者，卻選喝「低血壓或低血糖保健蔬果汁」就不合適。而腎臟病患者不適合飲用書中的蔬果汁，需視個人狀況特製蔬果汁和搭配營養補充品，最好先諮詢自然醫學醫師。

Q 蔬果汁一天喝四杯，若是每次喝一杯，這樣很難打汁？

A 書中所說的一杯是二百四十西西，一大杯是三百六十西西~四百西西。在書中介紹的所有蔬果汁都是一次打完一天要喝的六杯蔬果汁，而不是每喝一杯才打一次，這就太難打了！而且一次打完六杯的蔬果汁，因為有辛香料在裡面，也不容易氧化；但如果還擔心氧化，可以每次在攪打蔬果材料

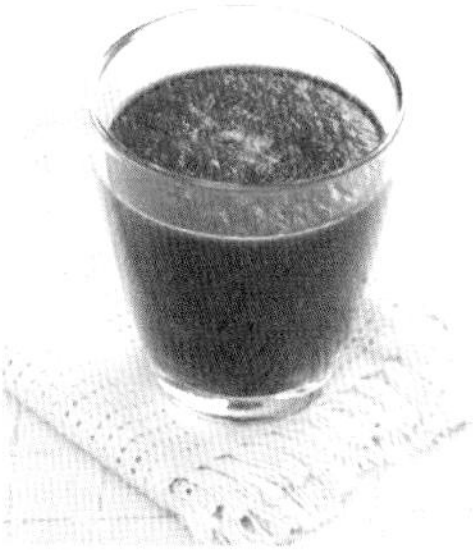

▲ 強化肝臟功能蔬果汁

中，跟隨天氣的冷熱，再加入三十西西或六十西西能抗氧化又能殺菌的水溶膠銀水（silver hydrosol）。

Q 蔬果汁打超過一分鐘會破壞營養成分嗎？

A 如果是三・五匹馬力、可以控制打汁時溫度不超過攝氏三十九度的蔬果機，即使連續打二～三分鐘，溫度也不會超過攝氏三十九・五度，就不會破壞養分，反而會因為微溫而提升酶素活性，增加植物生化素的保健效果。

市面上許多蔬果機不但沒有達到三・五匹馬力，打蔬果汁時溫度都會超過攝氏三十九・五度，所有的營養成分差不多都被高熱破壞掉了！有些商人因為蔬果機打汁容易過熱，就教消費者加入冰塊一起打，卻不知道冰塊會使酶素活性降低，導致植物生化素無法發揮保健的效果，因此在選購蔬果機要注意產品的特性。

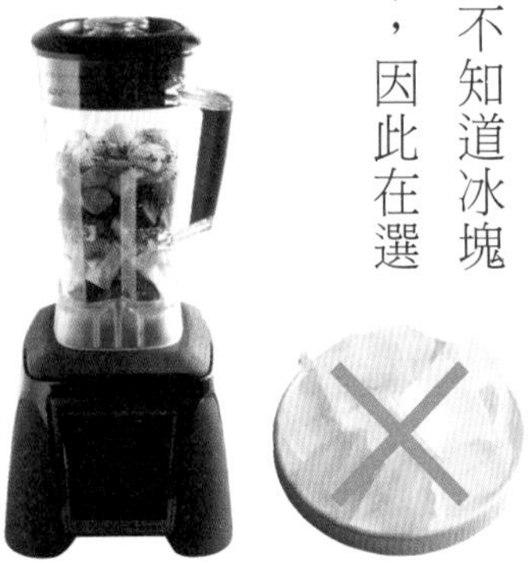

▲ 微溫的蔬果汁度不超過 39.5 度，可提升植化素的效用。

Q 為什麼堅果不能直接和蔬果一起打汁？加蘋果會氧化掉嗎？

A 為什麼要製作蔬果汁飲用，其主要輔助身體的功效是：

❶ **清血毒**——血液是中性偏鹼，即七是中性，七點三五是血液的酸鹼度，而大多數蔬果汁的食材也都是偏鹼及弱鹼。

❷ **提供大量的植物生化素，補足細胞好能量**——給生活在偏鹼環境中的免疫和自癒細胞，這樣它們才有足夠的能量攻擊入侵的敵人與保護身體。

❸ **提供大量的纖維質助排毒、清宿便**——蔬果汁可以提供大量的細碎纖維，將消化系統中的廢物毒素黏吸起來排出體外。

而生堅果屬於酸性，擁有最好的酸性蛋白質、酸性的油酸、弱酸性的碳水化合物和鹼性的活性礦物質。**偏鹼性的蔬果汁如果加了強酸的堅果，就會變成偏酸性，不僅無法清洗血毒，也會降低免疫自癒系統的功能。**

由於午餐是一天中最主要的一餐，必須提供適當的營養給偏酸性的五臟六腑，即每一個肌肉細胞，而生堅果可以提供最好的蛋白質、油酸、

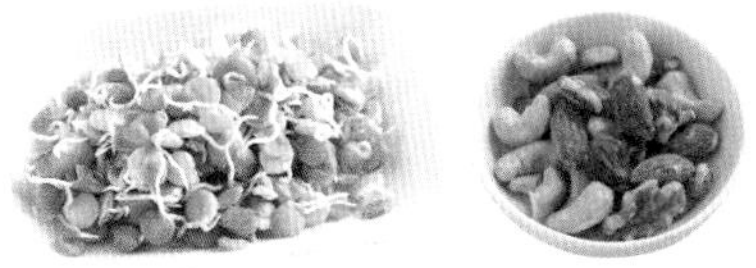

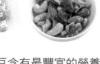

▲ 生堅果及發芽豆含有最豐富的營養素及油脂，適合在每天的午餐食用。

碳水化合物和礦物質，所以搭配午餐的生菜沙拉（詳見附錄第二九二頁）再恰當不過。

有了堅果和稍微發芽的豆類、優質蛋白質，我們就可以減少或避免吃進太多被污染的動物蛋白質（如含激素飼料養大的家畜肉類和牛乳製品），所以午餐的生菜沙拉一定要加入生堅果。如果天氣太熱，加上蘋果本身容易氧化，可以在打蔬果汁之前加入可以殺菌又能抗氧化的水溶膠銀水（silver hydrosol）三十西西（在天氣比較冷的秋冬季）～六十西西（在細菌蔓延及天氣太熱的春夏季），就不用擔心氧化的問題！

關於蔬果機

萬物之靈最聰明的是人類，為了喝一杯營養滿分的蔬果汁，發明了高科技的三匹馬力的蔬果機，它可以把蔬果攪打到綿細口感，甚至也能將百分之八十至百分之九十的植物生化素、營養素全部萃取出，讓生病的人可以排除體內毒素，改善體質、減輕病痛，同時也能讓健康的人常保青春也更加長壽。但是一般蔬果機只有一或兩個馬達，無法將果皮、果芯和蔬菜根莖部位攪打成極細的口感；因此，如果經濟許可的話，建議選購三匹馬力以上的蔬果機，它是目前最強力的蔬果機。

當然，要喝進含有植物生化素的蔬果汁也是一門學問，記得要小口小口啜飲細嚼十幾下，不能一口氣飲盡，在咀嚼過程中釋放唾液（消化酶），才能幫助消化及營養吸收。

Q 蔬果機的轉速快慢，真的會影響打出來的效果嗎？

A 蔬果機轉速越快又不會產生高熱（在三十九度以下）現象，才是品質最好的機器，目前僅有三．五匹馬力以上的蔬果機，能保持溫度不超過三十九度，它能釋放出更多食材養分及植物生化素（能將酶素活化，並將植物生化素的效能提升三倍），但如果蔬果機的轉速快，攪打的過程中又會產生高熱（超過三十九度就可能破壞蔬果中的酶素），就會破壞身體最需要的酶素，攪打出來的蔬果汁不容易消化及吸收！

Q 市售許多慢磨機、榨汁機、果汁機都強調用來打蔬果汁有益健康，但價格比強馬力蔬果機平價多了？該怎麼選擇？

A 三匹馬力的蔬果機又高速又高熱會破壞酶素和維生素，只有書中所說的三．五匹馬力超速又低溫（不超過三十九度）的蔬果機才不會破壞養分，並且因為微溫會讓酶素更活性，相對也能提升植物生化素的防病治病作用。

● **慢磨果汁機**——只能萃取到蔬果原汁提供養分給身體細胞，但唯一缺點是它會將最寶貴，能治病、防病、抗癌、抗衰老的植物生化素的纖維全部拋棄掉，這樣的功能設計就沒有辦法幫助身體提升免疫和自癒系統。

● **榨汁機**——這種機型設計與慢磨果汁機原理大同小異，榨汁機同樣也只萃取蔬果的原汁，可以提供身體豐富的營養成分，但不能達到治病、防病作用，因為它也是將蔬果最寶貴的纖維素拋棄掉，卻不知道蔬果纖維素含有很多能治病、防病、防癌、抗衰老的植物生化素。

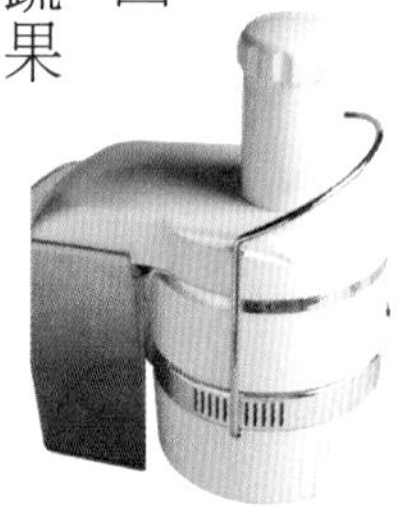

▲ 榨汁機只能萃取高糖分的蔬果原汁，卻丟棄含有植化素的纖維質，自然會降低保健效果。

● **三．五匹馬力的蔬果機**——是用高速旋轉，在攪動的過程中會維持低溫（溫度不超過三十九度）狀態，它的特色是不只是能將蔬果打得細碎釋放出食材所有的營養成分，同時也將蔬果裡面最寶貴的纖維素攪打較綿細，可以釋放出能治病、防病、抗癌、抗衰老的植物生化素，所以三．五匹馬力蔬果機比榨汁機的保健效果要好得多，同時也容易清洗及保存。

Q 近年來市面上流行低轉速的蔬果機好嗎？

A 低轉速的榨汁機，並不是蔬果機，而是壓汁機，將蔬果用低轉速旋轉壓榨來分離蔬果原汁與纖維素，但是蔬果纖維內的植物生化素，才是治病、防病、抗老保健的關鍵物質，丟棄了就不能提升健康力。

而且低轉速榨汁機壓出的純果汁，容易讓身體太快吸收過多的糖分，對於有血糖偏高、糖尿病、過動兒及癌症病患都不利，所以買蔬果機最好要仔細研究特性再選購較佳。

消費者如果利用榨完汁後的纖維素製作糕餅，這些纖維素沒有了酶素和維生素是發揮不了治病防病的作用，因此要提升健康力，建議就要買一台三．五匹馬力強的高速低溫（在三十九度以下）的蔬果機。

Q 使用高速轉的蔬果機會產生高熱，是否會破壞營養成分？可加冰塊攪打嗎？

A 這個問題也是讀者常遇到的疑慮，以下的回答希望能讓所有的讀者滿意又安心。

如果使用的高速蔬果機時會產生高熱（即超過三十九度）的話，肯定會破壞營養成分，尤其是我們身體極度需要的酶素和維生素；如果加冰塊又會使酶素的活性降低；這不是我書中所說的蔬果機，而且這蔬果機也肯定達不到三．五匹馬力的高速；所以在選購三．五匹馬力高速蔬果機，記得要詢問在攪打過程中是否溫度不會超過三十九度，才能提升酶素和維生素的活性，幫助發揮植物生化素的治療效用。

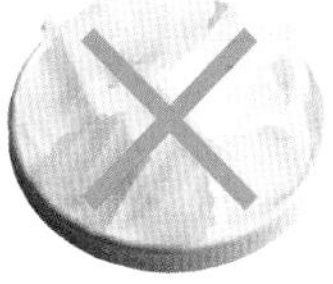

關於活性好水

Q 身體是否要維持弱鹼性，較不易生病，如何維持？

A 人體結構真的很神奇，該強酸的就強酸、該弱酸的就弱酸、該弱鹼的就弱鹼，以消化系統為例，消化系統的開端是弱酸性的嘴巴，食物進入嘴中，弱酸性的唾液會將食物中的細菌、病毒消滅掉大半，才將食物送入強酸性的胃，給殘存的細菌、病毒最後一擊；胃部靠著強酸性的胃液將還沒咬到很細碎的食物再一次分解成分子後，送進十二指腸，讓強鹼性的膽汁與二碳酸鈉將強酸性的食糜中和成弱鹼性，再送入**弱鹼的**小腸，**由小腸運送入**弱鹼的血液；將小腸消化後**剩下不能使用的弱鹼食糜廢物，在送入酸性的大腸之前，被盲腸注射強酸劑中和成酸性的廢物後，才進入大腸排出體外**。

因為這樣我們應該常常飲用中性的蒸餾水（即純水 H_2O），才不會影響消化系統的日常功能，所以說，並不是身體維持弱鹼性，才不易生病，而是該鹼性的部分就要鹼性，該酸性的部分就要酸性，譬如血液要中性、稍微偏鹼（即七・三五～七・四〇之間）才是最健康的，血液的酸鹼值只要低於七・三四或高於七・四一，人就會開始生病。一旦顛倒乾坤，什麼疾病都可能會發生！

所以要維持臟腑的酸鹼性不要偏差，該酸就酸、該鹼就鹼，才能得到真正的健康。

要達到這樣的目的就要實踐喝好水、吃新鮮蔬果的飲食原則：

● **第一重要的就是水**——喝鹼性水和酸性水都會引起臟腑酸鹼偏差，唯有中性水才不會改變臟腑的酸鹼性。

❶中性水就是蒸餾水，即純水（H_2O），因為中性水不會影響物質本身的酸鹼性，所以不會影響臟腑運作，並且能中和酸鹼，避免臟腑受傷。純水還能將細胞不能吸收的過大體積礦物質，經由腎臟排出體外。

真正的蒸餾水就是只有純水，而沒有任何的雜質。飲用蒸餾水可以幫助清淨身體的五臟六腑，尤其是將無機的礦物質排出體外。原則上只要把握飲用乾淨的水，讓體內代謝正常，就能淨化身體。

❷有些人說：「千萬不要喝蒸餾水，因為這種水會讓身體內的礦物質流失，引發骨質疏鬆症。」，其實，他們只說對了一半——**真正的蒸餾水確實會將體內的礦物質排出體外**，但排出的都是身體細胞不能吸收的大分子礦物質！身體不能用的礦物質長期累積在體內就會影響細胞和細胞的訊息交通，阻礙營養吸收，引起血液栓塞，最終有可能會造成身體病變。

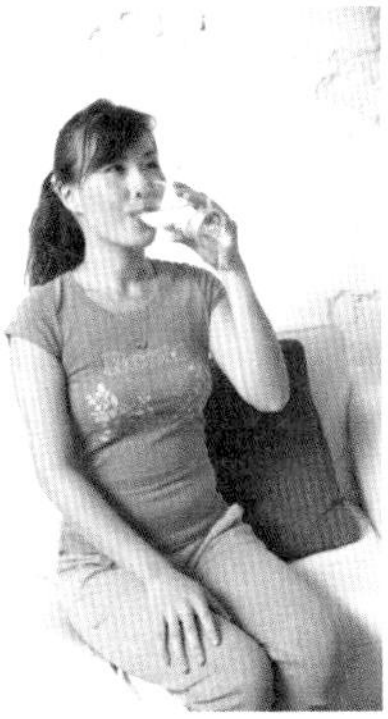

❸ 有人說：「蒸餾水一點礦物質都沒有，會使身體不健康，所以要喝含有很多礦物質的鹼性水。」他們也是只說對了一半——**鹼性水真的含有很多礦物質**，但他們不知道的是，這些礦物質都是身體細胞無法吸收的體積過大的礦物質，身體細胞只能吸收體積細小的活性礦物質。

● **第二重要的就是吃蔬菜水果**——身體細胞能吸收的活性礦物質只有蔬果才有。新鮮蔬果除了能提供有機的活水，還能提供有機的活性礦物質，而且大多數的蔬果都是弱鹼性的，能提供營養成分給弱鹼的血液，帶給我們真正的健康。

總而言之，要維持健康、不生病的生活，就要多喝純水（即**中性蒸餾水**）及餐餐都要多吃蔬菜、水果及稍微發芽的弱酸豆類（**沒有發芽的豆類是酸性**）；可惜現有的蔬果所含的活性礦物質都太過稀少，沒有足夠的份量可滿足全部細胞的需要，所以我們要利用活性礦物質濃液來補充所欠缺的部分。

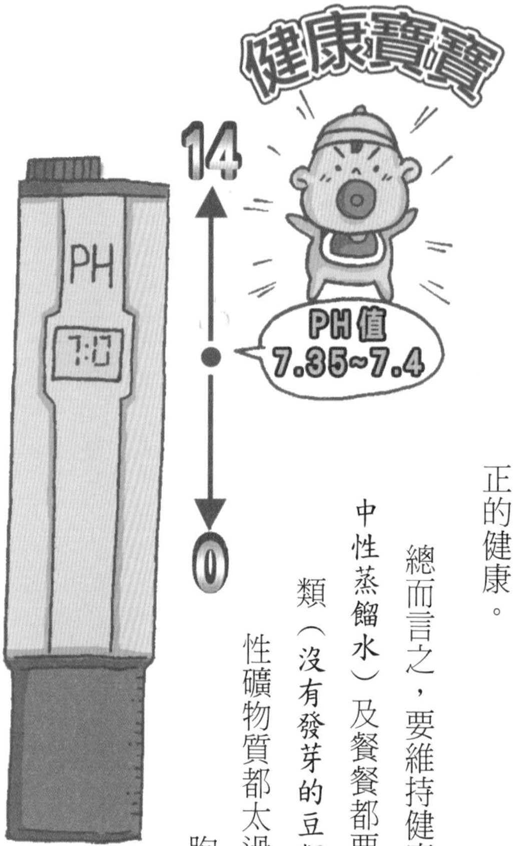

Q 水究竟是中性好，還是酸性佳？

A 在我的著作中《不一樣的自然養生法》（第一五〇～一五四頁）、《全彩圖解不一樣的自然養生法》（第一七九～一八四頁）及《讓食物與運動成為你的健康良藥》（第三八二～三八三頁）都已很詳細地說明如何喝水最健康，但仍有許多讀者對於如何正確喝水感到很困惑——蒸餾水（即純水）究竟是中性，還是鹼性？

水是地球上一切生物必需又很重要的營養之一，沒有水，就沒有生命！**我們身體每個健康的細胞都需要有百分之七十以上的純水**，剛出生的嬰孩，每個細胞內更含有百分之八十以上的水分。

想知道水究竟是中性，還是酸性？首先要問：「水到底是什麼東西？」，**水就是由兩氫原子結合一個氧原子而成的物質，即是H_2O**，只含有二氫、一氧，沒有其他元素或物質摻合在裡面的才叫作「水」。瞭解什麼是水後，接著就有人會問：「水究竟屬於中性，還是酸性？」

想知道一個物質是屬於酸性或鹼性，就要將這個物質放在攝氏二十五度的氫原子電位（Potential of Hydrogen，簡稱為pH）的量尺上算出有多少個氫離子，才能確定是酸性、中性或鹼性。這個酸鹼量尺（pH scale）的數值從一～十四，一為最酸、十四為最鹼，物質酸鹼性都要以酸鹼量尺作為標準，而不是以某一物質與其他物質來作比較。

透過酸鹼量尺，才能問：「水究竟是酸性，還是鹼性？」，水在酸鹼量尺上的指數是七。那麼七是酸性？還是鹼性？答案都不是！**七是中性，七以下，由六・九～一都是酸性**（6.9為弱酸，1為強酸）；**七以上，由七・一～十四是鹼性**（7.1為弱鹼，而14為強鹼）。

Q 怎樣喝水最健康？

A 既然水的酸鹼值是七，當然就是中性，是沒有其他物質摻合在其中的純水。中性的純水就不會升高或降低藥物的效果，所以藥廠都只用純水來製造藥劑，保持藥劑的效果不變；同樣地，我們身體中的每個器官、每個細胞也都需要純水（**蒸餾水**），才不會影響身體正常運作的功能。

事實上，礦泉水、山泉水、鹼性水都含有很高的鹼性礦物質，才變成鹼性水；但人**體細胞每天需要的是很多的中性純水及各種不同的活性礦物質**（所謂活性礦物質即是外

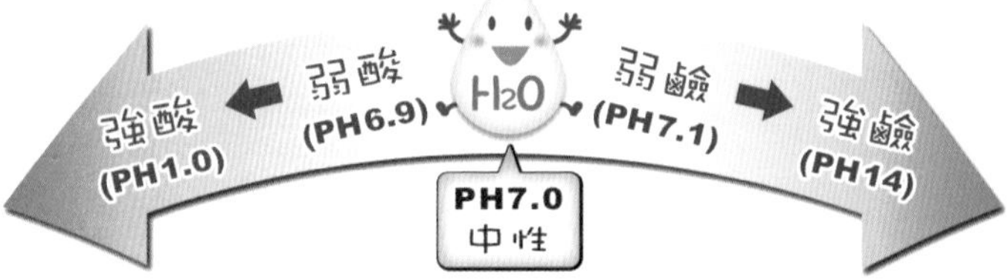

▲ 水質的酸鹼量尺。

來之帶有電子的礦物質，其體積大小與人體細胞所需的帶電子礦物質體積一樣，所以細胞能夠立刻吸收使用），可惜的是，礦泉水、山泉水及鹼性水所含的礦物質體積都太大了，不但人體細胞無法吸收利用，還會阻塞細胞與細胞之間的微細血管和微神經系統，阻礙營養供應及訊息傳遞。

由於礦泉水、山泉水或鹼性水無法提供人體細胞所需的中性純水及活性礦物質，所以我們每天都要喝蔬果汁、吃有機的生菜沙拉（詳見附錄第二九二頁），以及加了很多老薑及黑胡椒粉煮的海菜熱湯，每天還要補充二～三杯的活性好水和五～六杯的蒸餾水，才能提供身體每個細胞需要的營養素，避免病症纏身！

所以，不是說不能喝礦泉水或鹼性水，而是要有節制地少量飲用，不能天天喝，否則保健不成，反而會傷害身體。

▲礦泉水、鹼性水所含的分子較大，無法被細胞利用吸收，因此要有節制少量飲用。

Q 一天可攝取超過一萬西西的水？

A 一天內喝完一萬西西的水太多了！一般，一天喝二千～二千五百西西就足夠身體需要，除非是整天都在大太陽底下工作的人可能需要多一點水分，大約八千西西也就足以補充汗水流失的份量。**喝超過身體所需的水份量會引起腎臟過度工作，並流失養分。**

Q 市售瓶裝水是活性好水嗎？活性好水要如何取得或自製？

A 活性好水是由植物中提煉出來的有機活性礦物質濃液，加入蒸餾水，或RO逆滲透水、或電解水或任何乾淨的水，經稀釋後（**十西西的活性礦物質濃液加入一千西西的純水，搖勻後**）所得的活性礦物質水，簡稱為「活性好水」。

健康的人一天內要輪流飲用六杯純水和兩杯活性好水，就能補充人體不足的活性礦物質。但如果有疾病問題的人，就要輪流飲用六～八杯純水和活性好水。

市面上有銷售蒸餾水和純水，都是好水，但純水是真的中性水（**即酸鹼值是七**），至於蒸餾水則要經過檢測才能知道酸鹼值是否為中性。除了直接賣水外，也有在賣蒸餾水機，蒸餾出來的水質酸鹼值真的是七，不僅是中性水，而且水質也很乾淨，沒有任何雜質及病症頻率的電波摻雜在其中，如果要自己製造活性好水，可以考慮使用蒸餾水機。

Q 活化好水有其他可以替代的飲水嗎？

A 飲用活性好水是因為現在市售的天然有機蔬果養分不夠充足，無法提供人體足夠的活性礦物質。健康的人一天只需補充二～三杯就足夠了，但生病的人一天要喝四～五杯，如果是重病患者則一天要喝足六～八杯才夠，尤其是癌症、糖尿病、類風濕患者更需要，每天至少要喝六～八杯的活性好水，堅持九個月後，如果病情有所改善或痊癒，就可以減為二～三杯，作為日常保健之用。

如果不想喝活性好水，就要吃夠雙倍或三倍的蔬果才足以提供身體所需的活性礦物質，換句話說，如果原本是一天喝四～六杯蔬果汁、午餐與晚餐各一大盤的全生沙拉，現在就要喝八～十杯蔬果汁、午餐與晚餐各兩大盤的全生沙拉！我想應該沒有人能夠吃得下這麼大量的蔬果，所以最理想的方法就是以活性好水來代替。

逆滲透水也可以算是好水，至少已經達到百分之九十五的乾淨，只有中性的純水或中性的蒸餾水，才能夠達到百分百的純潔。

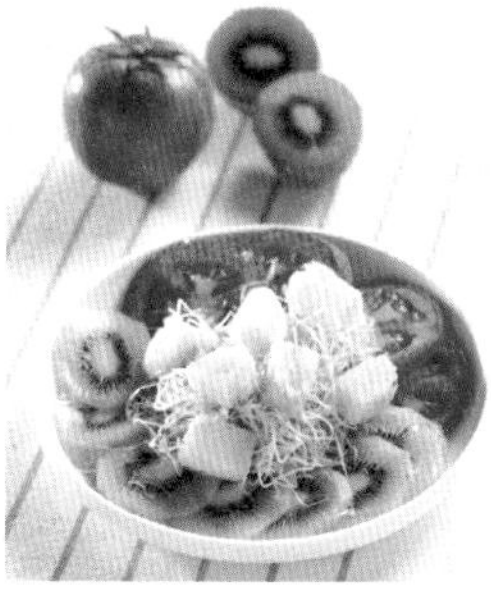

▲ 如果沒有喝好水，必須吃雙倍或三倍的蔬果，才能補充身體所需的能量。

關於水溶膠銀水

Q 水溶膠銀水的成分是什麼？具有什麼作用？

A 水溶膠銀水（silver hydrosol）又名膠體銀（colloidal silver）、銀水醇（silverzol）、膠銀液(colloid silver）、膠銀水（colloidal silver）等，是由99.99%的純銀加入純淨的中性蒸餾水（即pH值7的純水）調和成的一種天然殺菌劑，穩定性高，容易保存，可以用來殺死細菌、黴菌、真菌及病毒和預防病菌侵犯。

水溶膠銀水中的銀分子非常細小，是經電流分解成十個奈米大小（Nano particles）的銀分子漂游於一百萬個純水的水分子中。這個極細微的水溶膠銀水是無毒、無任何副作用的天然抗生素，容易被人體吸收，外敷、內服都很安全。

不過，由於99.99%的純銀中仍有0.01%的雜質，所以水溶膠銀水中或多或少會有一些黑色沉澱是正常的，並不影響水溶膠銀水品質，也沒有毒性，可以安心使用。

在中國古代的皇宮裡，負責宮廷飲食的內侍會用銀針放入食物內試毒；打仗時，戰士會隨身攜帶銀片，受傷時直接覆蓋在傷口上，以防傷口感染。而歐洲羅馬帝國的皇宮也會用銀器盛裝菜餚、用銀盃喝酒。直到現代，飛機開始載客航行的初期，空服員還會在乘客的飲水中加入水溶膠銀水，預防腹瀉。

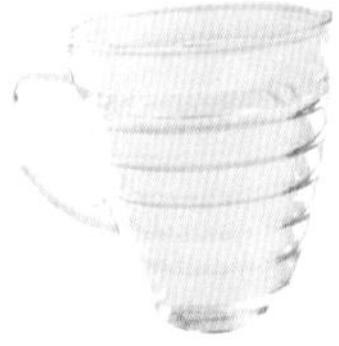

▲ 水溶膠銀水是無毒的天然抗生素，可以預防病菌侵犯。

Q 水溶膠銀水與一般的水銀有何區別？

A 千萬不要將水溶膠銀水與水銀混為一談！兩者相距甚遠——水銀是劇毒的重金屬，輕微的份量就會對身體造成傷害；水溶膠銀水則屬於微量礦物質，主要用於殺菌、預防疾病之用。水溶膠銀水可以幫助補充人體亟需的微量礦物質（trace minerals），人體一旦缺少微量礦物質即容易受到細菌、病毒的感染。由於現在的蔬果普遍欠缺微量元素─銀，以致無法遏制伊波拉、禽流感、中東呼吸症候群及腸病毒等病毒四處橫行，因此為了有效預防病毒侵入人體，適量補充水溶膠銀水是最理想的健康防護罩。

Q 水溶膠銀水與清洗銀飾品的洗銀水有什麼不同？

A 許多人應該都有這樣的經驗─銀飾配戴久了就會變得黯淡無光，拿洗銀水泡一泡，再用清水沖洗，擦拭乾淨，就能恢復銀飾的光華。不過，這裡使用的水溶膠銀水與洗銀水是截然不同的兩種物質，洗銀水的主要成分是稀釋的鹽酸，具有腐蝕性，是利用其酸性將銀表面的氧化膜去除，所以浸泡太久或洗太多次都會破壞銀飾表面原有的保護膜，且鹽酸即使稀釋後還具有腐蝕性，因此也不建議徒手使用。

Q 水溶膠銀水的殺菌力會不會將人體中的益菌也一起殺死？

A 抗生素藥物在殺死三十幾種有害的細菌和病毒的同時，也會殺死人體中的益菌，並傷害身體免疫系統；而無毒、無副作用的銀水僅會殺死六百多種的無氧壞菌和病毒，卻不會殺死有氧的益菌，還會提升免疫系統的功能，這是水溶膠銀水與一般抗生素藥物最大的不同。

但直到目前為止，尚無科學家從事可以證實銀水具有殺滅壞菌、保護益菌能力的相關研究，所以在我的書中通常會建議讀者飲用水溶膠銀水十～十五分鐘後，再以微溫水吞服益生菌二粒，以保證益菌的安全。

Q 如何正確使用水溶膠銀水？

A 市面上販售的水溶膠銀水有 10ppm、15ppm、20ppm、30ppm 等不同的濃度，但只有濃度 10ppm 的水溶膠銀水是美國國家環境保護局（Environmental Protection Agency, EPA）認可為最安全的水溶膠銀水。水溶膠銀水使用時可以加溫後再喝，不影響其成分結構或品質，但是溫度不能太熱。

水溶膠銀水使用的份量因人、因情制宜，並無固定的使用量，基本上可區分為「健康時的保健」與「生病時的療養」兩種情況來使用。

- **健康時期的保健**——成人早、晚空腹或飯後半小時各飲用一大匙（一大匙即十五西西）；兒童早、晚各飲用一小匙；嬰兒早、晚各半小匙。
- **生病時期的療養**——成人、兒童每半小時飲用三〇西西，一天連續飲用十～十五次，連續飲用七～十五天，視個人需要而定。之後，改為早、中、晚各飲用一次，直到痊癒。嬰兒每半小時一小匙，一天十～十五次，連續飲用五～十天，之後改為早、晚或早、中、晚各一次。

Q 水溶膠銀水可保存多久?正確的保存方式為何?

A 水溶膠銀水可以長期保存，建議放置於室溫、陽光照射不到的陰涼處，千萬不要靠近使用中的電器、電腦、電視、手機及陽光直射之處，尤其不能放入冰箱中冷藏或冷凍。

Q 使用水溶膠銀水的注意事項?

A 使用水溶膠銀水時，要注意不要以金屬用具(例如：不鏽鋼杯、金屬湯匙或任何有金屬成分的器皿)長時間裝盛，只能使用玻璃杯、塑膠杯及陶瓷類容器來盛裝，短時間盛裝來喝無害。

Q 水溶膠銀水要到哪裡購買?如何辨識真假?

A 真正的水溶膠銀水是透過最先進的奈米技術，將純度99.99%的銀提煉為體積僅3～5奈米大小(1/1,000,000,000)的微粒，但市面上銷售的膠銀水除了奈米銀外，也有使用機器磨細的膠銀水和電解銀水，銀分子過大，皆無法達到奈米銀水的效用，購買時須特別注意。目前，在台灣要購買水溶膠銀水，只能透過網路購買。

參考不一樣的對症自然飲食法

體重管理

Q 為了瘦身每餐吃一顆大番茄，早餐吃全麥吐司，未進食澱粉食物，結果冬天懼冷！夏天則改吃生菜沙拉，該如何兼顧健康與瘦身？

A 為了瘦身，每餐只吃一顆大番茄或只吃生菜沙拉，這樣的吃法：

- 怎能有足夠的營養提供給身體每一個細胞的所需？
- 怎能有足夠的植物生化素提供給免疫自癒系統來打擊敵人，保護自己的健康？
- 怎能有足夠的熱能提供給循環系統和新陳代謝系統來抵抗寒冷？

如果依照著以下的方法執行，不但可慢慢均衡瘦身，還會讓紅光滿面，更加美麗有魅力。試試照著做就能知道受益的效果：

☑ **吃對適合自己血型的食物**——要吃對及喝對自己的血型所需要的食物（參閱《吳永志不一樣的自然養生法》第五十四頁）。

☑ **喝營養蔬果汁排毒送養分**——要依照「清血毒全營養蔬果汁」的食材（詳見附錄第二九〇頁），再加更多的老薑（慢慢增加份量），更多的黑胡椒粒（由五粒開始慢慢升到手腳都很溫暖，才停在那個份量上）及六十西西的水溶膠銀水（silver hydrosol）之後，才打一天要喝完的六杯蔬果汁。

☑ **喝營養蔬果汁排毒送養分，健康瘦身**——喝了「清血毒全營養蔬果汁」約二至三個月後，再調整為《不一樣的自然養生法》第二二六頁的「美容窈窕蔬果汁」的食材，再加更多的老薑，多加黑胡椒粒（由小量慢慢提升至手腳溫暖），加鋅片一粒（五十～六十毫克）和水溶膠銀水（silver hydrosol）六十西西後，才打一天六杯的蔬果汁來喝，一直喝到達到妳滿意的階段，就可減為三杯或四杯作保健用。

Q 喝蔬果汁只會瘦身嗎？想增加體重也可以喝嗎？本身就不胖，如何在喝蔬果汁時體重可以維持？

A 想要增加體重，天天喝六杯蔬果汁，午餐和晚餐先吃一碟沙拉，再吃水煮的蔬菜或蔬菜湯，以及吃五穀豆米飯是不會變瘦的！當執行這樣的飲食方式，剛開始時體重會下降，那是因為排除了身體廢物的重量，並不是肌肉的重量；當身體所有囤積的廢物完全排出後，體重就會慢慢升高。

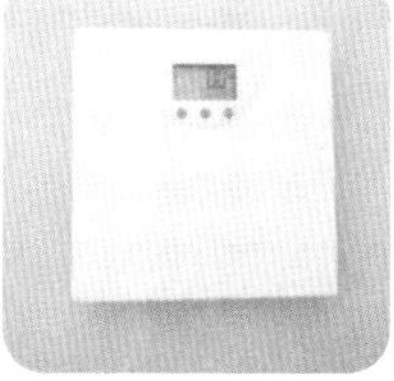

如果想要增加體重，可以將以下食材放入蔬果機：

增加體重的食材

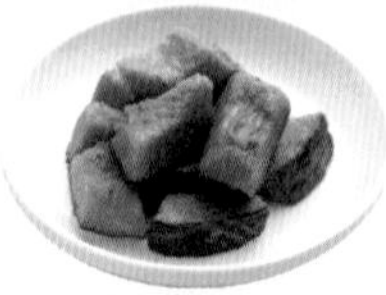
蒸熟連皮連籽的小南瓜 1/4 個

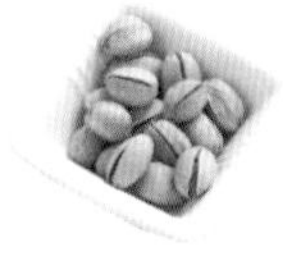
去殼的生開心果二十粒

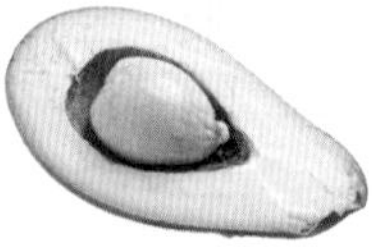
一個大的酪梨果（牛油果）

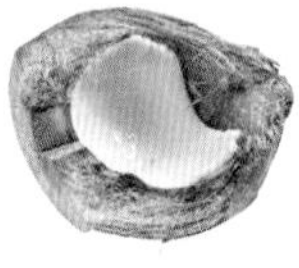
椰子奶一罐（老椰子肉半杯更好）

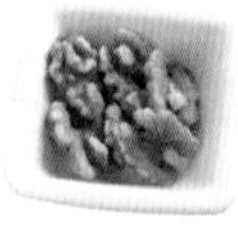
十幾粒生核桃

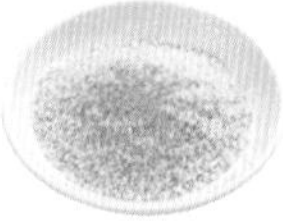
卵磷脂一大湯匙

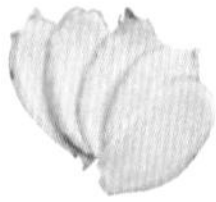
幾片老薑

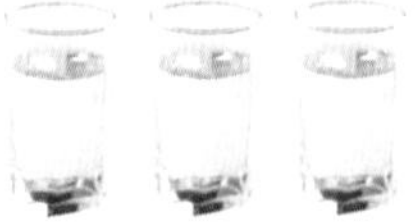
純水或活性好水三杯

將上述的食材放入蔬果機攪打兩分鐘，就會有濃郁的蔬果糊，早中晚各吃一杯，然後吃一半的時候，用溫水服能幫助吸收養分的胃酸素營養品，以及可用來增加酶素，幫助消化及營養吸收的消化酶素營養品。

若是本身就不胖，在喝蔬果汁期間要維持體重，可以依照書中的食材（即要含有蔬菜、辛香料、種子、水果、營養補充品、活性好水及能抗氧化並殺菌的水溶膠銀水三十西西或六十西西）打出的蔬果汁，剛開始的兩三個月會將身體累積多年在體內的毒素，以及大腸的宿便盡數排出，體重下降是正常的，這是廢物毒素的重量，並不是肌肉的重量。

當身體內的毒素完全排出後，體重慢慢的會上升直到標準的體重就不會繼續上升，所以我這樣的喝了四十多年，身體不會太瘦也不會太胖（一百四十磅、一・六三公尺一直保持在標準的體重水平線上！）

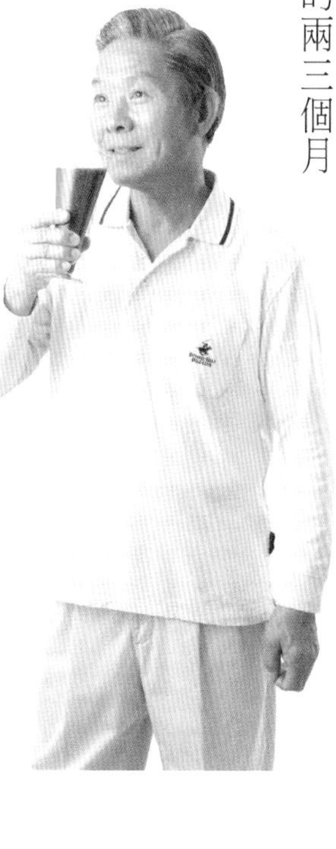

但要注意：除了喝蔬果汁外，每天還要吃全生的蔬菜沙拉，發芽的豆類、極少量的罐頭沙丁魚、全生的堅果、五穀豆米飯（詳見附錄第二九三頁）及營養補充品，才能有齊全的養分提供給身體每一個細胞能量！如果只是喝蔬果汁沒有再吃別的東西，體重當然會下降！

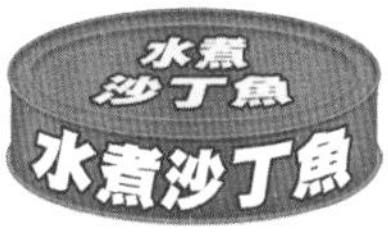

▲ 水煮的沙丁魚富含 Omega-3 是優質的營養素。

Q 腰圍超標，如何用自然養生法減少內臟脂肪及成功瘦身？

A 我們吃進去的食物毒素大多數是依靠肝臟的功能來排毒，以及大腸的排便排毒。

當吃進的食物毒素高過肝臟所能承受和大腸沒有每天四次大便時，體內剩下的毒素會存入脂肪細胞，讓體內的脂肪細胞不停上升，腰圍越來越大，最終有可能引發心臟病、糖尿病及中風的突發危機，所以要減少脂肪細胞的數量，使腰圍能縮小，希望你能努力的執行以下的事項：

☒ 禁吃一切煎炸炒烤燒的食物。

☒ 禁吃一切飼料添加激素、抗生素養大的動物肉類、肉湯。

☒ 禁吃一切精緻粉（白麵粉）做的食物，例如：麵條、米粉、包子、麵條、饅頭、蛋糕、餅乾等食物。

☒ 尤是不能抽菸及喝酒，還有含糖的食物及飲品。

肥胖形成的主因

肥胖體質大多是屬於欠缺蛋白質、基本油酸、胺基酸、維生素 B_1、B_2、B_3 及礦物質的食物，攝取的熱量高於身體消耗的熱量，導致體重增加。

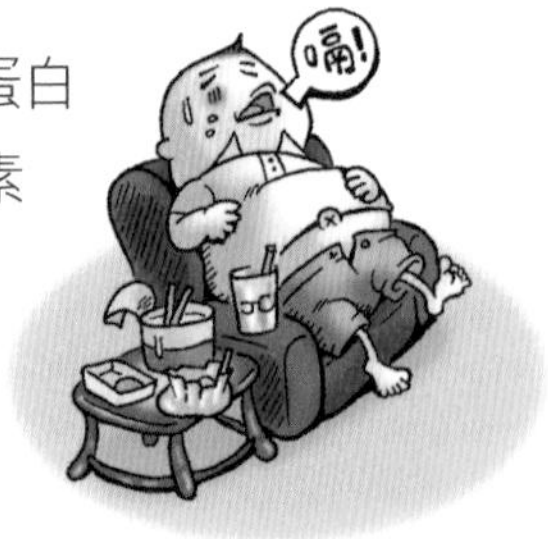

◎**腰圍超標**的飲食調整

☑ **吃對適合自己血型的食物**——每天晚餐一定要在晚上七點鐘前吃完，最重要的是要吃對你血型所需要的食物。

☑ **喝營養蔬果汁排毒送養分**——每天都要喝「清血毒全營養蔬果汁」**（詳見附錄第二九〇頁）**，再加水溶膠銀水（**silver hydrosol**）六十西西後，才打一天要喝完的六杯的蔬果汁來喝。每天早上空腹時，先用一顆檸檬汁加一大湯匙的中鏈椰子油混合好後來喝，半小時後，才喝二杯蔬果汁當做早餐。

☑ **午餐飲食建議**——午餐前一小時先喝二杯蔬果汁，才能吃生菜沙拉（詳見附錄第二九二頁）及少量的發芽的各種豆類，搭配老薑、蒜頭、小茴香、肉桂粉、檸檬汁、醋和中鏈椰子油混合製成的沙拉醬，每週可以自由選二天，在沙拉裡加入一小盒以橄欖油做成罐頭的沙丁魚**（但要謹慎購買，不要買到市面上銷售新鮮含高水銀的青花魚，當做沙丁魚，因為牠們外型長得太相似了）**。

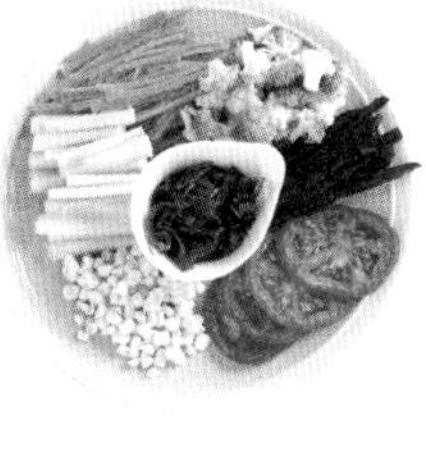

▲ 生菜沙拉可隨著季節盛產的蔬果替換食材，以攝取不同的植化素提供身體好能量。

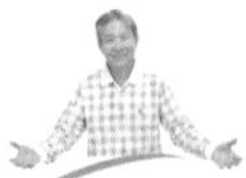

輕鬆減重的7大飲食關鍵

1 飯前喝蒜醋水：將兩小瓣新鮮的蒜頭搗成蒜蓉，和一大匙有機蘋果醋，加入一杯蒸餾水或活性好水混合均勻，在吃東西前喝下，是很有效的減肥方法。因為一般的醋對減肥都有一定的功效，而蘋果醋最具營養較有效果；而蒜頭具稀血、降血脂、降膽固醇的效用。

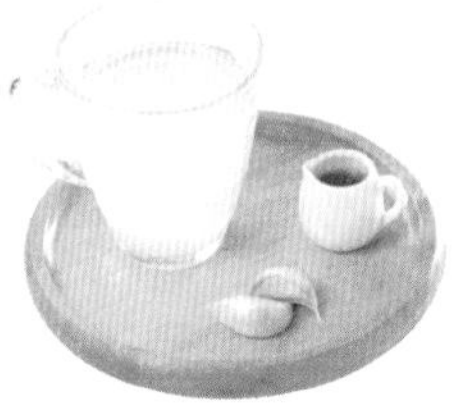

2 晨起喝椰子油溫水：每天早上一起床，馬上飲用一杯加了二大匙椰子油（標籤註明中鏈三酸甘油酯 MCT OIL）的溫水（體重每 22.5 公斤需加一大匙椰子油）；椰子油不僅能將油細胞轉為能量，增加精力又能幫助減少體重。

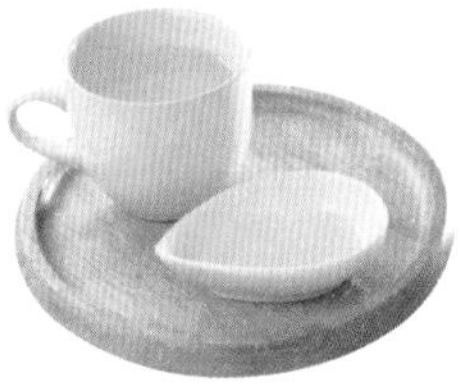

3 常吃發芽的豆類：發芽的豆類與種子，像是綠豆芽，就連同芽與綠豆的部分一起吃，其他如紅豆、黃豆、綠豆、黑豆、豌豆嬰（又名豌豆芽）等豆類，都是利用種子貯藏的養分，直接培育成幼嫩的芽菜，營養價值很高。

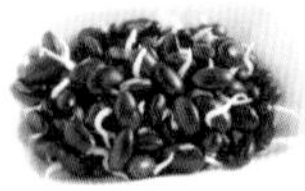

▲ 發芽黑豆

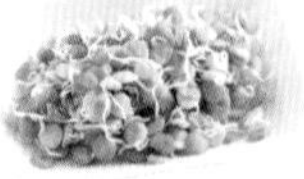

▲ 發芽扁豆

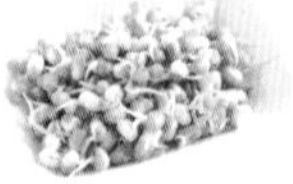

▲ 發芽綠豆

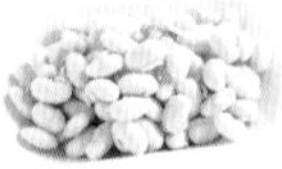

▲ 發芽黃豆

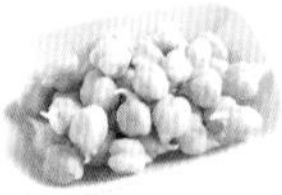

▲ 發芽雪蓮豆

4 注意動物蛋白質攝取量：如果當天的飲食中吃了魚類，則建議不要再吃蛋。

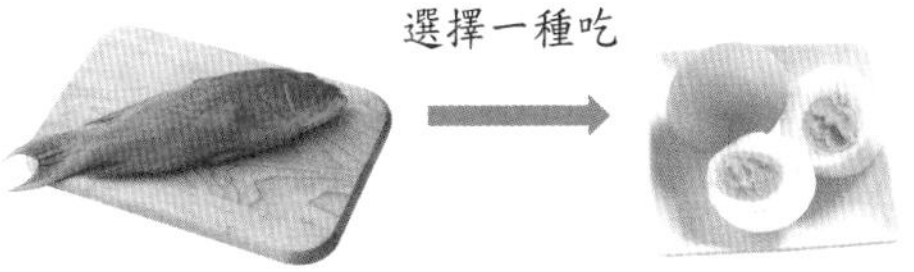

5 多吃生菜食物：其實我本人非常喜歡吃越南菜，因為越南菜的許多菜色都會搭配很多生菜，很多人吃了甘蔗蝦、炸春捲，卻不吃盤邊所附的生菜，但我一定吃光所有的生菜，不論是豆芽、萵苣、白蘿蔔、胡蘿蔔等，好隨時補充自己蔬果的植物生化素份量。

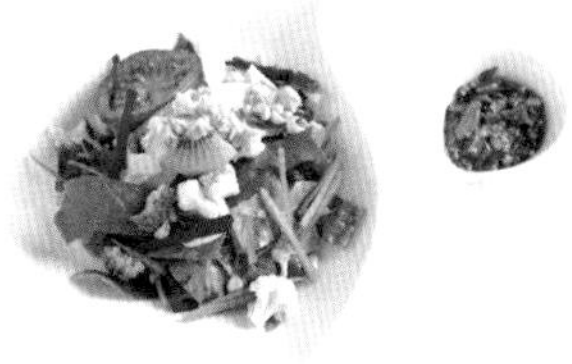

6 每天三餐喝排毒飲：別忘了將一杯三百西西的活性好水，加上三大匙纖維粉和一大匙椰子油（標籤註明中鏈三酸甘油酯MCTOIL），稍微混合後，立即飲用，一天要喝上三大杯（等排便正常後、成功減重可以降低椰子油的分量）。

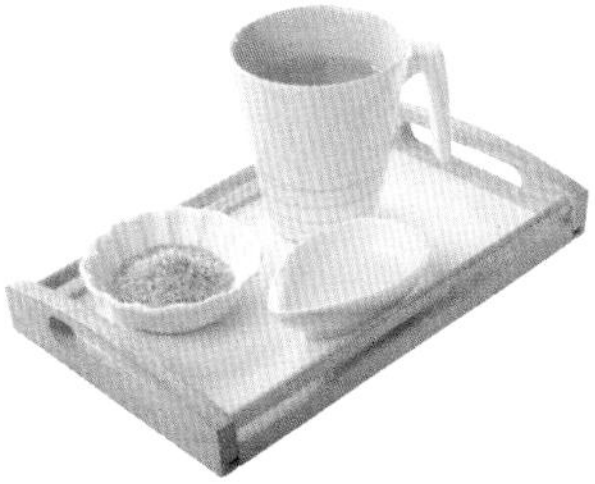

7 喝葫蘆巴粉水降二高：也可將一小匙葫蘆巴粉加進一杯一百五十西西滾熱的蒸餾水中，蓋上杯蓋燜泡五分鐘，即可趁熱慢慢飲用；一天喝四杯，是不錯的減肥飲品。因為葫蘆巴粉可以幫助降血糖、降血脂，若是吃素而不能吃蒜頭的人，都可以此替代。

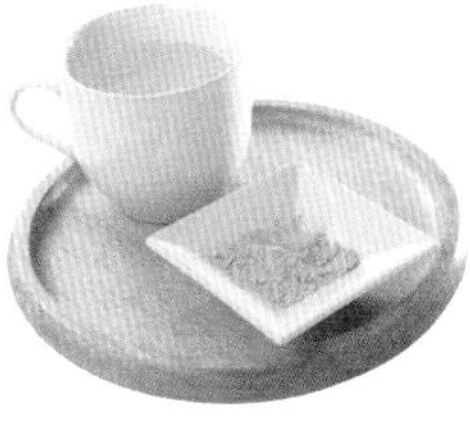

☑ **晚餐飲食建議**——晚餐之前一小時再喝二杯蔬果汁，之後再吃五穀豆米飯（材料：高粱米、燕麥、薏仁米、大麥、糙米，添加香菜、小茴香、肉桂粉、胡蘆巴粉、十小瓣蒜頭及活性好水煮成飯或濃粥，作法詳見附錄第二九三頁），食用前添加一大湯匙中鏈椰子油。（**晚餐一定要在七點鐘之前吃完，還有絕對不能吃宵夜！這是內臟脂肪上升的最大原因之一。**）

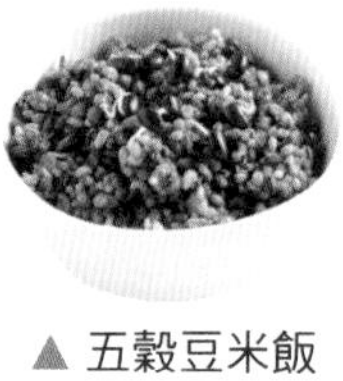

▲ 五穀豆米飯

◎改善腰圍超標，這樣做

自然陽光與運動是健康重要的元素：每天在強陽光下快步走三十分鐘，運動之前先取一大湯匙中鏈椰子油加一顆檸檬擠出來的汁混合飲用，再開始做健走，一天二次（早上十一點一次，下午二點一次），晚上在家練習「養生調息運動」（參閱《讓食物與運動成為你的健康良藥》第三二八頁）。

☑ **對症按摩法**——每日睡前躺在床上時，用雙手放於丹田（肚臍下），以順時鐘方向畫圓圈按摩，一開始先畫小圈慢慢轉為大圈，再由大圈慢慢轉小圈，如此來回每日做五十次。我曾經指導一位國王由六百七十五磅（一公斤二．二磅）減到三百七十五磅，持之以恆必能輕鬆減輕體重，維持健康的體質，還有一個重點：是無論男女都可以任選標準尺寸的衣服，呈現完美與自信的體態。

Q　因為油品食安堪慮，可以喝蔬果汁來排身體裡的劣油毒素嗎？

A　因為長久以來民眾養成的飲食習慣，總是認為用油煎、油炸或熱炒過的食物口感較香酥脆，導致民眾對於油品的需求量特別大，也因此帶來了製油業者龐大的商機！

尤其是現在家庭三餐以外食居多，餐飲業者及烘焙業者也是用大量瓶裝油或桶裝油來烹調菜色或製作點心；縱使有些經常在家烹調的人，也會為了撿便宜而購買大瓶裝的油品，由於國人飲食的習慣提升食用油的需求量，讓一些不肖黑心油廠為了創造更大的利潤，甚至為了要節省成本增加利潤，完全不顧消費者的健康，竟利用新科技混油、假油，甚至使用回收油、地溝油、餿水油混充提煉出黑心油販售給各種餐飲業的通路，讓消費者不知道吃進去多少劣質油，因而擔心身體殘留許多的毒素。

然而，**油脂是我們身體每個細胞都很需要的重要原料之一**，所以每個人隨著自己體格大小的需要，每天都要提供給身體百分之十五至二十五的脂肪或油脂，以保持身體的正常運作。如果沒有供應身體足夠的油脂會帶來如粗糙的皮膚、乾燥的頭髮、瘦巴巴的體型，同時也會讓有容易疲倦、健忘、手腳發抖、便秘、

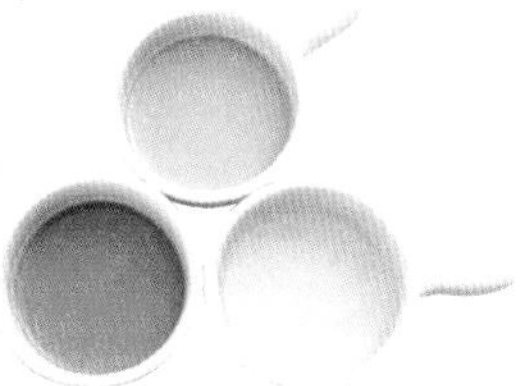

▲ 各種不同的油脂含有不一樣的養分，好油也是養護細胞的能量來源。

消化不良、月經失調、心律不整及呼吸困難等有礙健康的症狀出現。

我們一定要知道，身體每個正常健康的細胞所需要的油脂是好油，如生堅果、生種籽、生棕櫚果、生椰子肉、酪梨、橄欖、玉米、生牛奶、生羊奶等等的油脂，還有經過低溫處理提煉的橄欖油、芝麻油、花生油、苦茶油、棕櫚油、亞麻仁油等，而且是**用以蒸煮燙拌好的食物佐油，而不是用煎炸炒高溫烹調，沒有受到高熱的氧化破壞養分，都算是正確用油。**

但絕大多數的人都還是習慣把食用油放入鍋內作煎炸炒用，認定只有這樣煮才好吃，卻不知道低溫提煉的好油，放入鍋中煎炸炒後會釋放出香味致癌的毒素——「多環芬芳碳水化合物（Polycyclic aromatic

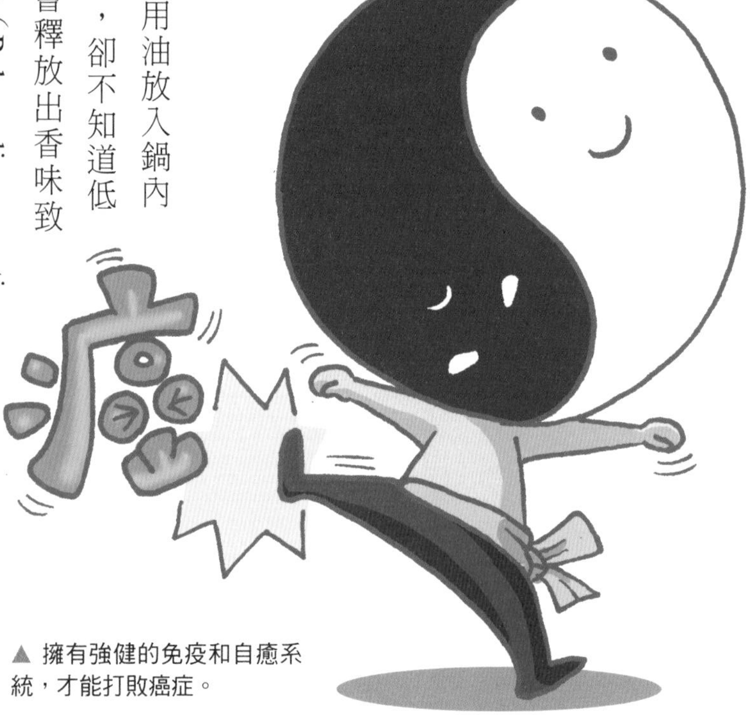

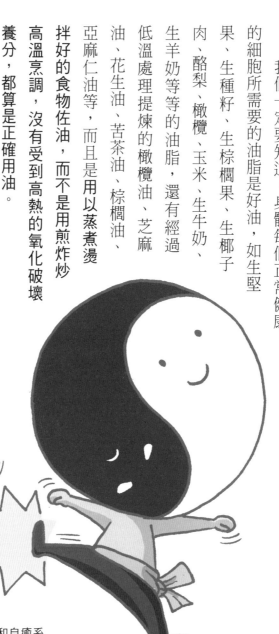

▲ 擁有強健的免疫和自癒系統，才能打敗癌症。

hydrocarbons or PCAH）」，而長期天天愛吃煎炸炒香噴噴的食物，恐怕會帶來許多慢性病，如高血壓、糖尿病、高膽固醇、高血脂、心臟病、中風、關節炎、失智症及各種癌症等風險。

我一再宣導要得到真正的健康，最重要的就是要忌口，也就是儘量少吃（**最好完全避免**）一切煎炸炒烤燒的食物。如果一星期吃一次、最多兩次這類的食物倒無妨，如果是天天吃，就有極高機會吃到假油、餿水油料理做成的食物，將會帶給身體健康的風險，不可不慎啊！如果**真的無法克制愛吃煎炸炒的食物，補救之道建議大家可以放心選用有機純椰子油**，它不但含有對心臟及腦部很好的omega-3、omega-6、omega-7、omega-9，還含有不會傷害身體又很耐熱、不易氧化的天然植物飽和油！

雖然仍有些專家認為飽和油不是好油，會阻塞血管。其實不然！糖有分為：好糖及壞糖，而鹽也有好鹽、壞鹽，甚至水也有好水、壞水，還有在腸道裡的細菌，也有分為好菌、壞菌，相對的飽和油也一樣，有分為好飽和油及壞飽和油！

椰子油無法被廣泛食用可能是因為它有特別的味道，有些人沒辦法接受！**可嘗試在椰子油中加點抗氧素很高的蒜頭、香茅、薑絲或九層塔等辛香料，味道就會變得較可口！**

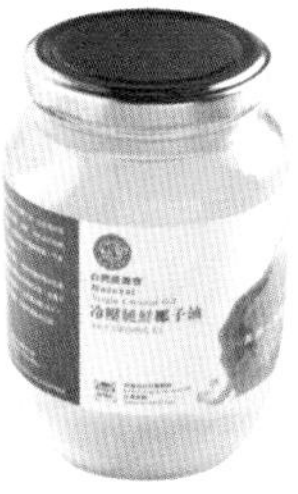

▲ 椰子油

◎喝蔬果汁排除身體劣油的毒素

若經常攝食這類有油毒的食物會使肝臟過度勞累，無法全部分化而累積於肝內帶來脂肪肝及肝癌和膽囊炎；而淋巴系統長期吸收進去這類毒油，也可能會帶來乳癌、攝護腺癌、甲狀腺癌、淋巴癌、腸癌、肝癌、胰臟癌、腦瘤等健康疑慮。

若擔心自己的身體狀況，可以參考癌標記及相關標記，如CEA、AFP、AST、ALT、GGT、LDH，到醫事檢驗所抽血檢驗相關項目（詳見附錄第二九六頁），就能提早預知健康狀況，及早以自然飲食療法調理身體，避免慢性病或癌症上身。

但有一點要特別注意：西醫的正常數值範圍和自然醫學的正常數值範圍有段差距！西醫的正常數值太高會讓已經有病兆的人看到檢驗的數字還在正常的範圍內，以為還是很健康而掉以輕心！所以驗血的結果要以自然醫學的數值範圍為準，才能真正讓身體得到好的照顧。

此外，為了避免身體長期遭受劣油入侵傷害而不自知，請跟著實踐以下作法：

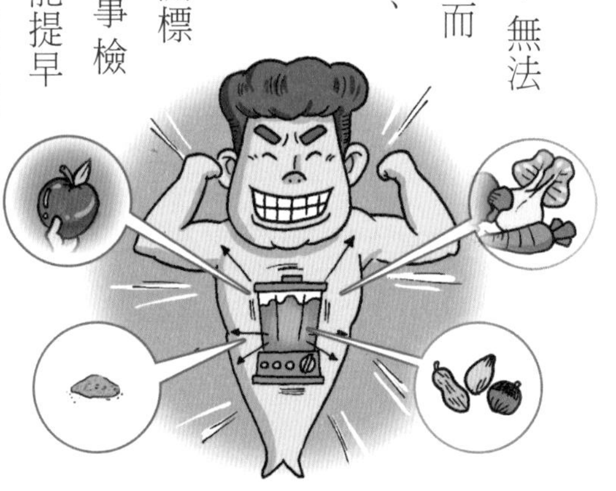

▲不一樣的蔬果汁集合近 10 種以上食材，能夠有效排除劣油毒素，預防疾病上身。

❶喝營養蔬果汁排毒送養分——先照著「清血毒全營養蔬果汁」（詳見附錄第二九〇頁）三個月的排毒飲食。

❷之後照著《不一樣的自然養生法》第二五〇頁的強化肝臟功能蔬果汁或《全彩圖解珍藏版不一樣的自然養生法》第二九八頁，再做三個月的保肝飲食。作法如下：

- 喝營養蔬果汁排毒送養分：連續三個月，每天喝六杯「清血毒全營養蔬果汁」。
- 再喝三個月每天六杯「強化肝臟功能蔬果汁」。
- 每天用一大杯加了少許海鹽的溫活性好水，每次服用可幫助肝臟排毒和保肝的營養品，還有可幫助平衡大腸生態，幫助消化，促進排便的益生菌營養品，以及可消炎抗菌，強化人體免疫力的營養品。
- 天天保持有三到四次的排便。
- 天天慢慢喝六至八杯活性好水（不是鹼性機的鹼性水，而是每一杯二五〇西西蒸餾水＋四西西或半個瓶蓋活性礦物質濃液混合成的水）。

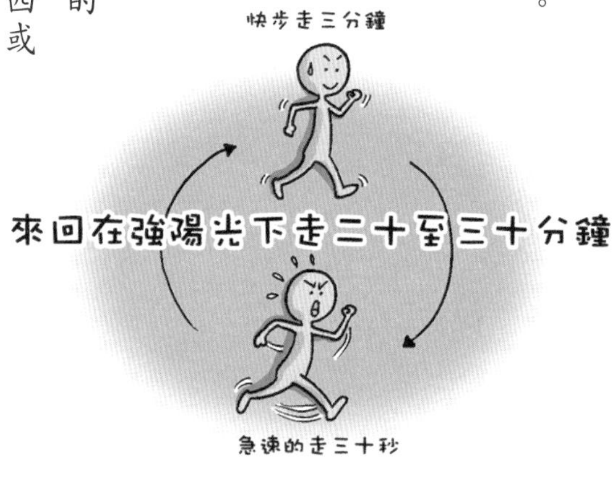
快步走三分鐘
來回在強陽光下走二十至三十分鐘
急速的走三十秒

▲ 在強陽光快步走，可以加速血液循，紓解壓力毒素，提升免疫及自癒系統的功能。

- 天天在強陽光下快步走二十至三十分鐘及做「養生調息運動」（參閱《讓食物與運動成為你的健康良藥》第三二八頁）。
- 天天祈禱求神幫助，盡快將油毒及一切毒素排出體外。

做完六個月的排毒保肝事項後，可再次到醫事檢驗所去抽血檢驗，直至檢驗數值有達到自然醫學正常的範圍！

這一套自然食療「排除毒油措施」是提早預防一切慢性病及一切癌症的好方法，也是調理身體、恢復健康的好捷徑！已經罹患癌症的患者，應該尋求專業的醫生治療，同時搭配依照個人體質設計的蔬果汁，以及相關營養品。只要再給身體一次機會，改善免疫及自癒系統，有信心的對抗病魔，就有機會瓦解病毒找回健康。

Q 已經在做化療，無法吃生食的人是否不適用生機飲食法？

A 發生癌症最大的原因是體內毒素超過身體排毒系統所能負擔，才會讓多餘的致癌毒素、情緒毒素、藥物毒素、自由基毒素等等，有機會去破壞正常的細胞，異變為癌細胞，不停累積在一起成為癌腫瘤；另外一個原因，就是常常吃沒有營養的食物，身體細胞沒有足夠的養分生產能量，以及沒有足夠的能量來排毒，因而中毒、衰弱，讓細菌病毒有機會侵犯破壞細胞膜、發炎、異變成癌細胞、腫瘤。

什麼是腫瘤？

受損發炎腫大的細胞會繼續感染周圍的正常細胞，讓受傷的細胞越來越多並累積在一起，堆積成硬塊，這就是所稱的「腫瘤」；也就是說，腫瘤是由受損發炎腫大的細胞累積在一起，是身體病變的細胞！

什麼是癌？

當血液不能充足的供應腫瘤養分時，而腫瘤為了生存下去，就會開始異變叛變、出軌，脫離我們身體六十兆細胞的大家庭，自立門戶，開始製造出酶素及增生新血管，不再受定時的生死機鍵控制，自己可以不停的繁殖生存下去，並同我們六十兆細胞爭食血管送來的營養，也開始來分化吃掉我們的肌肉，提供給腫瘤細胞的需求，並且釋放腫瘤種子和毒素進入血液中，讓血液送到別的地方。

這個能自己製造酶素及新血管的腫瘤，開始會不停的吃掉我們的肌肉和吸取我們的營養，這就是癌腫瘤！因為有自己的酶素及新血管，這癌腫瘤就生長得更快，甚至轉移！

生機飲食從來不治任何一種病，包括癌症在內，生機飲食最主要的目的就是：

- **儘量將體內的所有毒素排出體外。**
- **並提供豐富的養分和植物生化素，給免疫系統有能力去打擊敵人。**
- **以及讓自癒系統有機會修補被破壞的細胞和癌細胞，恢復為正常的細胞。**

任何加毒的治療都會破壞更多的正常細胞，轉變為癌細胞，所以當你正在做化療（即正在加毒於身體）加害身體的細胞，尤其是讓已經衰弱的免疫自癒細胞更加崩潰，更加無能殺死細菌病毒時，必須加倍供應給身體更多的養分；運用生機飲食的全生蔬菜水果才能幫助提供更多的豐富養分給身體的細胞，強化細胞免於變成癌細胞，及提供更多的植物生化素給免疫自癒細胞，恢復它們的功能去打擊細菌病毒及做修補的工作。

許多人對生機飲食不了解，所以認為生食會有細菌感染的問題，他們並不知道生機飲食對全生蔬菜的清洗處理法，以及吃生食搭配能殺細菌、滅病毒和寄生蟲辛香料的功效，也較不瞭解辛香料能平衡食材的生冷寒涼，所以**為了重建自己生命的長度，應立刻吃對食物的植物生化素來拯救健康**，提升自己的生存機會！或許你可能會問，那要怎樣開始做呢？

☑ **抽血檢驗標記指數**——先到醫事檢驗所抽血檢驗相關項目（**詳見附錄第二九六頁**）：以下的癌標記與罹癌的器官標記指數，即：CEA、AFP、HCG、TSH、CRP、LDH、ALP、GGT、HbA1c、eGFR與罹癌的器官，如肺，加檢驗NSE、CyFra21.1，如大腸CA72.4，如乳房CA15.3等等。

☑ **喝營養蔬果汁排毒送養分**——依照「清血毒全營養蔬果汁」的食材（**詳見附錄第二九〇頁**），再加六十西西水溶膠銀水（silver hydrosol）後，攪打一天要喝完的六杯蔬果汁，連續天天喝了四個月後，再去抽血檢驗如同上述的所有標記指數，拿來互相對照比較，就能清楚知道自己病情的進展。

☑ **午晚餐飲食建議**——午餐和晚餐也先吃一大碟全生的多種類蔬菜沙拉（**可以放入滾水汆燙三十秒至一分鐘**），並搭配多種的辛香料，如老薑、蒜蓉、薑黃粉、香菜、鼠尾草、純椰子油、檸檬汁、生的堅果，尤其是比肉類蛋白質還要多的稍微發芽的豆類（**可以汆燙一下**）；如果吃完後感覺還不飽，還可以在午餐時吃水煮的蔬菜湯和每週不超過三次（**即每隔一天吃一次**）用橄欖油製作罐頭的沙丁魚，吃前也要加辛香料；晚餐吃完沙拉後，也可再吃五穀豆米飯（**詳見附錄第二九三頁**），吃前也要加入純椰子油與辛香料。

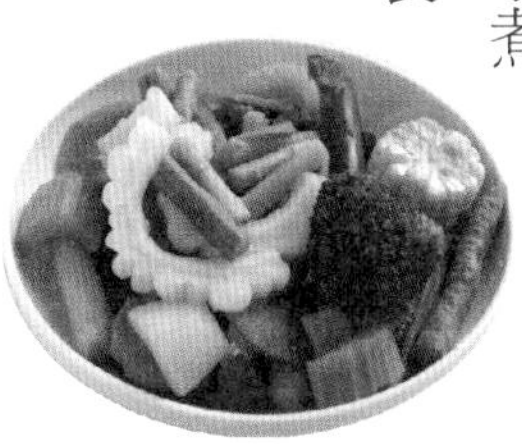

▲ 多種類的蔬菜含有較多的植化素，可打擊細菌病毒，修護被損壞的細胞。

☑ **補充身體的能量營養**——每一餐吃一半的時候，用溫水服可用來增加酶素，幫助消化及營養吸收的消化酶素營養品、可幫助血液循環，增加心臟功能及細胞產生能量的輔酶素營養品、可幫助肝臟解毒，減輕肝臟的排毒壓力的清肝素營養品，以及可幫助免疫系統，將腫瘤硬塊溶解掉的營養品。

☑ **漱口殺病毒＋能量營養**——早、中、下午和晚上空腹或吃前四十五分鐘，取水溶膠銀水（silver hydrosol）三十西西於口中，如漱口般滾動一至二分鐘，才慢慢一點一點的吞下，吞完後十分鐘用微溫水服益生菌和可消炎抗菌，強化人體免疫力的營養品。

運動是健康重要的元素：早晚勤練「養生調息運動」（參閱《讓食物與運動成為你的健康良藥》第三二八頁）及天天大笑三百次（一天可分開多次做）。

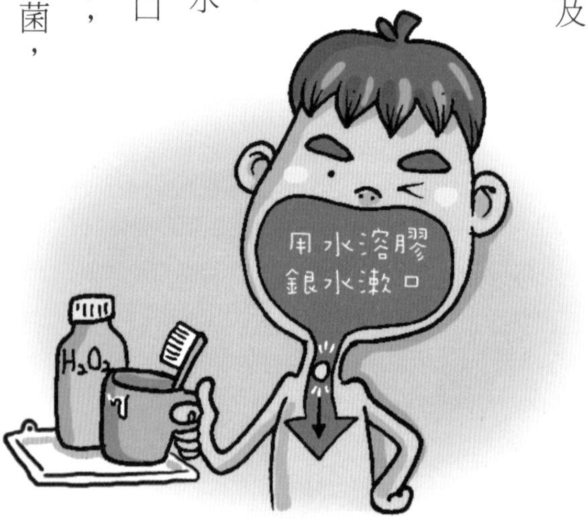

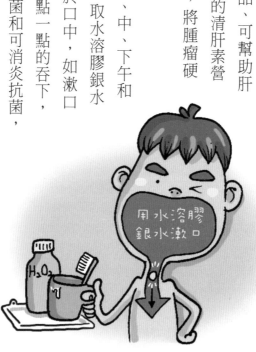

▲ 水溶膠銀水是由純植物提煉的天然抗生素，無不良的副作用，它可以殺死嘴巴裡的病毒。

Q 癌症化療時可以喝蔬果汁嗎？會不會有感染的問題？

A 根據自然醫學的研究報告指出，人體之所以會生病，主要是病患體內營養不足及毒素過多，造成免疫及自癒系統過度虛弱，無法發揮功能來消除毒素及殺死細菌病毒，讓牠們有機會入侵，任意攻擊傷害正常的細胞轉變為癌細胞，久而久之累積變成癌腫瘤，這就是癌症發生的過程。

當癌症病患做了割除、化療和電療的處理後，容易傷害體內細胞、器官，以及免疫系統和自癒系統，而虛弱的體質也沒有能力抵抗外來的病毒，因此需要有足夠的蛋白質、碳水化合物、維生素、礦物質、大量的抗氧化劑（Antioxidants）以及豐富的植物生化素來供應身體的需要。

但是經煮熟的蔬菜、五穀，容易將大部分的營養素破壞，無法提供充足的養分支持疲勞的身體，幫助化療患者提升體力。**只有選用新鮮乾淨的蔬果和微發芽的豆類，生食後才有齊全的營養，幫助身體打勝仗**。

這是因為全生的蔬果汁和全生的蔬果沙拉，含有各種各樣的維生素、酶素、蛋白質、礦物質、碳水化合物、脂肪、油酸、天然激素、微量物質及救命的植物生化素等。**這些豐富且齊全的營養能充分供應和保養身體的免疫及自癒系統**，同時吃進胃以後又不會消耗體能，就可以立刻被吸收，達到快速提升精力和體力的效果。

相反地，經過煮熟的蔬菜，不僅流失部分維生素及全部的酶素，讓蛋白質、礦物質及碳水化合物產生質變，還會將油酸、脂肪、賀爾蒙氧化。同時煮熟的食物進入胃部裡面，還要耗費身體內大量的酶素、維生素及抗氧化素，來幫助分化和吸收有限的營養，讓飽受化療破壞摧殘，快要崩潰的身體和免疫系統，承受雪上加霜的加倍負擔。

尤其是經過化療、電療虛弱的病體，且體內藥物劇毒急速上升，還有免疫及自癒系統功能急速下降時，更需要大量補充含有各種植物生化素的蔬果汁及活性好水來及時救回免疫及自癒系統，重要的是也可以及時將劇毒排出體外。

書中的蔬果汁，除了最重要的生鮮蔬果材料，關鍵在於搭配得當的配料，尤其是各種辛香調味料（如蒜頭、老薑、香菜、迷迭香、九層塔、肉桂粉、丁香粉、薄荷葉、辣椒等），都是天然可抗感染、殺細菌的食材，相互搭配得宜，還有相輔相成的作用，甚至能引進更多的好菌、助生菌，控制一切外來的壞菌，在還未抵達腸胃時，就能被及時消滅，保護身體不受感染，所以病患要身體更有精力，早日恢復健康，就要配合以下事項：

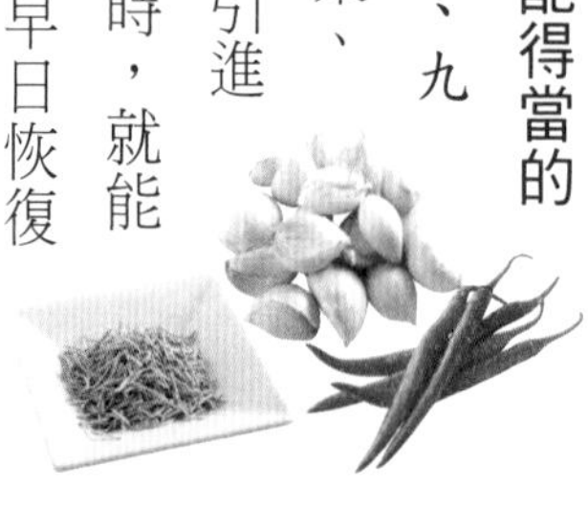

▲ 辛香料是殺細菌、抗病毒、提升免疫力及防癌抗癌的好食材。

☑ **喝營養蔬果汁排毒送養分**——每天喝六至八杯全生的「清血毒全營養蔬果汁」（詳見

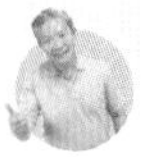

Dr.Tom Wu 健康教室

何謂免疫力？

免疫系統是一個個體，它能從自身的細胞或組織辨識出非自體物質（各種外來的細菌、黴菌、病毒），進而將其消滅、排除的整體細胞反應的統稱。人體的免疫系統最基本的組合可分為二部分——先天免疫力（Innate Immunity）和後天免疫力（Acquired Immunity）。

免疫系統中的細胞像是一支訓練有素的軍隊，時時刻刻巡邏身體每個角落，尋找入侵的敵人——細菌、病毒、菌類（黴菌）等，並且消滅他們；而這支軍隊需要足夠的軍餉（如蛋白質、礦物質、油酸、維生素、酶素、胺基酸、微量礦物質）來強壯免疫系統的需要。為了能有效作戰，軍隊同時也需要軍火砲彈，而食物裡的植物生化素（如：類黃鹼素、多酚類、多元醣、花青素等），就能發揮力量，保衛身體不受敵人攻擊。

先天免疫力	包括白血球細胞、胃酸、皮膚油脂、血液中的細胞間素、干擾素，先天免疫能自動地打垮軟弱的入侵敵人。
後天免疫力	包括多種由白血球進入胸腺、甲狀腺、脾臟、肝臟，經過特別訓練出來的十幾種不同功能的免疫細胞單位。

附錄第二九〇頁），才能提供治病防病的植物生化素給免疫及自癒系統，盡快恢復功能去攻擊敵人，以及修補被藥物傷害的正常細胞。

◎關於預防生食的細菌、幼蟲及病毒，這樣做

● **方法一**——在清洗乾淨蔬菜後，將六十至九十西西的水溶膠銀水（silver hydrosol）放入清潔水中浸泡約十分鐘，就能將牠們全面消滅。

● **方法二**——在打蔬果汁之前也加入六十西西的水溶膠銀水（silver hydrosol）及二杯活性好水，再放入食材攪打，能殺死一切有害的生物、卵子，同時也會提升抗氧化作用。

● **方法三**——使用三點五匹馬力強的蔬果機，也能將牠們打爛碎。

綜合以上安全飲食的方法，就不用過於操心了！用恆心、毅力及轉念的態度來改變體質，創造延續生命的奇蹟。

Q 癌症病患可以吃豆類、豆漿嗎？肉類可以吃嗎？

A 凡是任何的豆類，最好都能稍微發芽後才吃，因為吃了豆類容易在體內產生很多氣體放屁，發了芽的豆類不但不會有這種情形發生，還會提升比肉類還要多的優質蛋白質；

所以**癌症的病患不能吃動物肉類時，選擇發芽的豆類**（不是芽菜！）**才是他們最需要的蛋白質來源。**至於豆漿要篩選不是基因改造的黃豆做的豆漿。

肉類要選擇有機的產品，而不是使用有添加激素飼料養大的動物肉類和人工養殖的海產，還有每週不能吃超過你的血型所允許的動物肉類份量，即O血型每週不能超過三次；AB和B血型每週不能超過二次；A血型每週不能超過一次；如果長期吃超過血型所允許的動物肉類份量，就會帶來一切的慢性病，包括癌症在內，因此為了身體健康，不可不慎。

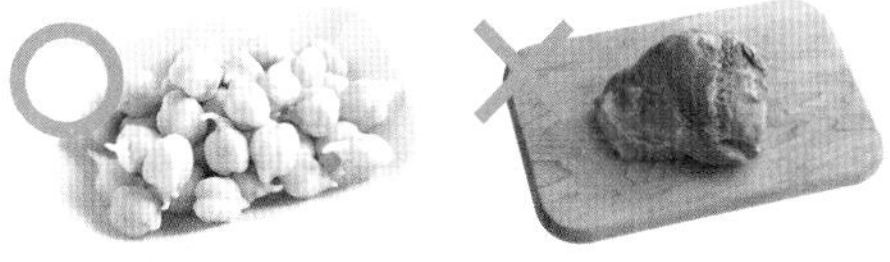

▲癌症的病患不能吃動物肉類時，選擇發芽的豆類才是蛋白質來源。

Q 如何用生機飲食法來戰勝癌症？

A 首先必須先瞭解生機飲食傳授的健康真諦，才能成功戰勝病魔，進而達到無病痛的境界，因此我會建議先要用心詳細讀完我已經將幾十年臨床經驗的治病防病方法都寫在三本書：《不一樣的自然養生法》、《不一樣的自然養生法實踐一〇〇問》、《讓食物與運動成為你的健康良藥》。

不管已經是癌症病患初期，或是經治療後醫生認為已經好的人，或是現在正在做治療的癌症病患，或現在沒有病也不知道到底將來是否會得癌的人，如果質疑健康問題，最好是到醫事檢驗所抽血檢驗以下的癌標記指數與相關標記的指數，就能：

● 讓已經有癌，經治療後認為已經沒病的人，**知道是否還有癌細胞存在**。

● 讓正在治療中的病患，**知道現在所做的治療是否正確有效**。

● 讓還沒有癌的人，能在五～十五年之前**預告將來自己是否會得癌**，這些標記是CEA、AFP、HCG、TSH、CRP、LDH、ALP、GGT、HbA1c和eGFR（**詳見附錄第二九六頁**）。

上述的三種人士，如果抽血檢驗出的指數都超出自然醫學的標準範圍（**不是西醫的正常範圍！**），就要立刻實踐生機飲食：

☑ **喝營養蔬果汁排毒送養分**——依照「清血毒全營養蔬果汁」的食材（**詳見附錄第二九〇頁**），再加三十～六十西西的水溶膠銀水（**silver hydrosol**）後，才打一天要全部喝完的六杯蔬果汁，用來將已經在體內的致癌毒素排出體外，才是一勞永逸，讓病魔永遠不會再來的簡易方法。

☑ **午晚餐飲食建議**——午餐及晚餐都要先吃一大碟全生多種類的蔬菜沙拉，並搭配多種能殺滅病毒又能平衡生冷寒涼的辛香料，之後才再吃水煮熟的蔬菜湯及極小量的乾淨肉類（**每週不能超過三次，只在午餐時吃**）或在晚餐吃小量的五穀豆米飯（**詳見附錄**

第二九三頁），也要加純椰子油和辛香料。

補充身體的能量營養1——每一餐吃一半的時間都要用溫水服可增加胃酸，協助分化食物及吸收營養成分的胃酸素營養品、可用來增加酶素，幫助消化及營養吸收的消化酶素營養品、可幫助血液循環，增加心臟功能及細胞產生能量的輔酶素營養品、可幫助肝臟解毒，減輕肝臟的排毒壓力的清肝素營養品，此外，如果已有腫瘤要加可幫助免疫系統，將腫瘤硬塊溶解掉的營養品（**關於營養品的用量必須要諮詢自然醫學認證的醫師**）。

補充身體的能量營養2——早中晚空腹服三十西西水溶膠銀水（silver hydrosol），十分鐘後用微溫水服可幫助平衡大腸生態，幫助消化，促進排便的益生菌營養品，以及可消炎抗菌，強化人體免疫力的營養品。

自然陽光與運動是人體健康重要的元素——天天一定要有四次大便。天天早上十一點和下午二點在強陽光下快步走二十分鐘，強陽光的紫外線會讓腦部製造出更多的血清素，而血清素（Serotonin）又是製造多巴明和黑激素的前驅（Precursor）；多巴

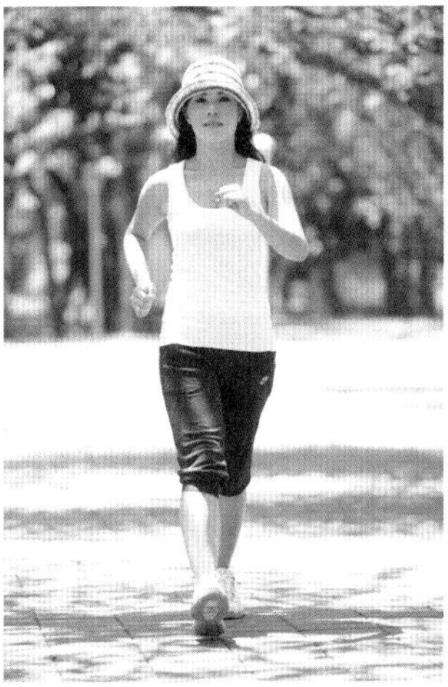

▲ 快步走可以藉由陽光、呼吸來調節身體五臟六腑、活化細胞，增強身體的免疫力。

明可以幫助消除焦慮憂鬱、情緒低落，黑激素會改善睡眠品質及防止掉髮，並早晚勤練「養生調息運動」（參閱《讓食物與運動成為你的健康良藥》第三二八頁）。

Q 抗癌良藥除正確的飲食與運動外，正向的情緒也真的有助對抗癌症嗎？

A 生機飲食的真諦就是建議不再吃喝血型不允許的食物；用生機飲食特調蔬果汁將以前吃喝錯的食物毒素排出體外；一定要補充優質的保健營養品；要做心理屬靈的輔導，不要再有貪、嗔、痴、怒、恨、怕的心態，並且天天大笑三百下和凡事感恩的真心表現。

我來分享一個真實案例證明負面情緒有多麼可怕：「在我的著作中有一位罹患乳癌的女士做見證，你們知道為什麼她在二〇〇八年的兩個星期前驗的乳癌是2公分×2.1，而在兩個星期後卻升上到4公分×2.2嗎？這是因為當她知道自己罹患乳癌時，心裡是多麼的恐懼害怕，由此可見，負面情緒會使身體產生了大量的情緒毒素所致！

後來她透過我的著作知道生機飲食的神奇療效，毫無懷疑，以百分百的信心，耐心、恆心的執行六個月就痊癒，連她的西醫主治醫師都讚嘆生機飲食神奇之力，直到現在二〇一五年，癌症還是一樣不敢再來，從這個案例可以看到情緒的毒素有多可怕！所以千萬要小心，心靈健康也是很重要的！

大腸直腸癌

Q 直腸癌二期，有開刀，沒化療，癌指數不超過二，臉色黯沉、排便較硬，半夜經常口乾口臭，該如何調整飲食？

A 之所以會有這些症狀出現，是因為在手術之前沒有先用蔬果汁清除血液內以前吃錯喝錯的毒素，以及手術後，也沒有戒掉自己血型不允許吃喝的東西所致。

如果現在的CEA癌指數是二以下（指數寫二以下表達比較不清楚，因為1.1是2以下，1.9也是2以下，但1.1是緩慢的破壞而1.9是快速的破壞！），這就說明了體內的致癌毒素已經正在繼續破壞身體的細胞膜和細胞基因異變為癌細胞了。如果立刻照做以下的事項，現在還來得及做預防和阻止癌症再來的機會：

為了要知道現在體內致癌毒素所破壞的發炎細胞和已經異變為癌細胞的所在器官，請先去醫事檢驗所抽血檢驗癌標記與相關標記的指數（詳見附錄第二九六頁）：CEA、AFP、HCG、CRP、TSH、LDH、ALP、GGT、AST、ALT、CA19.9、CA72.4、CA50或CA242、CyFra21.1、HbA1c、eGFR、PSA，如果你是女士也要驗CA15.3、CA125、SCC，但不用驗PSA，才能正確的知道這些癌細胞的所在器官，而不是只驗癌指數而已！這些標記指數能預知：

- **將來的腫瘤是良性或惡性**——CEA、AFP。
- **將來的腫瘤是什麼引起**（即起因）——HCG、TSH、CRP、LDH、ALP、GGT、HbA1c、eGFR。
- **將來的腫瘤出現的器官**——AST、ALT、CA19.9、CA72.4、CA50或CA242、NSE、CyFsa21.1、eGFR、PSA、CA15.3、CA125、SCC。

不只是你要抽血檢驗以上的標記指數，而是所有的人每年做體檢都應該要檢驗；這樣可以在五到十五年之前預知自己是否已經有癌細胞，並能及時做好預防的準備，防止癌症的發生，而不是每年做體檢時，使用會增加輻射毒素於體內的儀器照射，因為當儀器發現有陰影時，癌細胞累積成腫瘤已經在體內進行了五到十五年的時間了！屆時發現已經太遲了。

如果大家都要求檢驗上述的標記指數，將來癌症就會絕跡，醫院治療癌症患者的人數會變得越來越少，人民更加有錢享受晚年，社會更加和諧，國家也更強更富有。

當身體的致癌毒素已經正在破壞細胞轉變為癌細胞，應該嚴格又很徹底的實踐生機飲食最少九個月，先戒掉一切會加速癌變的飲食：

☒ 不能再吃一切煎炸炒烤燒的食物。

☒不能再吃一切飼料養大的動物肉類、肉湯、醃滷食物、一切牛乳製品和一切人工養殖的海產。

☒不能再吃一切精緻粉做和經人工處理過的食品、甜品和白米飯；只能吃真實的食材及五穀豆米飯（詳見附錄第二九三頁）。

☒不能再抽菸和喝一切含有酒精的飲料、一切化學汽水和有氣的飲料、一切瓶裝的茶和果汁飲料。

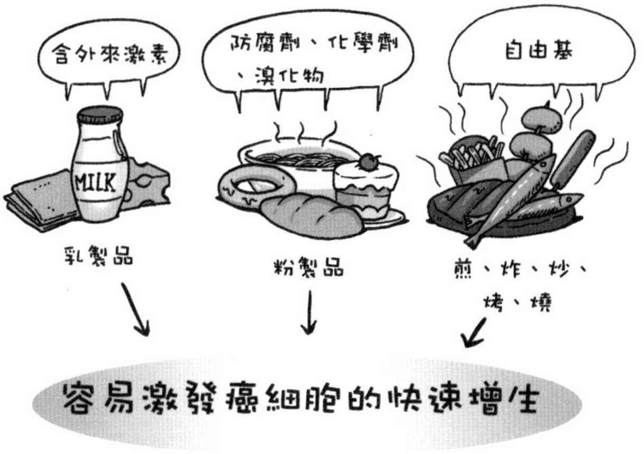

▲錯誤的飲食容易影響細胞產生病變。

◎改善直腸癌、開刀化療、口乾口臭、便秘，這樣做

喝營養蔬果汁排毒送養分：依照「清血毒全營養蔬果汁」的食材（詳見附錄第二九〇頁），食材部分再加入秋葵六條、乾羅漢果一個、可幫助清理身體內水環境及油環境內毒素的硫酸鋅營養品（用量需諮詢自然醫學醫師或營養師而定，但要記得把膠囊營養

品打開，只要粉），和水溶膠銀水（silver hydrosol）六十西西後，才打一天要喝完的七杯蔬果汁；天天喝七杯直至九個月後，再到醫事檢驗所抽血檢驗所有上述的標記。

如果一切都在自然醫學的標準範圍（不是西醫傳統的範圍）內，就證明是已經徹底遠離癌症的困擾，那麼就可以一天減為四杯當作保健用，一天的食材也可以放鬆自由的選擇，但一定要遵行自己血型許可範圍內的飲食法。

☑ **補充身體的能量營養**——最好早餐只喝蔬果汁；也可先喝蔬果汁，再喝一些沒有加肉煮熟的溫熱蔬菜湯；每次喝完蔬果汁後，用溫水服增加胃酸、協助分化食物及吸收營養成分的胃酸素營養品和可用來增加酶素、幫助消化及營養吸收的消化酶素營養品。

☑ **午晚餐飲食建議**——午餐和晚餐也先吃一碟多種類的蔬菜沙拉，並搭配有多樣的辛香料如老薑絲、薑黃粉、小茴香類、香菜碎、椰子油、檸檬汁、堅果和酸味的水果莓類；之後再吃水煮熟的蔬菜、五穀豆米飯（詳見附錄第二九三頁）和極少量的有機動物蛋白質（每週只二次，最好在午餐時吃）；吃午餐和晚餐一半的時候，用溫水服可增加胃酸，協助分化食物及吸收營養成分的胃酸素營養品、可用來增加酶素，幫助消化及營養吸收的消化酶素營養品和可幫助血液循環，增加心臟功能及細胞產生能量的輔酶素營養品。

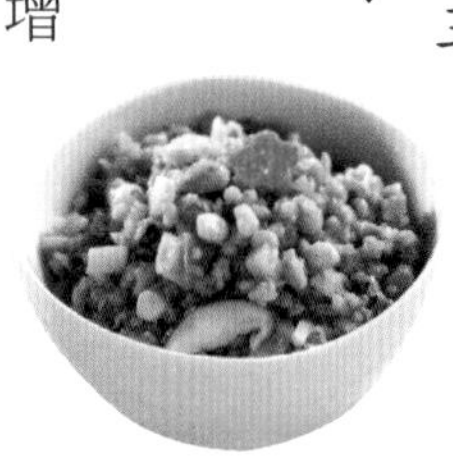

▲ 五穀豆米飯含有豐富的植化素及纖維質，是健康、美味的主食。

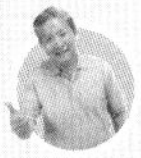

Dr.Tom Wu 健康教室

血毒是癌症真正的禍首

血毒才是癌症真正的禍首，要防癌、抗癌，就要先清除血液毒素；無論是癌症或是其他嚴重的疾病，清血毒是一切治療之前的首要工作！而在進行清血毒之前，最需要遵守的紀律便是——不要再將那些會汙染血液的東西送進身體內。

如果血液中充滿了致癌毒素，而血液的循環又將這些致癌毒素送到每個細胞內，那麼細胞就會因吸取過多的毒素而中毒、受傷、發炎、腫大！這些受傷的細胞，如果繼續不停地吸收由血液送來的毒素會感染周遭的細胞，造成受傷、發炎、腫大的細胞數量越來越多，不斷的累積、增長、擴大，最後便成為腫瘤；而腫瘤細胞長期的繼續吸收毒素又沒有營養供給時，就會自己製造酶素及血管，就會演變成惡性腫瘤、接著變成癌腫瘤。

如果我們血液很乾淨又有足夠的營養，以及很多的植物生化素，血液循環時便會將這些營養和植物生化素送到正常的細胞內來活化和強化它們的功能，也同時送到異變的細胞裡，讓它們重回到正軌，變回正常的細胞。

☑ **吃對適合自己血型的食物**——每週只能吃兩次（**依照個人血型所限制的數次**）有橄欖油的罐頭沙丁魚，或有機蛋類，或確定真的是有機肉類和魚類。只能喝純水、活性好水、逆滲透水、人蔘茶（**詳見附錄第二九三頁**）、絞股藍茶（**七葉膽茶**）、椰子汁、椰子肉、杏仁奶和堅果奶。

☑ **補充身體的能量營養1**——早晚空腹就先喝一大杯加了少許海鹽的溫活性好水或純水，服用可幫助肝臟解毒，減輕肝臟的排毒壓力的清肝素營養品和可幫助免疫系統，將腫瘤硬塊溶解掉的營養品（**也可以防瘤**）。

☑ **補充身體的能量營養2**——早中晚空腹或吃前半小時用微溫水服可幫助平衡大腸生態，幫助消化，促進排便的益生菌營養品和可消炎抗菌，強化人體免疫力的營養品（**最好開始的三個月服高量的三粒**）。

☑ **每天排清宿便，維持腸道健康**——保持天天有四次大便，如果沒有，買纖維粉和椰子油；剛開始執行時，取小量的一大湯匙纖維粉＋半湯匙（**或一大湯匙**）的椰子油放入一大杯的植物奶（**如椰子奶、杏仁奶或五穀米奶或豆奶**），輕搖混勻後立刻喝下，早一次，下午一次；服用一週後，如果每天還沒有四次排便，就慢慢升高纖維粉和椰子油的份量，直至天天有四次排便來保持腸道的清潔；並天天慢慢交替的喝八至十杯活性好水、純水和人蔘茶（**詳見附錄第二九三頁**）或絞股藍茶（**七葉膽茶**）。

☑ **自然陽光是健康重要的元素**——天天在早上十一點和下午兩點，在強陽光下快步走二十分鐘，強陽光的紫外線會讓腦部製造出更多的血清素，而血清素（Serotonin）又是製造多巴明和黑激素的前驅（Precursor）；多巴明可以幫助消除焦慮憂鬱、情緒低落，黑激素會改善睡眠品質及防止掉髮。

☑ **運動是健康重要的元素**——早上起床後和晚上睡之前做「養生調息運動」（參閱《讓食物與運動成為你的健康良藥》第三二八頁）。

如果依照以上這樣的方法執行，將會改變體質、形象和外觀，並且能遠離疾病真正得到健康！

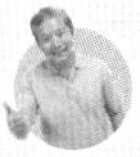

Dr. Tom Wu 健康教室

在強陽光下快步走，強化骨骼

快步走是最安全經濟的運動；可以幫助血液循環，使毒素由皮膚排出，並讓陽光製造維生素D_3，刺激身體製造殺菌肽來強化免疫力，並修護身體損壞的細胞。

早上十一點至下午三點，是紫外線最高的時候，透過強烈的紫外線才能穿過皮膚層，到達含有膽固醇和脂肪的內層，將他們轉變成維生素D_3，來幫助將鈣和其他礦物質成功送達骨骼。

Q 大腸癌二期開刀後超過五年，有定期複檢，但因有糖尿病，糖化血色素較高，有何建議飲食或運動？

A 有過大腸癌又開過刀就要特別注意飲食。醫生只能吩咐定期到醫院做檢查追蹤，並不能預告癌細胞什麼時候又會來報到，等到再次檢查發現有癌症的存在，又要重新做治療。建議先去醫事檢驗所抽血檢驗所有的癌標記指數與相關的標記指數（**詳見附錄第二九九頁**），才能提早五～十五年預知癌症的到來，並立刻及時的做生機飲食九個月，和喝一天六杯的「清血毒全營養蔬果汁」（**詳見附錄第二九〇頁**）及一些相關的營養補充品，才能躲過癌症再來的傷害和痛苦。若是已經證明是糖尿病患者，因此要讓 HbA1C 下降，就要：

☒ 停止再吃一切煎炸炒烤燒的食物。

☒ 停止再吃一切花生及腰果的產品。

☒ 停止再吃一切粉製品及甜品、白飯和水果。

☑ **日常飲食建議**——同時天天多吃苦瓜、君達菜、絲瓜、南瓜，並在一切食物中都要添加小茴香粉、肉桂粉、鼠尾草粉。

☑ **自然陽光與運動是健康重要的元素**——每天早上十一點左右，下午二點左右，在強陽光下快步走三十分鐘，一天兩次。強陽光的紫外線會讓腦部製造出更多的血清素，而血清素（Serotonin）又是製造多巴明和黑激素的前軀（Precursor）；多巴明可以幫助消除焦慮憂鬱、情緒低落，黑激素會改善睡眠品質及防止掉髮。

Q 大腸癌三期，開完刀，化療期間該如何飲食？旅行在外的飲食怎麼辦？

A 癌症化療時容易傷害體內細胞、器官，以及免疫和自癒系統，因此需要有足夠的蛋白質、碳水化合物、維生素、礦物質、大量的抗氧化劑（Antioxidants），以及豐富的植物生化素來供應身體的需要。

而煮熟的蔬菜、五穀食物，已將大部分的營養素破壞，無法提供充足的養分支持疲勞的身體，幫助化療患者提升體力；唯有選用新鮮乾淨的蔬果和微發芽的豆類，生食後才有齊全的營養，幫助身體打勝仗。

這是因為全生的蔬果汁和全生的蔬果沙拉，含有各種各樣的維生素、酶素、蛋白質、礦物質、碳水化合物、脂肪、油酸、天然激素、微量物質及救命的植物生化素等；這些豐富且齊全的營養能充分供應和保養身體的免疫及自癒系統，同時吃進胃以後又不會消耗體能，就可以立刻被吸收，達到快速提升精力和體力的效果。

任何一種癌症，包括大腸癌都是沒有吃對及喝對自己血型所需要的食物和飲料，而種下的病因，而且經常吃喝自己血型不需要的食物：

● **不能代謝成為廢物**——天天將廢物累積於體內會產生過多的酸性毒素，侵蝕正常的細胞膜，引起細胞發炎，基因轉變、異變為癌細胞，久而久之衍生為癌腫瘤。

● **不能提供足夠的養分給每一個細胞**——包括免疫和自癒系統細胞，而衰弱的細胞無法抵擋細菌病毒的攻擊而受傷、發炎、異變為癌細胞。也就

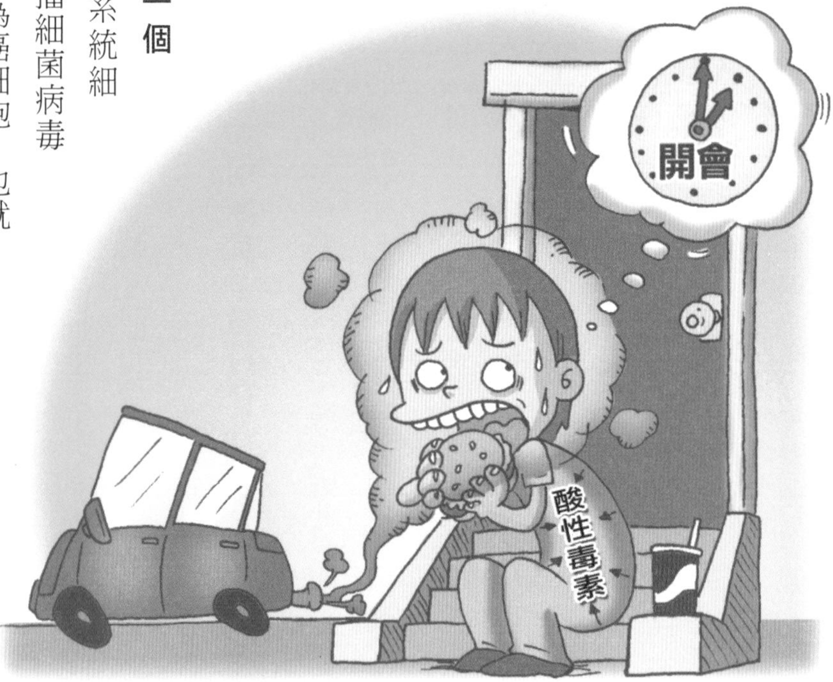

▲ 酸性毒素會逐漸腐蝕、毒化五臟六腑、腦部、關節、血管等健康的細胞，逐漸讓身體健康亮起了紅燈。

是說：癌症是因為體內的毒素過多，以及身體得不到足夠的養分而衍生的病症。

所以要改善癌症，首先就要立刻停止會傷害身體的東西：

☒ 不再吃一切飼料養大的動物肉類、肉湯、醃滷肉類、牛奶和牛奶製品、人工養殖的海產。

☒ 不再吃一切煎炸炒烤燒的食物。

☒ 不再吃一切精緻粉做的食品、甜品。

☒ 不再抽菸及一切含有酒精的飲料、一切汽水、一切瓶裝的茶和果汁飲料。

並且要立刻將以前吃喝進體內的廢物毒素排出體外，要達到這目的，就要執行下列事項：

☑ **喝營養蔬果汁排毒送養分**——依照「清血毒全營養蔬果汁」的食材（**詳見附錄第二九〇頁**），再加入幾片生山藥、一個如檸檬大小的生芋頭（**大約三十公克**）、水溶膠銀水（silver hydrosol）六十西西後，才打一天要喝完的六杯蔬果汁，直到抽血檢驗相關項目（**詳見附錄第二九六頁**）：CEA、AFP、HCG、CRP、TSH、LDH、ALP、AST、ALT、GGT、CA19.9、CA72.4都達到自然醫學的標準範圍，就可減為三、四杯作保健用。

☑ **漱口殺病毒**——早中晚空腹或吃東西之前半小時，將水溶膠銀水（silver hydrosol）三十西西放入口中，如漱口般左右滾動幾分鐘，並在滾動時，慢慢一點一點的吞下；

吞完十～十五分鐘後，用微溫活性好水服可幫助平衡大腸生態，幫助消化，促進排便的益生菌營養品，以及可消炎抗菌，強化人體免疫力的營養品。

☑ **每天排清宿便，維持腸道健康**——天天儘量能有四次大便，如沒有，可以買無加糖、無加調味的纖維粉幫助；但因為剛剛開刀割除大腸，所以只能每次取一大湯匙的纖維粉及半湯匙至一大湯匙的椰子油，放入一大杯的杏仁奶（或椰子奶）來喝，早上一次、

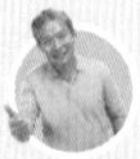

Dr.Tom Wu 健康教室

「益生菌」的好處是能抑制壞菌的生長，平衡酸鹼性，此外，還有以下的效益：

- 能預防腸病毒傷害幼童。
- 能降低膽固醇和血糖。
- 能吸收毒素，避免讓毒素經由腸壁進入體內裡的血液中。
- 幫助消化、消除大腸內毒菌所放出的臭氣體。
- 殺死胃和十二指腸間的幽門螺旋桿菌。
- 製造維生素B群，幫助新陳代謝，防治憂鬱症，而維生素B_{12}能增加紅血球和修補神經細胞，對於全素食者也助益不少。

- 製造維生素D_3和維生素K，增加骨質，預防骨質疏鬆症。
- 能製造過氧化氫（H_2O_2）殺死壞菌，並控制壞菌繁殖，加強免疫系統的殺菌功能。（當人體細胞中出現微量的過氧化氫後，細胞中的過氧還原酶能夠將過氧化氫還原成無毒物質。當細胞發生癌變，免疫系統會製造過氧化氫攻擊癌細胞，癌細胞中的過氧化氫濃度就會逐漸超標，抑制過氧還原酶，破壞癌細胞組織，促使其死亡。）

「抗生素」是人工製造出來的殺菌藥物，可將身體內構成發炎、發高燒、感冒的細菌殺死，從而達到治療病症的效果。但抗生素會將大腸中的壞菌、好菌全部殺死，破壞力強大，服用後身體容易出現衰弱疲倦、食慾減少、便秘等不良現象。

「助生素」是大自然中的好菌、益菌。可以從古法製造的酸菜、醬油、酸乳、乳酪中得到（選擇首重古法釀製，比較能含有益菌），但大多數益菌到達胃部後，胃酸便已經將它們殺死。只有極少量的好菌能到達大腸，因此身體受益很少，但多攝取仍是有幫助。一般保健可早晚空腹時，各補充一粒或二粒。「助生素」最好是空腹時服用，或是喝蔬果汁前三十分鐘服用，因為益菌在空腹時先到達腸胃，可保護腸胃壁細胞，功效較好。

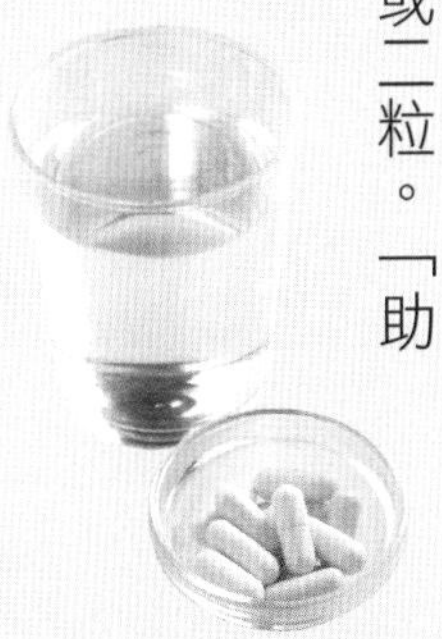

▲ 益生菌是健胃整腸的好幫手。

下午一次，並天天慢喝六至十杯的水幫助腸道蠕動易於排便。

☑ **補充身體的能量營養1**——早餐到十一點只喝蔬果汁，喝一半的時候取溫活性好水服用可增加胃酸，協助分化食物及吸收營養成分的胃酸素營養品、可用來增加酶素，幫助消化及營養吸收的消化酶素營養品和可幫助肝臟解毒，減輕肝臟的排毒壓力的清肝素營養品。

☑ **補充身體的能量營養2**——吃一半的時候，取溫水服用可增加胃酸，協助分化食物及吸收營養成分的胃酸素營養品、可用來增加酶素，幫助消化及營養吸收的消化酶素營養品，以及可幫助血液循環，增加心臟功能及細胞產生能量的輔酶素營養品。

☑ **午晚餐飲食建議**——午餐和晚餐都先吃一碟沙拉；在生菜沙拉的材料裡，一定要有生白蘿蔔、山藥、白椰菜花，並添加如同蔬果汁的辛香料，以及加入純椰子油、開心果和檸檬汁拌勻食用，但謹記：每一口都要細嚼三十~四十下才吞下。

☑ **用呼吸運動增加肺能量**——最好每一小時都做三五七的深呼吸運動（**詳見附錄第二九五頁**），不是將空氣送到肺，而是將空氣送到丹田，一天做五至六次。

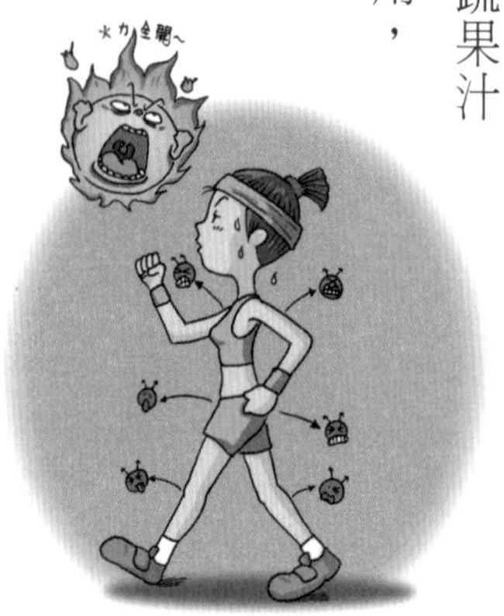

◎旅行在外的飲食調養

☑**旅行在外的調養方法**——如果外出旅行可以買隨身包的「紅甜菜根精力湯」及可增加胃酸，協助分化食物及吸收營養成分的胃酸素營養品，和可用來增加酶素，幫助消化及營養吸收的消化酶素營養品帶去旅行；每次外食之前，先取隨身攜帶型的「紅甜菜根精力湯」一包或兩包，加入溫水混勻後飲用，回旅館之後，用溫水服可增加胃酸，協助分化食物及吸收營養成分的胃酸素營養品，以及可用來增加酶素，幫助消化及營養吸收的消化酶素營養品。

☑**喝營養蔬果汁排毒送養分**——外出旅行回到家之後，依照「清血毒全營養蔬果汁」的食材（**詳見附錄第二九○頁**），再加可幫助清理身體裡水環境及油環境內毒素的硫酸鋅營養品（**用量需諮詢自然醫學醫師或營養師而定**）、可平衡腎上腺荷爾蒙分泌、加強腎臟功能的甲狀腺素營養品、可幫助血液循環，增加心臟功能及

357 快步走路進行的動作

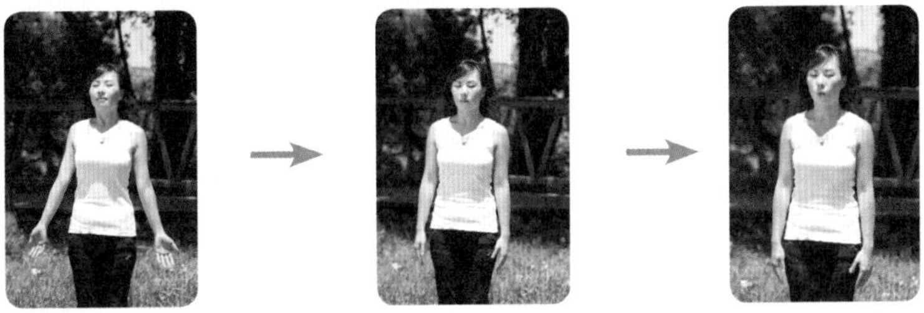

吸氣 3 秒鐘　→　閉氣 5 秒鐘　→　慢慢吐氣 7 秒鐘

細胞產生能量的輔酶素營養品（**凡是膠囊都要打開，只要粉**）及水溶膠銀水（**silver hydrosol**）六十西西後，才打一天要喝完的六杯蔬果汁。

☑ **日常的飲食建議**——連續天天只喝六杯蔬果汁，不吃別的東西，做七～十天。天天交替的喝六～十杯純水和活性好水。早、下午各服用一次纖維粉和椰子油，放入植物奶排清腸道宿便。

☑ **補充身體的能量營養**——早、中、晚空腹或喝蔬果汁之前半小時，將水溶膠銀水（silver hydrosol）三十西西，放入口中如漱口般滾動一分鐘，並慢慢一點一點吞下，經十～十五分鐘後用微溫活性好水服用可幫助平衡腸道生態，幫助消化，促進排便的益生菌營養品，以及可消炎抗菌，強化人體免疫力的營養品。

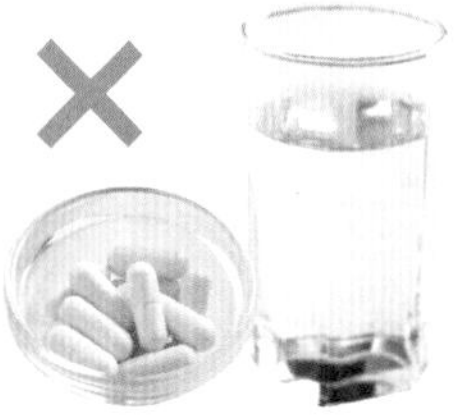

肝癌

Q 肝癌擴散至腦部，如何執行這套生機飲食與運動法？

A 發現身體有腫瘤時，不管它是良性、惡性或者是急性，都要先知道一個事實：當體內的毒素（**包括藥物毒素、飲食毒素和情緒壓力毒素**）超過身體排毒系統所能負擔時，多餘的毒素會腐蝕細胞膜和細胞基因，引起細胞異變為癌細胞，慢慢累積在一起變成癌腫瘤；不先清除毒素，只送入身體更多的劇毒，當然會使癌擴散，甚至帶來死亡的危機！

所以建議要立刻用生機飲食將體內的毒素清除或降到最低點，並提供給免疫自癒系統豐富的養分，希望能及時救回受傷的細胞和將癌細胞變為正常的細胞，並補充營養保健品給相關的器官，希望能及時的挽回該器官恢復正常的功能。

如果實踐生機飲食幾個月後（**最少六個月**）腫瘤仍未改善，建議開刀將最後的癌灶去除，並不停的實踐生機飲食繼續掃除餘下的毒素，直至身體改善。

生機飲食能將體內的毒素掃清，身體沒有了毒素怎會長瘤，怎會擴散？如何實踐生機飲食將體內的癌毒排除掉，首要的是不再

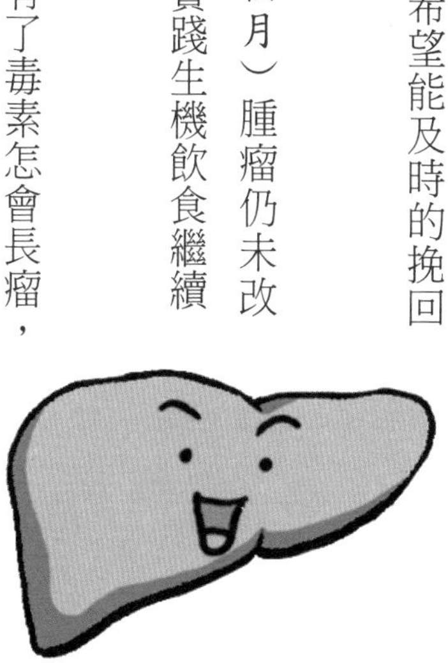

▲ 肝臟是人體最大的排毒工廠，每日養肝好時機是晚上 11 點至凌晨 3 點應進入熟睡階段。

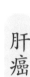

常常有情緒壓力，也不要再送進一切會污染身體的毒素，即是：

☒不再吃一切煎炸炒烤燒的東西。

☒不再吃一切飼料養大的動物肉類、肉湯、醃滷肉類、牛乳製品、蛋類和人工養殖的海產。

☒不再吃一切精緻粉做的食品和甜品。

☒不再喝一切含有酒精的飲料、一切汽水、一切瓶裝加糖的茶和果汁飲料，也不可再抽菸！

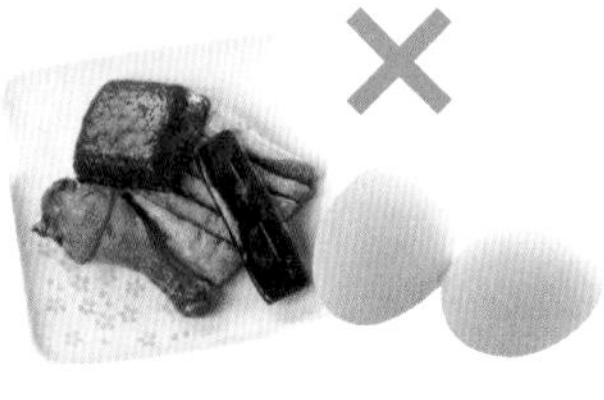

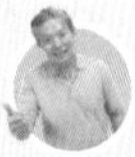

Dr.Tom Wu 健康教室

不使用糖的原因是糖為癌細胞的重要糧食，也是罹癌的原因之一，因為癌細胞分化快，需要許多的糖提供能量，為了健康，應該避免吃太甜。選擇無糖，才能遠離癌症危機。

◎改善癌細胞病變的方法

☑**抽血檢驗標記指數**——立刻依照《讓食物與運動成為你的健康良藥》中第三八四頁的癌標記到醫事檢驗所抽血檢驗以下的標記指數後（不用等結果）就開始執行生機飲食，並在實踐六個月後又再抽血檢驗同樣的標記，互相對照，讓自己知道病情的進展：CEA、AFP、HCG、CRP、TSH、LDH、ALP、AST、ALT、GGT、HBsAg（如陽性，要有數字）、CA19.9、CA72.4、SCC、CA15.3、CA125、NSE、CyFra21.1、HbA1c、eGFR。

☑**喝營養蔬果汁排毒送養分**——依照「清血毒全營養蔬果汁」的食材（詳見附錄第二九〇頁），再加更多的老薑、黑胡椒粒（慢慢加高份量）、絞股藍茶（七葉膽茶）兩茶包（只要茶葉）、老椰子肉和水溶膠銀水（silver hydrosol）六十西西後，才打一天要喝完的七杯蔬果汁，直至痊癒，並在早餐的蔬果汁喝一半時，服用可增加胃酸，協助分化食物及吸收營養成分的胃酸素營養品和可用來增加酶素，幫助消化及營養吸收的消化酶素營養品。

☑**午晚餐飲食＋能量營養建議**——中午餐和晚餐只能吃全生的沙拉（也可以將食材汆燙三十秒），要多種類及加各種的辛香料和酸味的水果；並在吃一半時，取溫水服用可增加胃酸，協助分化食物及吸收營養成分的胃酸素營養品，以及可用來增加酶素，幫助消化及營養吸收的消化酶素營養品。

☑ **每天排清宿便，維持腸道健康**——保持天天有四至五次大便，如沒有，可以買纖維粉和椰子油幫助，開始時由小量慢慢升高份量，直至天天有四次大便。天天交換喝六～十杯純水和活性好水。

☑ **用四天清膽結石及肝毒**——最好在春天至入秋前五天用磷酸做一次或二次（隔月才做）四天肝膽排石淨化和清肝（詳見附錄第三〇〇頁）。

☑ **補充身體的能量營養1**——用一大杯加了少許海鹽的溫純水或活性好水，服用可幫助肝臟解毒，減輕肝臟的排毒壓力的清肝素營養品、可幫助血液循環，增加心臟功能及細胞產生能量的輔酶素營養品、可幫助免疫系統，將腫瘤硬塊溶解掉的營養品。

☑ **補充身體的能量營養2**——早、中、下午、晚上空腹或吃前半小時，每次服用水溶膠銀水（silver hydrosol）三十西西，服用後十～十五分鐘，用微溫水服用可幫助平衡大腸生態，幫助消化，促進排便的益生菌營養品，以及可消炎抗菌，強化人體免疫力的營養品。

☑ **對症按摩解病痛**——用優質按摩油塗於腦部長瘤的地方，用手心按摩一分鐘，也用優質按摩油塗於右足小腿股內側，用手上下的按摩兩分鐘，一天兩次。

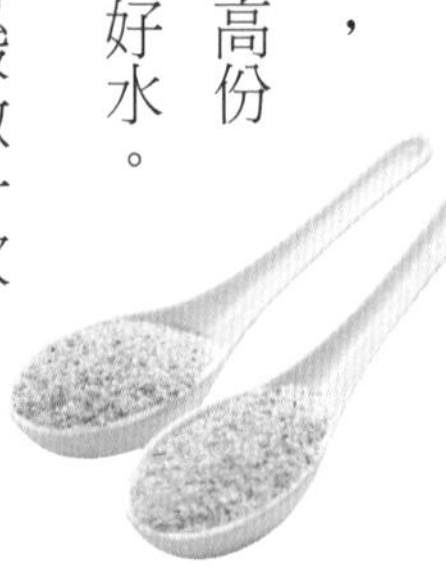

▲ 纖維粉是體內環保首選食材，能輔助排除宿便，達到淨化腸道作用。

☑ **自然陽光是健康重要的元素**——每天早上十一點左右和下午兩點左右，在強陽光下快步走二十分鐘。強陽光的紫外線會讓腦部製造出更多的血清素，而血清素（Serotonin）又是製造多巴明和黑激素的前軀（Precursor）；多巴明可以幫助消除焦慮憂鬱、情緒低落，黑激素會改善睡眠品質及防止掉髮。

☑ **運動是健康重要的元素**——早上起床後和晚上上床前依照《讓食物與運動成為你的健康良藥》附贈的光碟做「養生調息運動」（參閱《讓食物與運動成為你的健康良藥》第三二八頁）。

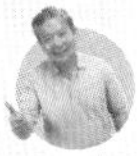

Dr.Tom Wu 健康教室

輔酶素 CoQ_{10} 是身體細胞所需要的營養材料，可用來輔助細胞將燃料送進細胞內的線粒體（Mitochondrion，如同發電廠）來生產能量（ATP）。身體的百分之九十五能量都是由細胞的線粒體生產。每個細胞中含有不同數量的線粒體。線粒體數量愈多的細胞，所需要的輔酶素 CoQ_{10} 愈多。

所以輔酶素 CoQ_{10} 不足，也是心臟致病的原因之一。疲倦、記憶力不好、不孕、憂鬱症、癌症，也都有可能是輔酶素 CoQ_{10} 的供應不足所產生的症狀。

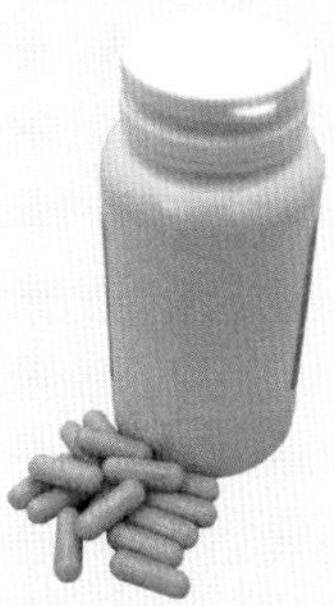

▲ 每天補充適量營養品能加強體質保健，減少疾病發生。

Q 因肝癌一期開刀切除部分肝臟後，執行自然養生法到醫院檢查，原本肝還有二公分的良性血管瘤已不見，不過膽紅素值 2.0mg/dl 比參考值 0.2~1.2mg/dl 仍高出許多，該如何改善？

A 膽紅素值過高，可能是以下三種狀況：

❶ 有可能肝功能或膽管阻塞，還沒有恢復正常功能。

❷ 有可能腎臟的腎球過濾率較差（可以去醫事檢驗所抽血檢驗 eGFR 便知；正常值要高過一百最好，高過九十五也算可以，但低過九十五就要小心了！）

❸ 或者沒有天天有四次大便？

◎避免膽紅素值升高

☒ 禁止抽菸、喝酒（即一切有含酒精的飲料）、一切汽水和有汽的飲料。

☒ 禁止一切煎炸炒烤燒，特別是炒飯、炒麵、炒蛋。

☒ 一定要吃對喝對你的血型所需的食物。

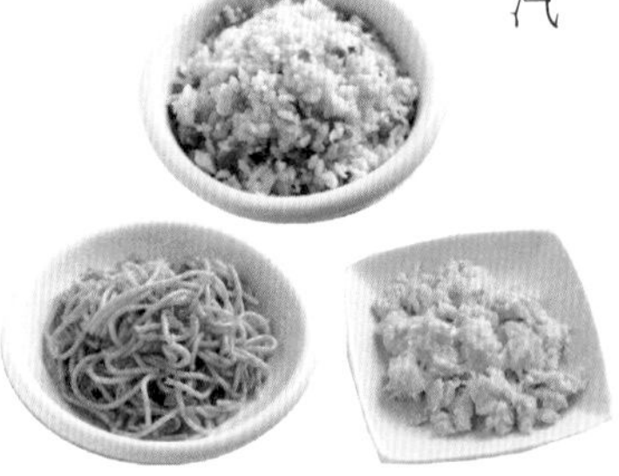

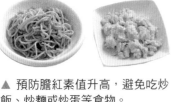

▲ 預防膽紅素值升高，避免吃炒飯、炒麵或炒蛋等食物。

◎降低膽紅素值，這樣做

☑ **用四天清膽結石及肝毒**——用磷酸做一次或兩次（要隔一個月才做）四天排膽石和清肝（詳見附錄第三〇〇頁）。

☑ **喝營養蔬果汁排毒送養分**——依照《讓食物與運動成為你的健康良藥》第三二六頁的「腎臟衰竭的特別蔬果汁」打來喝，可以提升腎功能作保健；如果檢驗 eGFR 低過九十五的話，就還要用加了少許海鹽的溫水或純水服用可調整神經系統及提升腎功能的營養品。

☑ **每天排清宿便，維持腸道健康**——天天保持有四次大便；如沒有，可以買纖維粉和椰子油幫助。

☑ **喝營養蔬果汁排毒送養分**——依照「清血毒全營養蔬果汁」的食材（詳見附錄第二九〇頁），再加入

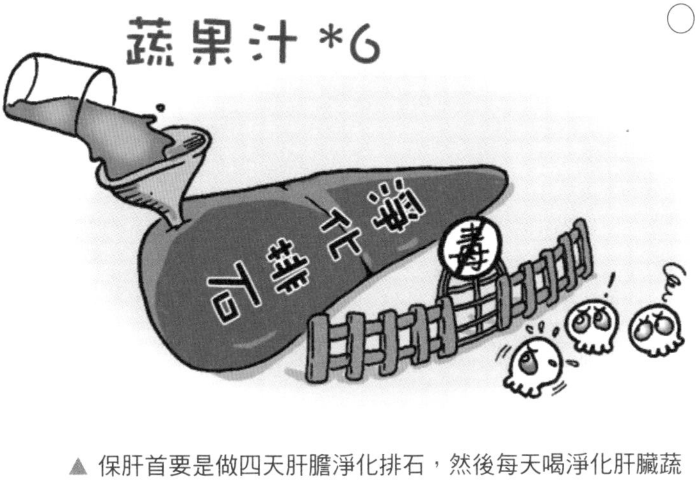

▲ 保肝首要是做四天肝膽淨化排石，然後每天喝淨化肝臟蔬果汁來清血毒還原身體的細胞能量。

可幫助清理身體內水環境及油環境內毒素的硫酸鋅營養品（用量需諮詢自然醫學醫師或營養師而定，打開膠囊，只要粉）和水溶膠銀水（silver hydrosol）六十西西後，才打一天要喝完的六杯蔬果汁，天天連續喝四個月後，再檢查膽紅素；如果已正常，可減為四杯作保健。

☑ **補充身體的能量營養**——同時每天也用一大杯加了少許海鹽的溫活性好水，服用可幫助肝臟解毒，減輕肝臟的排毒壓力的清肝素營養品、可幫助血液循環，增加心臟功能及細胞產生能量的輔酶素營養品，直到膽紅素正常後可停或每天二粒作保健。

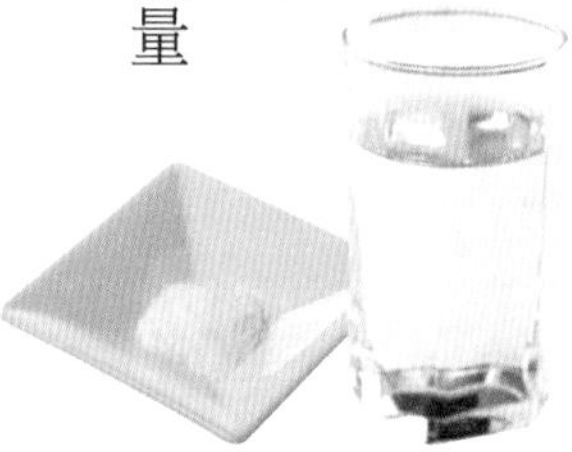

▲ 海鹽＋溫活性好水，可以補充身體能量營養。

胃癌

Q 得了胃癌且全胃切除，還能執行自然養生法來保持健康嗎？

A 全胃切除是比較不建議的方法！既然已經做了，只能順其自然及亡羊補牢了。要知道：胃臟除了分泌胃酸、生物素、胃蛋白酶來分解食物成細小的食糜外，還擔當殺菌消化菌的工作。在沒有胃臟的現況下，又要能達到分解食物和殺菌的工作，就要：

將一切的食物放入蔬果機，加入可用來增加酶素，幫助消化及營養吸收的消化酶素營養品、可幫助血液循環，增加心臟功能及細胞產生能量的輔酶素營養品、和米醋少許打成糊才煮來吃；如果想要更健康，也將全生的蔬果放入蔬果機，加入可用來增加酶素，幫助消化及營養吸收的消化酶素營養品和可幫助血液循環，增加心臟功能及細胞產生能量的輔酶素營養品，打成蔬果汁來喝（**凡是膠囊的營養品都要打開，只要取粉**），喝蔬果汁是為了得到更齊全的營養及植物生化素，更容易消化並減輕胃的負擔。

雖然已打成糊或打成蔬果汁，每一口食糊和每一口蔬果汁，都要在口中慢慢細嚼十幾下或更多下，讓口水津液有足夠的時間同食糊和蔬果汁混勻幫助做分解消化的工作。

同時早、中、晚空腹或吃前約半小時，放水溶膠銀水（silver hydrosol）三十西西入口中，如漱口般滾動一分鐘，並在滾動中，慢慢一點一點吞下，直到吞完後十~十五分鐘，用微溫水服用可幫助平衡大腸生態，幫助消化，促進排便的益生菌營養品和可消炎抗菌，強化人體免疫力的營養品來幫助做殺菌、消化的工作。

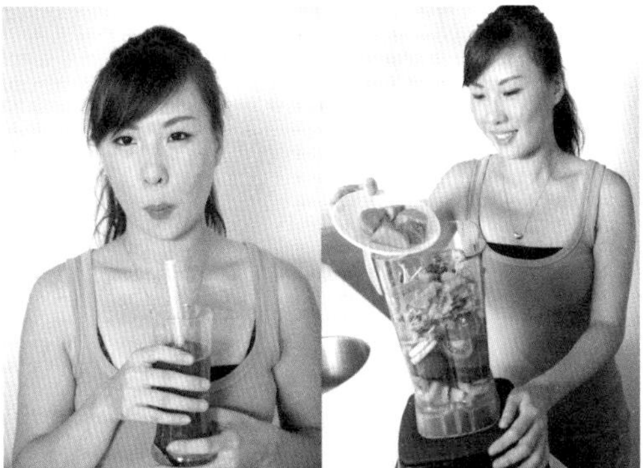

▲ 用吸管吸入蔬果汁慢慢細嚼，結合口中的唾液，可幫助消化及吸收食物的養分。

鼻咽癌

Q 為何時常聞到媽媽有異味？且她經常喉嚨不舒服、胸悶，請問得了鼻咽癌，如何執行不一樣的自然養生法？

A 常常聞到異味是來自喉嚨和鼻竇的發炎腐爛細胞，這是五到十年前，預先感覺到的鼻咽癌症狀，不立刻處理五到十年內有可能得到鼻咽癌或喉癌。為了防止不幸發生，就要立刻實踐生機飲食最少九個月來將症狀完全消滅掉，讓喉癌或鼻咽癌永遠不會發生。

要瞭解一切的癌症都是因為體內的毒素過多，超出身體排毒系統所能負擔的工作，累積的毒素隨著年月不停的增加到某一個程度時，就會開始破壞細胞膜和細胞基因而轉變為癌細胞，進而變成為癌腫瘤。

體內長期營養的不足，使免疫系統沒有足夠的食材來充實自己，發揮消滅自由基的破壞，也使自癒系統沒有足夠的原料來作修補的工作，如此長期的讓自由基不斷的任意破壞，引發身體整體的發炎、發燒助長癌腫瘤的繼續長大及擴散。

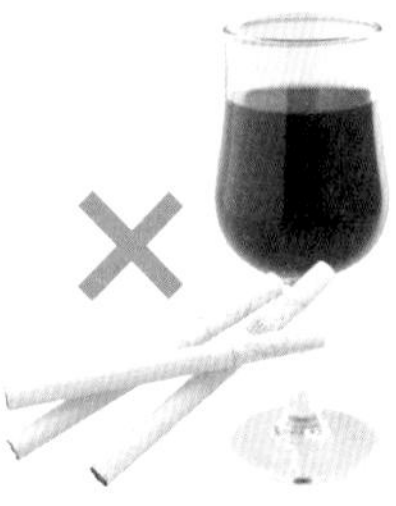

又因長期的抽菸、喝酒傷害鼻竇及飲食溫度太過熱、太過高、太過辣及太過刺激的食物傷害咽喉，演變為咽喉癌。預防鼻咽癌產生，首先要：

☒ 不能再吃和喝溫度太高、太熱的火鍋食物、太燙的飲料、湯水和太刺激、太辣的辛香料；只能吃喝稍微溫溫的食物和飲料。

☒ 不能抽菸喝酒、一切含有酒精的飲料、一切汽水和有氣的飲料、一切瓶裝罐裝加糖的茶和果汁飲料。

☒ 不能再吃一切煎炸炒烤燒的東西。

☒ 暫時在九個月內也不吃一切飼料養大的動物肉類、肉湯、醃滷食物，乳製品和人工養殖的海產，因為這些都含有激素會加快細胞的異變衍生為癌細胞。

☒ 暫時在九個月內也不吃一切精緻粉和人工處理過的五穀米。

☒ 停止再吃一切精緻粉做的食物和甜品、香蕉、梨、西瓜、哈密瓜、甜瓜、木瓜、豆漿、豆腐類。

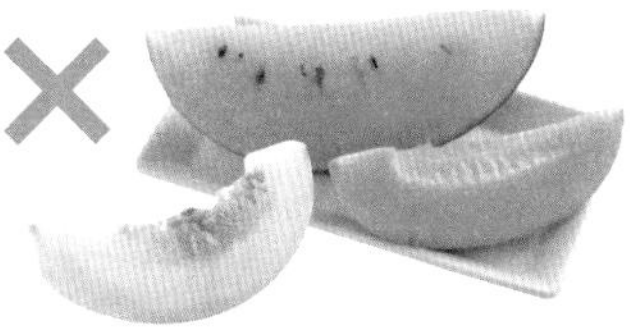

◎改善鼻咽癌，這樣做

☑ **喝營養蔬果汁排毒送養分**——依照「清血毒全營養蔬果汁」的食材（**詳見附錄第二九〇頁**），再加更多的老薑和黑胡椒粒（**慢慢的升高至手腳溫暖**）、一茶包的絞股藍茶（**七葉膽茶，只要茶葉**）、再加六顆秋葵及水溶膠銀水（silver hydrosol）六十西西後，才打一天要喝完的六至七杯蔬果汁，直至下次再抽血檢驗相關項目（詳見附錄第二九六頁）：CEA、AFP、HCG、CRP、TSH、LDH、ALP、AST、ALT、GGT、SCC、NSE、CyFsa21.1的標記指數都達到自然醫學的標準範圍時，才減為一天四杯做為長期的保健用。

☑ **漱口、噴鼻液殺病毒＋能量營養**——每天早上和晚上，將水溶膠銀水（silver hydrosol）裝入洗鼻子的器皿，清洗鼻子和咽喉之後，放水溶膠銀水（silver hydrosol）三十西西於口中，如漱口般的左右滾動，越久越好，並在滾動時，慢慢一小點一小點的吞下，直至全部吞完後十～十五分鐘之後，將可消炎抗菌，強化人體免疫力的營養品、可幫助平衡大腸生態，幫助消化，促進排便的益生菌營養品放於舌頭上面，讓口水混合一起慢慢吞下，保持咽喉的清潔，防止發炎發癢而咳嗽！

☑ **午晚餐飲食建議**——只能吃清蒸、水煮和全生的蔬菜沙拉搭配一切的辛香料，如薑蓉、蒜蓉、薑黃粉、香菜、小茴香粉、純椰子油、中鏈椰子油、檸檬汁及酸味的草莓、百香果、鳳梨、奇異果做為午餐和晚餐，只能在晚餐吃完生菜沙拉後，吃整體的五穀豆米飯（詳見附錄第二九三頁），吃時要加香菜、純椰子油、薑蓉、蒜蓉、薑黃粉。只能交替的喝六～十杯稍微溫溫的純水H_2O、活性

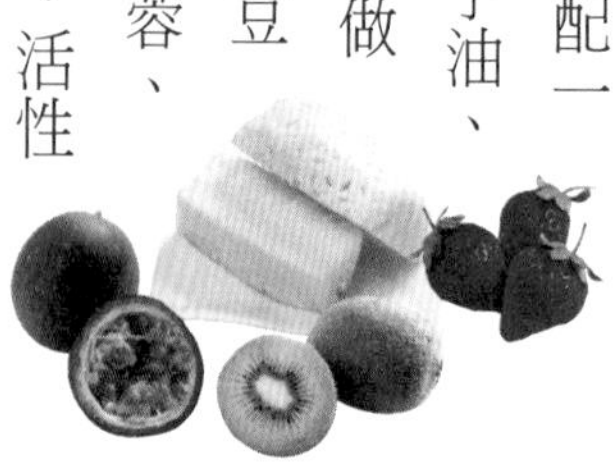

▲ 建議午晚餐吃酸味水果，富含維生素C可抑制腐敗菌繁殖，減少毒素產生，抵抗癌細胞的作用。

好水、人蔘茶（詳見附錄第二九三頁）、絞股藍茶（七葉膽茶）和很濃微溫的綠茶。

☑ **用呼吸及調息運動增加能量**——早上起床後和晚上上床前，練習「養生調息運動」（參閱《讓食物與運動成為你的健康良藥》第三二八頁）各做一次，並每一兩小時也做三五七的深呼吸運動（詳見附錄第二九五頁），每次做十幾下。

☑ **對症按摩解病痛**——最後也用優質按摩油塗於雙足大足趾的外側，以及大足趾和第二足趾合攏一起的連接線大約一公分長的地方（即咽喉的反射區），用大拇指大力的上下推按每處兩分鐘，一天二至三次。

口腔癌

Q 口腔癌初期已切除，該怎樣調理飲食較好？

A 不要再吃太燙、太辣、太刺激的食物，尤其是火鍋或喝太熱的湯，和茶及抽菸、喝酒和汽水。

☑ **漱口殺病毒**——要常常保持口腔的清潔，建議每次吃完任何東西後，都要漱口刷牙。每天早上、下午、晚上各放三十西西的水溶膠銀水（silver hydrosol）於口中，如漱口般的左右滾動三至四分鐘，並抬高頭部做深喉嚨的清潔，再一點一點的慢慢吞下，一天三次。

☑ **喝營養蔬果汁排毒送養分**——依照「清血毒全營養蔬果汁」的食材（詳見附錄第二九〇頁），再加秋葵三至四條和水溶膠銀水（silver hydrosol）六十西西後，才打一天要喝完的六杯蔬果汁，堅持努力的喝九個月。

☑ **午晚餐飲食建議**——並且午餐儘量先吃一碟全生的沙拉，與發芽豆，之後才吃水煮熟的蔬菜和蔬菜湯，每一樣食物都要加老薑、薑黃粉、小茴香、肉桂粉、香菜、檸檬汁和椰子油；每週可添加二次橄欖油做的罐頭沙丁魚，放入沙拉中拌勻食用。晚餐也要先吃一碟生菜沙拉，之後才吃五穀豆米飯（詳見附錄第二九三頁），也同樣要加如上述的辛香料及椰子油來食用。

☑ **補充身體的能量營養**——午餐和晚餐吃一半的時候，用溫的活性好水服用可增加胃酸，協助分化食物及吸收營養成分的胃酸素營養品，以及可用來增加酶素，幫助消化及營養吸收的消化酶素營養品。

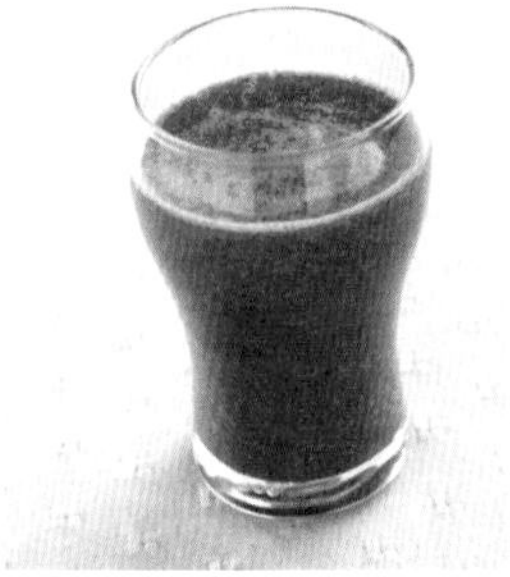

▲ 午餐及晚餐前一小時各喝一杯美味健康的蔬果汁，讓身體細胞吸收好能量，每天神清氣爽。

乳癌

Q 罹患乳癌二期已開刀及做完化療，應如何保健？

A 建議當做完一切治療後，立刻依照相關的癌標記指數去抽血檢驗相關項目（**詳見附錄第二九六頁**），就能知道癌是否還存在體內。如果發現癌還存在，立刻依照「清血毒全營養蔬果汁」的食材（**詳見附錄第二九〇頁**），再加入水溶膠銀水（**silver hydrosol**）六十西西來打一天六杯的蔬果汁天天喝，以及午餐、晚餐吃全生的發芽豆及蔬菜沙拉，堅持的吃九個月。

並在這九個月內，交替的每兩個月喝「清血毒全營養蔬果汁」和「乳房保健蔬果汁」（**參閱《不一樣的自然養生法》第二三〇頁**），如此來回的執行九個月後，再去醫事檢驗所抽血檢驗所有同樣的癌標記指數。如還沒有達到自然醫學的標準範圍，就要繼續的如此喝下去，直到所有的標記指數都達到標準範圍，這才算是真正的打贏了這一仗！除了以上應該做的事項，還要儘量：

- ☒ 不吃一切飼料中添加有激素及抗生素養大的動物肉類和肉湯。
- ☒ 不吃一切會長瘤的精緻粉做的食品，如白麵粉、白麵條、饅頭。
- ☒ 少吃一切煎炸炒烤燒的食物。

☑ **每天排清宿便，維持腸道健康**——保持天天有四次大便，如果沒有，那麼去買無糖無添加調味的纖維粉：用二大湯匙的纖維粉（慢慢的增加份量直至天天有四次大便），和一大湯匙的純椰子油（如第二天大便太稀就減下椰子油的份量，如太硬就要增加油的份量）放入一大杯不是基因改造的豆漿或燕麥奶，稍微混勻後要立刻快速的喝下，並要在一天內慢慢的喝六至八杯活性好水用來幫助大腸蠕動，易於排便。

☑ **補充身體的能量營養**——用一大杯加了少許海鹽的溫活性好水，服用可幫助肝臟解毒，減輕肝臟的排毒壓力的清肝素營養品、可幫助清理身體內水環境及油環境內毒素的硫酸鋅營養品（用量需諮詢自然醫學醫師或營養師而定）、可幫助血液循環，增加心臟功能及細胞產生能量的輔酶素營養品，如果檢驗還有癌細胞加可幫助免疫系統，將腫瘤硬塊溶解掉的營養品，用來增加排毒及提升精力。

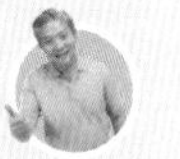

Dr.Tom Wu 健康教室

纖維粉

纖維粉無論是減肥或不減肥的人都可以每天食用，將二湯匙的纖維粉加入二百五十西西的蒸餾水或飲料中攪勻飲用，幫助腸道保健、排便順暢，降低膽固醇。

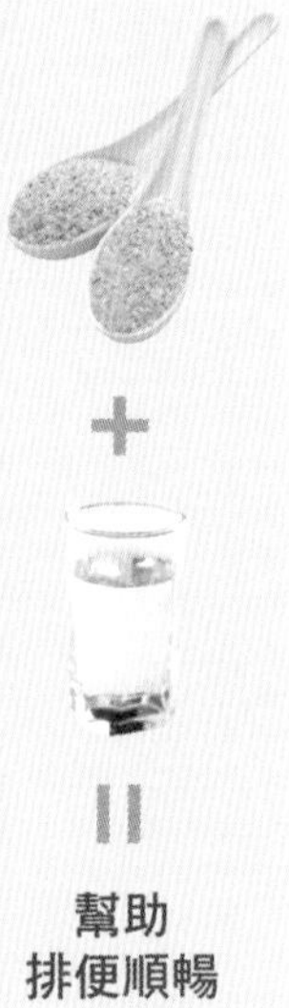

☑ **漱口殺病毒＋能量營養**——每天早下午晚上空腹將三十西西的水溶膠銀水（silver hydrosol）放入口中，如漱口般的左右滾動兩分鐘才再慢慢吞下去，吞後十～二十分鐘，取溫性水服用可幫助平衡大腸生態，幫助消化，促進排便的益生菌營養品，以及可消炎抗菌，強化人體免疫力的營養品。

☑ **自然陽光與運動是人體健康重要的元素**——每天早上十一點及下午二點，在強陽光下快步走三十分鐘。強陽光的紫外線會讓腦部製造出更多的血清素，而血清素（Serotonin）又是製造多巴明和黑激素的前驅（Precursor）；多巴明可以幫助消除焦慮憂鬱、情緒低落，黑激素會改善睡眠品質及防止掉髮。

☑ **對症按摩法**——用優質按摩油塗於雙足的乳房、子宮及卵巢的反射區，再用手關節大力的按壓每一處一分鐘，一天兩次（參閱《讓食物與運動成為你的健康良藥》第一三四～一三五頁）。

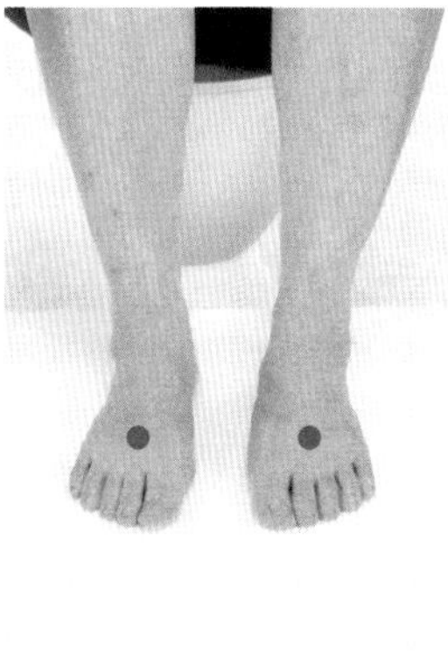

▲乳房對應反射區

Q 乳癌患者真的不宜吃大量豆類製品嗎？建議攝取哪些蔬果較好？

A 豆類製品，不是豆類，這是兩種不同的食物。

◎加工類的豆類製品

豆類製品，如豆腐、豆漿、豆乾、豆腐花、素雞、素鴨、素肉等等都有添加許許多多的調味劑、調色劑、凝結劑、防腐劑等對身體有害的化學物質，多吃對身體是有害的，一個星期一次倒無所謂，因為身體的排毒系統還有六天的時間去慢慢代謝化解，超過二次就是過多過量，已超過排毒系統所能負起的工作，多餘的毒素累積在體內會傷害細胞，讓細胞發炎出軌異變為腫瘤細胞，慢慢就會形成腫瘤；如再加上喜歡吃煎炸炒，就會引發為癌腫瘤，所以豆類製品千萬不能多吃。

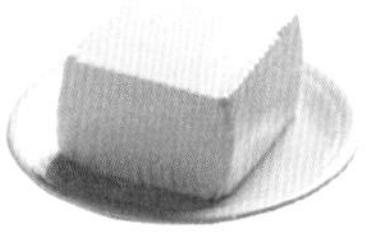

◎天然的兩種豆類

❶**是人為的基因改造豆類**——包括黃豆，都含有身體不能代謝又會傷害身體的危險物質，都會引發疾病。幾乎市場上賣的豆類製品（百分之九十五以上）都是用基因改造的黃豆，常吃會帶來生理的問題，甚至會提升罹患癌症的可能危機，千萬要特別小心！

❷**是神賦予大地自然生長出來的豆類**——含有幾乎齊全的營養成分和生長激素。它們的結構體積都極近似我們身體腺系統所分泌的激素，所以容易被體內的激素收容器（hormone receptors）吸收使用和代謝排除。

身體的每個細胞，包括乳房的細胞都有許多的激素收容器來吸收激素提供給細胞成長的需要。在年輕的階段，分泌激素的腺體系統很活躍，所以少年時期容易長高長大，但過了二十四歲以後，分泌激素的腺體系統便會開始退化，分泌較少的激素，人便會停止長高長大，慢慢跟著年齡的增高，激素越來越少，開始有皺紋，老化的象徵出現。

要緩慢老化，保持長一點青春的時光，就要常吃小量含有高份量植物激素的食物，如：有機黃豆、綠花椰菜、海藻、花粉等來補充體內腺體系統分泌的不足。

但要小心，只有神恩賜的天然生長植物，才含有最安全的生長激素，提供給身體使用；人造的激素包括更年期服用的代替賀爾蒙，用來養動物、海產的激素都是有致癌的疑慮，因為它們的體積過大及結構也不同，常服用或常吃這一類的食物會使體內不能使用的激素遽升，佔據每個細胞的激素收容器，尤其是乳房和攝護腺引發癌症，因此要維持永久的健康，除了要吃對自己血型所需的食物，還要供應給身體每一個細胞最好的水分。

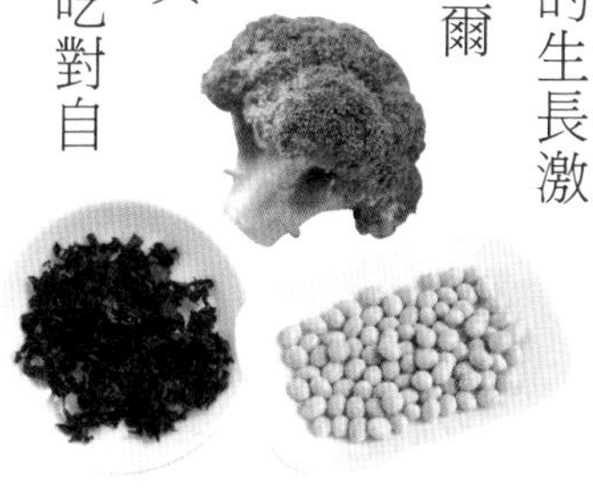

▲ 吃含有高植物激素的食材，可補充體內腺體分泌，達到抗老化的作用。

只有蔬菜水果才擁有有機分子細小的活性好水和體積細小的活性礦物質來提供給身體每個細胞的需求，其他的金字塔能量水、鹼性水、過濾水的源頭都是來自水龍頭的死水，只不過經過機器處理減少污染的好水，但它們所含的礦物質體積都過大，不是人體細胞所能吸收和代謝，所以只有不含任何礦物質的純水H_2O（蒸餾水）才是真正的好水，我們可以買由植物提煉出來的植物活性礦物質濃液，添加入純水變成活性礦物質水，簡稱「活性好水」，來補充給身體由蔬果所提供的活性礦物質的不足。

腎臟癌

Q 腎臟癌初期，但腎臟已切除，飲食應該怎麼調理？

A 請先參閱《讓食物與運動成為你的健康良藥》第三一六頁的「痛風個案」後，可嘗試照做，除了照吃及喝「強腎祛毒蔬果汁」之外，也每週三次喝第三二六頁的「腎臟衰竭的特別蔬果汁」。

腎臟切除者禁吃使血液變酸的食物

粉製品

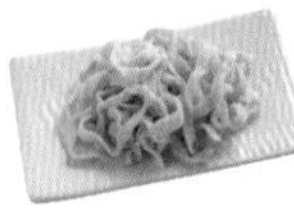

煎炸炒烤

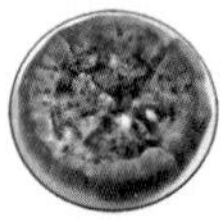

肉類

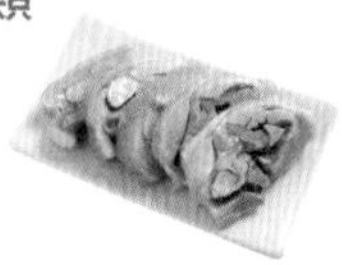

牛奶製品

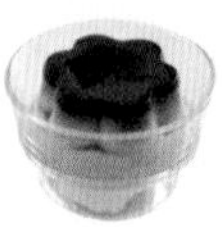

豆類

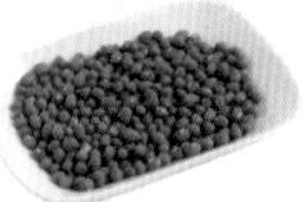

豆腐

攝護腺癌

Q 老年攝護腺癌手術約三年，又有輕微失智症，可用自然療法改善嗎？

A 如果是攝護腺切除又有做過電療、化療的話，轉移到別的器官是遲早的事。要真正知道癌細胞是否真正已經全沒了，就要去抽血檢驗癌標記及相關標記的指數，才能正確的知道事實。這些抽血檢驗相關項目（詳見附錄第二九六頁）的標記是：CEA、AFP、HCG、CRP、TSH、LDH、ALP、AST、ALT、GGT、PSA。如果檢驗的指數超出自然醫學的範圍，建議就要立刻實踐生機飲食：

☑ **喝蔬果汁清血毒及保健攝護腺**——每兩個月交替喝蔬果汁，「清血毒全營養蔬果汁」（詳見附錄第二九〇頁）和「保健攝護腺的蔬果汁」（參閱《不一樣的自然養生法》第二三〇頁）每天喝六杯，來回喝九個月後，再抽血檢驗上述同樣的標記指數，如果每個項目都在正常範圍內，就可天天喝四杯蔬果汁作保健用；但如果還沒達到正常的指標，就要繼續如上述方法再喝下去，直至痊癒。

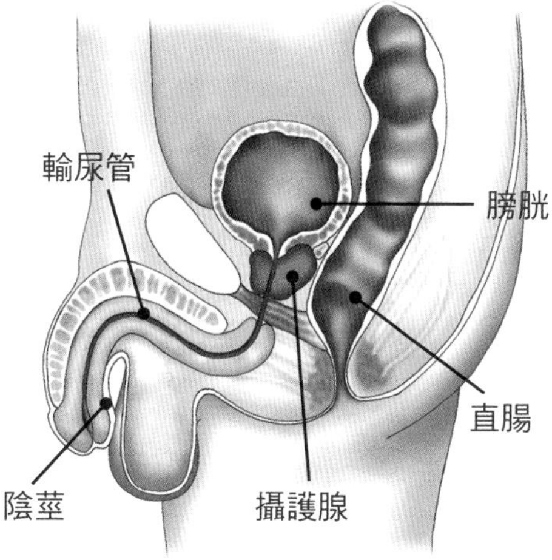

三餐飲食建議——除了喝蔬果汁外儘量讓老人家多吃加了很多老薑、蒜頭、小茴香粉、鼠尾草粉及水煮的多種類蔬菜及發芽豆類；在每一餐的蔬菜豆類中，都要加純椰子油三茶匙和中鏈椰子油四茶匙、蜂花粉、枸杞子及一整顆酪梨。

補充身體的能量營養——同時早中晚也要用一大杯加了少許海鹽的溫活性好水服用可以維持神經系統、腦部機能正常及促進血液循環的菸酸胺營養品、含高份量天然多巴明，可輔助中樞神經系統功能運作的藜豆素營養品，用來調整腦部的神經系統，可增加腦精力、幫助血液循環，增加心臟功能和增加細胞產生能量的輔酶素營養品。

自然陽光與運動是健康重要的元素——每天儘量能在強陽光下快步走三十分鐘，讓腦部有機會製造更多的血清素，而血清素是製造多巴胺及黑激素的前身（**多巴胺能治好情緒低落及失智**

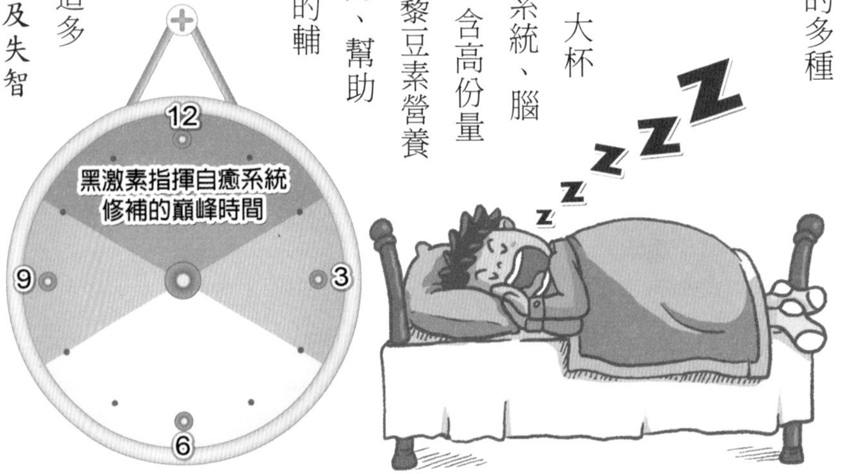
黑激素指揮自癒系統
修補的巔峰時間
12
3
6
9
Z Z Z Z Z Z

▲黃金睡眠時間（晚上十點到凌晨二點）是黑激素會指揮免疫和自癒系統修補受損的細胞。

症而黑激素能助入眠提升日間的精力），最好早上十一點，下午二點一次（陽光最強的時間，也是製造血清素最高峰的時間）。

☑ **對症按摩解病痛**——用優質按摩油塗於雙足的所有足趾及攝護腺的反射區，之後用大拇指很大力的按壓雙足大足趾及攝護腺反射區兩分鐘及各小足趾各三十秒，一天三次，按壓後，慢慢的喝一大杯溫的吉林蔘茶。

註

有很多老人家因為長期服用高血壓藥及膽固醇藥而引起情緒低落與失智，如果家中有年長的親人正在服用這一種或這二種藥物，就要盡快用食物的健康配方取代藥物，因為老人家實踐了生機飲食幾個月後，血壓及膽固醇都應該已經正常才對！何必再天天服用藥物，我們應該用食物來改善身體細胞的能量，找回健康的自主權！

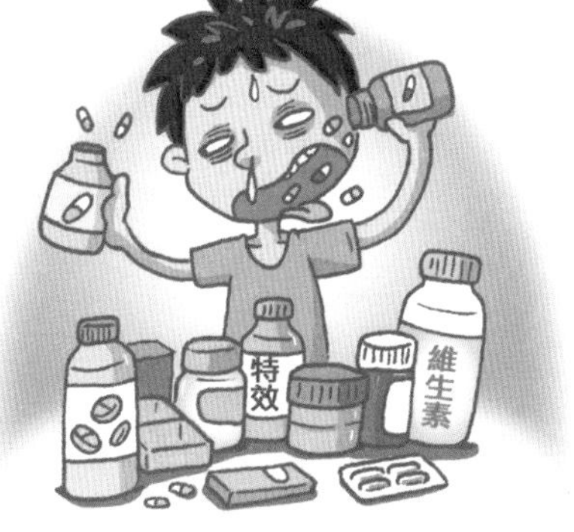

血癌

Q 血癌患者如何用自然養生法來調理身體？

A 現在最新的醫療技術可以醫治一切的癌症，但醫生無法擔保癌症不會再復發！所以要做的事，就是去醫事檢驗所抽血檢驗以下的標記指數，就能知道血癌的起因！這些抽血檢驗相關項目（詳見附錄第二九六頁）的標記是：CEA、AFP、HCG、CRP、TSH、LDH、ALP、AST、ALT、GGT、WBC、RBC、Platelet、HbA1c、eGFR。

如果還沒有檢驗以上的標記指數，但是我可以依幾十年臨床經驗嘗試提供食譜，希望能幫上忙，但記得要徹底又嚴格的實踐生機飲食九個月至一年。血癌的起因都是因為體內的輻射毒素和致癌毒素超過所致；所以要緩慢或改善血癌的症狀，首先要：

☒ 停止再接近一切電腦、電視、手機、微波爐、高壓電線、手機接收發射塔、螢光

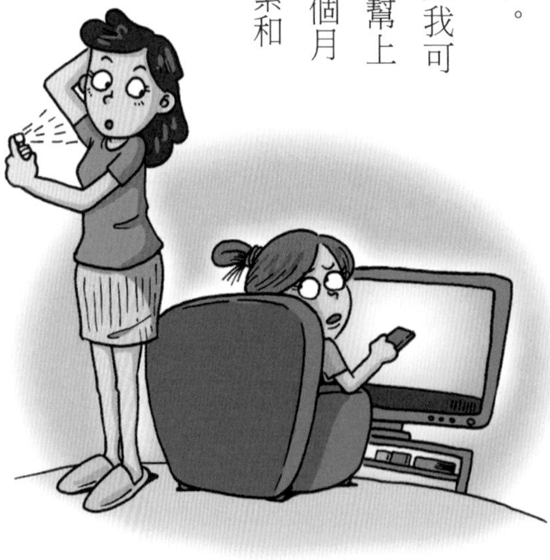

▲ 3C 電器用品隱藏著看不見的輻射毒素，最好少使用。

電燈、強燈光的電器。

☒ 停止抽菸、喝酒、一切含有酒精的飲料、一切汽水和有氣的飲料、一切瓶裝罐裝的茶和果汁飲料。

☒ 停止吃一切煎炸炒烤燒的食物。

☒ 停止吃一切化學飼料養大的動物肉類、肉湯、醃滷食物、牛乳製品。

☒ 停止吃一切精緻粉做的食品和甜品。

停止再吃喝以上的東西後，就要盡快將已經在體內的毒素排出體外。

◎改善血癌，這樣做

☑ **喝營養蔬果汁排毒送養分**——依照「清血毒全營養蔬果汁」的食材（**詳見附錄第二九〇頁**），再加切細碎的四季豆三分之一杯、小葉菠菜一大手把、黑芝麻一大匙和水溶膠銀水（silver hydrosol）六十西西後，才打一天要喝完的七杯蔬果汁。最好早上起床到十一點，儘量先慢慢的喝三至四杯，之後再吃水煮多種類的蔬菜湯，吃前，一定要加多薑蓉、薑黃粉、多點黑芝麻粉和香菜；剩下的蔬果汁要在下午六點鐘之前喝完。

☑ **抽血檢驗核對兩份標記指數**——天天如此的喝九個月後，再去抽血檢驗相關項目（**詳見附錄第二九六頁**），如同以上的標記指數；如已經都在自然醫學的標準範圍（不是傳統西醫的正常範圍）就證明毒素已經全清及血癌已經痊癒；但如果所有標記指數都還沒達到自然醫學的標準範圍，就要繼續的喝「清血毒全營養蔬果汁」。

☑ **午晚餐飲食建議**——午餐和晚餐都要先吃一大碟全生的多種類蔬菜沙拉（**如果怕吃冷冰冰的生菜沙拉，可以將沙拉倒入已經滾沸的熱水中氽燙三十秒至一分鐘**），尤其在沙拉裡面一定要有對血癌很需要的四季豆、小葉菠菜、紅甜菜根和蘆筍，並搭配辛香料，如：薑蓉、薑黃粉、黑胡椒粉、肉桂粉、香菜、純椰子油、生開心果、巴西核果及一切莓類，尤其是櫻莓和黑莓；之後才在午餐時，每隔一天吃一盒有橄欖油的沙丁魚（**吃前也要加辛香料**）和水煮的蔬菜湯，及在晚餐慢慢細嚼五穀豆米飯，（**詳見附錄第二九三頁**）吃前也要加純椰子油，和前面提及的辛香料。

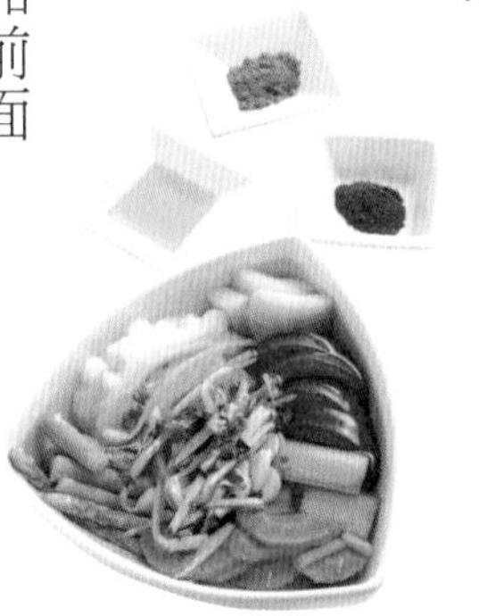

▲ 生菜沙拉氽燙一分鐘，並不會流失養分，反而能提升酶素的作用，提升代謝力、消除體內毒素

☑ **補充身體的能量營養**——每一餐吃一半的時候，用溫水服用可增加胃酸，協助分化食物及吸收營養成分的胃酸素營養品、可用來增加酶素，幫助消化及營養吸收的消化酶素營養品、可幫助血液循環，增加心臟功能及細胞產生能量的輔酶素營養品、可幫助肝臟解毒，減輕肝臟的排毒壓力的清肝素營養品，以及可幫助免疫系統，將腫瘤硬塊

溶解掉的營養品。

☑ **漱口殺病毒＋能量營養**——早、中、下午和晚空腹或吃前半小時，放水溶膠銀水（silver hydrosol）三十西西於口中，如漱口般的滾動一至二分鐘才慢慢的一點一點吞下；吞完後十～十五分鐘，用一杯加了少許海鹽的微溫純水或活性好水服用，可幫助平衡大腸生態，幫助消化，促進排便的益生菌營養品，以及可消炎抗菌，強化人體免疫力的營養品。

☑ **每天排清宿便，維持腸道健康**——天天保持四次大便；如沒有，買纖維粉和椰子油幫助：開始時由小量的一大湯匙纖維粉和半湯匙（或一大湯匙）的純椰子油（每一個星期慢慢的升高纖維粉和椰子油直至天天有四次大便）放入一大杯微溫活性好水或杏仁奶或椰子奶，混合均勻後，立刻喝下，早上一次，下午一次，每天要慢慢喝六至八杯純水或活性好水來幫助大腸蠕動易於排便。

☑ **對症按摩解病痛**——用優質按摩油塗於雙足的脊椎反射區，之後用手關節大力上下的推按每一處二分鐘，一天二至三次，並且早晚勤練「養生調息運動」（參閱《讓食物與運動成為你的健康良藥》第三二八頁）。

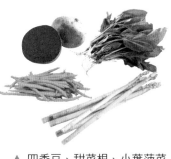

▲ 四季豆、甜菜根、小葉菠菜和蘆筍都含有個別對血癌很有幫助的植物生化素和天然活性的鐵質。

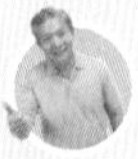

Dr.Tom Wu 健康教室

搭配纖維粉的椰子油，對人體有什麼好處？

《不一樣的自然養生法》中所使用的椰子油，均是精製的椰子油（MCT Coconut Oil）。因為椰子油有長鏈和中鏈的油酸。精製的椰子油只提煉出中鏈長的三酸甘油酯（Triglyceride），不只增強人體免疫力，還能用來減重，但一天不能超過三大匙。若不是精製的椰子油，就容易含有長鏈油酸，若使用太多可能造成膽固醇過高。

我所說的精製椰子油在室溫或冰箱冷藏中均不會凝結，而純椰子油在攝氏二十四度以下會凝結成乳白色的固體。購買時可參考標籤上是否註明中鏈三酸甘油酯（MCT OIL）或有體重管理（Weight management）之說明。

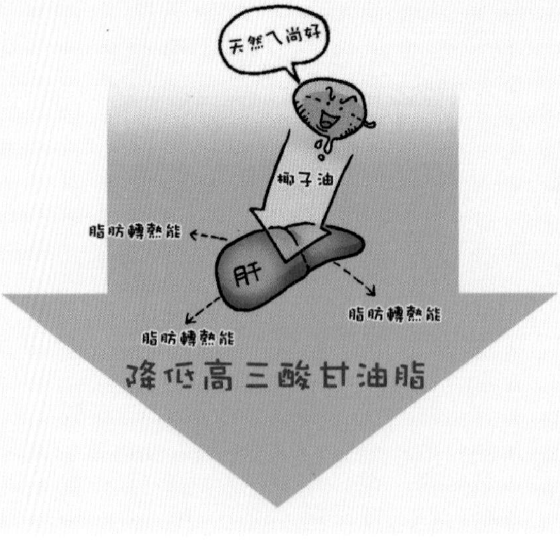

腦心血管系統保健

高血壓

Q 現在服用高血壓藥，如何用自然飲食來控制血壓而非藥物？

A 基本上，肥胖的人都會有高血壓及心血管的問題，請參閱《讓食物與運動成為你的健康良藥》（第一九四頁），關於高血壓的飲食、生活、運動及營養計劃方案執行，就能儘快遠離每天吞藥物的苦海中，因為高血壓藥物只是控制住血壓，並沒有醫好高血壓，反而服用高血壓藥物超過三、四年會引起性無能或性冷感，服用超過十年會破壞肝臟和腎臟的功能，間接提升心臟突發或中風的機率！因此，不得不謹慎，為了自身的健康，用生機食療替代藥物吧！

如果同時也有高膽固醇的問題也可以參考《不一樣的自然養生法》第一七八頁已很詳細的說明，照著做就會很快的在幾個月內得到良好的效果。

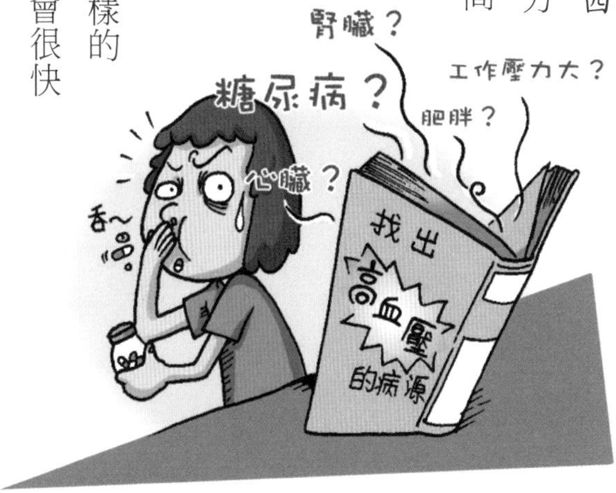
腎臟？
糖尿病？
工作壓力大？
肥胖？
心臟？
找出
高血壓
的病源

▲ 改善高血壓必須先修正錯誤的飲食與生活習慣。

高血壓適合吃的水果

香蕉

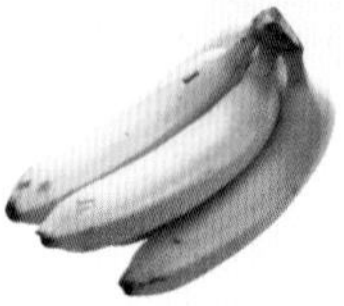

梨子

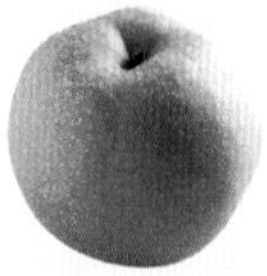

西瓜

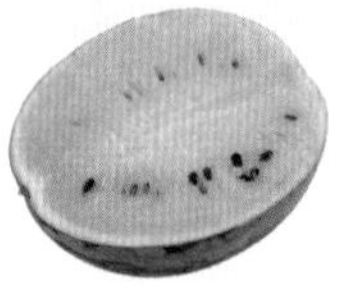

甜瓜

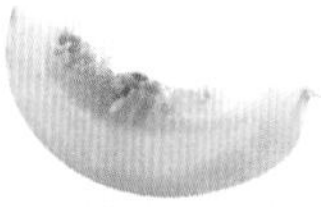

鳳梨

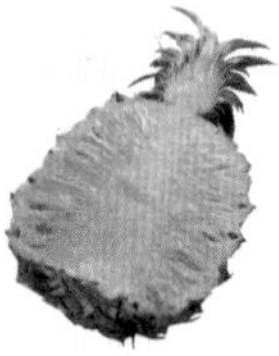

哈密瓜

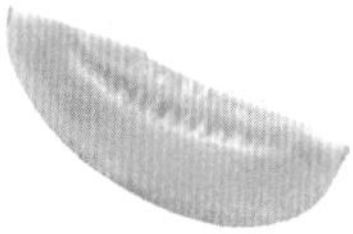

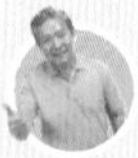

Dr.Tom Wu 健康教室

為什麼服用降高血壓及膽固醇藥物時，不能食用柑橘類水果？

因為柳丁、柚子及橘子都含有具稀血功效的植物生化素。食用後會幫助稀血，自然降低血壓及膽固醇，如果此時又跟著服用藥物，血壓會將原本已降低的血壓降的更低，而心臟便可能會無力運作產生衰竭的危險。

所以在服用這二種藥物時，最好少食用柑橘類水果，避免血壓降的過低；若血壓控制良好，停止藥物時，就可以選擇天然的水果，降低高血壓及膽固醇了。

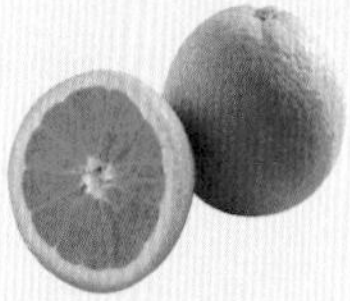

▲服用降血壓、膽固醇藥物，應避免柑橘類水果。

Q 血型A型，工作容易緊張、焦慮，用眼及腦過度、常失眠、頭暈頭痛，如何執行自然養生法來改善？

A 因為是A血型，所以不能吃一切飼料養大的動物肉類、肉湯和醃滷肉類，也不能吃牛奶製品、人工養殖的海產，儘量不喝含有酒精的飲料、一切汽水及一切瓶裝的茶和果汁飲料，更不能吃一切煎炸炒烤燒的食物，

☑ **吃對適合自己血型的食物**——換句話說，A血型的食譜重點是一切蔬菜為主，少量酸味的水果、少量發芽的各種豆類、少量的五穀豆米飯（**不能吃白飯**）及少量生堅果類。每隔三天只能在午餐時加一小盒有橄欖油的罐頭沙丁魚（**吃前加香菜、薑、黑胡椒粉**）；只可以吃水煮、清蒸食物和生吃蔬菜；天天只能交替喝純水和活性好水，韓國人蔘茶（**詳見附錄第二九三頁**）或吉林蔘茶。如果堅持這樣的吃喝法，將能在幾個月內調理好身體，並能天天有最少三次的排便。

☑ **喝營養蔬果汁排毒送養分**——如果沒有體力、沒耐心，即是代表體內毒素過多，可以依照《吳永志不一樣的自然養生法》第二一二頁的「增強精力蔬果汁」的食材，再加新鮮白色的玉米粒及水溶膠銀水（**silver hydrosol**）三十～六十西西後，才打一天要喝完的六杯

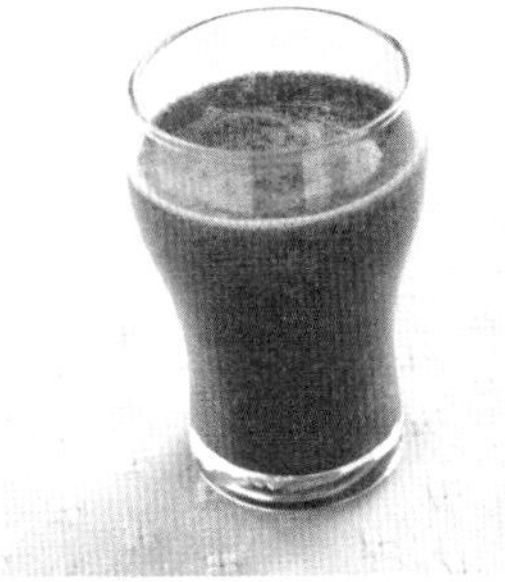
▲增強精力蔬果汁

蔬果汁：早上兩杯當做早餐，剩下的可裝入瓶罐帶去上班，午餐之前再喝一至兩杯，剩下的下班前一小時喝完。

☑ **午晚餐飲食建議**——午餐要慢慢細嚼一碟全生的蔬菜沙拉加入薑、黑胡椒粉、香菜、各種莓類、奇異果或百香果，加純椰子油、核桃、南瓜子、檸檬汁及少許海鹽。晚餐要在六點半左右吃五穀豆米飯（**詳見附錄第二九三頁**），吃之前加純椰子油，香菜及黑胡椒粉。

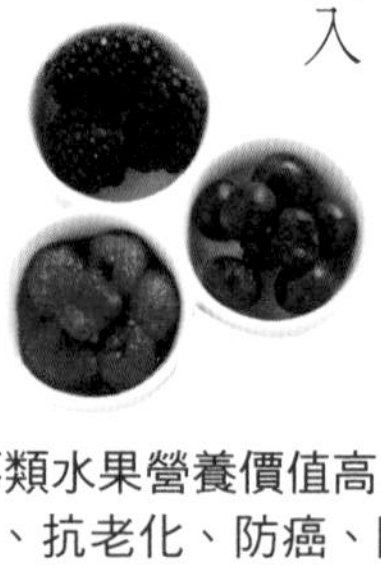
▲ 莓類水果營養價值高，是美顏、抗老化、防癌、降低心血管疾病發生的好食材。

☑ **補充身體的能量營養**——每一餐吃一半的時候，用溫水服用可增加胃酸，協助分化食物及吸收營養成分的胃酸素營養品、可用來增加酶素，幫助消化及營養吸收的消化酶素營養品和可幫助血液循環，增加心臟功能及細胞產生能量的輔酶素營養品，以及幫助分化食物吸收養分、增加體力。

☑ **對症按摩解病痛**——如果覺得精神緊張時，可以用優質按摩油來按摩頭部紓解情緒。

頸動脈栓阻塞

Q 頸動脈栓阻塞如何用蔬果汁自然養生法來調養身體？

A 有頸動脈栓阻塞這種症狀的人，都是吃太多煎炸炒烤燒的食物，吃太多牛奶製品及太多肉類和精緻粉做的食品，不處理好會有中風、心律不整、心臟突發、難入眠等等健康的危機；所以要清除頸動脈栓阻塞，就要配合以下事項：

☒ 不再吃一切煎炸炒烤燒的東西。

☒ 不再吃一切飼料養大的動物肉類、肉湯及醃的、滷的肉類。

☒ 不再吃一切牛奶製品，尤其是乳酪、冰淇淋及酸奶。

☒ 不喝一切含有酒精的飲料、一切瓶裝飲料及一切汽水，少吃一切精緻粉做的食品、甜品、糕餅。

☑ **早午餐飲食建議**——早餐只喝蔬果汁。午餐晚餐之前一小時，先喝一至兩杯蔬果汁；午餐時先吃一碟全生蔬菜沙拉（如

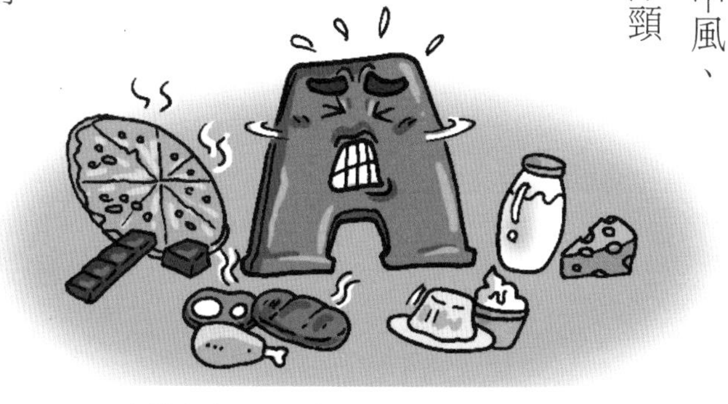

▲ 改善疾病必須先禁止再送入錯誤的食物。

果怕吃冷冰冰的生沙拉，可以用滾沸的熱水汆燙一分鐘）一定要加老薑、薑黃粉、小茴香粉、胡盧巴粒（fenugreek）、新鮮的朝天椒、純椰子油、橄欖油及小量奇亞籽油（chia oil）以及各種不同的莓類和檸檬汁；吃完生菜沙拉後，才再吃水煮的蔬菜和五穀豆米飯（詳見附錄第二九三頁），吃之前加純椰子油，香菜及黑胡椒粉。

☑ **補充身體的能量營養**——每一餐吃一半的時候，取溫的活性好水服用可增加胃酸，協助分化食物及吸收營養成分的胃酸素營養品、可用來增加酶素，幫助消化及營養吸收的消化酶素營養品、可幫助肝臟解毒，減輕肝臟的排毒壓力的清肝素營養品、可幫助血液循環，增加心臟功能及細胞產生能量的輔酶素營養品，之後才繼續吃完餐。

☑ **喝頸動脈栓阻塞蔬果汁排毒**——頸動脈栓阻塞蔬果汁可以依照「清血毒全營養蔬果汁」的食材，再加朝天椒一小顆、胡蘆巴粉半小匙、絞股藍茶一茶包（**七葉膽茶，只要茶葉**）及水溶膠銀水（**silver hydrosol**）六十西西，之後才打一天要喝完的六杯蔬果汁，一直天天的喝直到頸動脈不再栓塞，就可減為三杯作保健用。

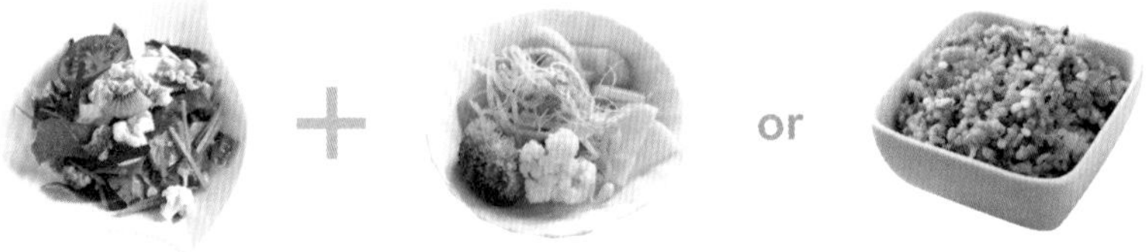

▲ 生菜沙拉　▲ 水煮蔬菜　▲ 五穀豆米飯

Q 如何快速降低三酸甘油酯？

A 快速降低三酸甘油酯有兩個方法：

☑ **方法一**——停止再吃一切精緻粉做的食品、甜品及太多的水果。

☑ **方法二**——自然陽光與運動是人體健康重要的元素，天天早上十一點左右和下午兩點左右，在強陽光下快步走二十～三十分鐘及早晚勤練「養生調息運動」（參閱《讓食物與運動成為你的健康良藥》第三二八頁）。

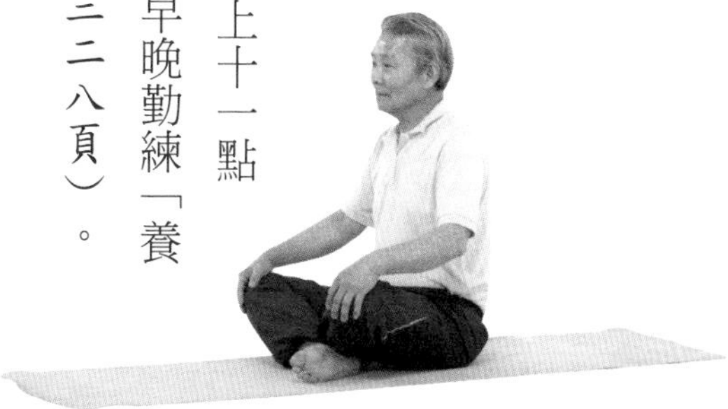

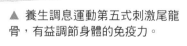

▲ 養生調息運動第五式刺激尾龍骨，有益調節身體的免疫力。

失眠

Q 失眠的原因為何？自然養生法可以改善失眠嗎？

A 發生失眠症有以下三個原因：

☑ **原因一**——晚餐不是在七點鐘之前完成，或有吃宵夜的壞習慣；太遲吃晚餐和宵夜都會影響睡眠的品質。

☑ **原因二**——天天沒有三至四次的大便也會影響睡眠，因為我們的大腸有一億至二億腦細胞不斷的同大腦的腦細胞互相交通、傳遞訊息；大腸沒有三至四次大便會引起大腸內的環境污染；它會通知大腦細胞向它埋怨，希望得到它的同情幫助；這樣來回的傳遞訊息怎能會不失眠。

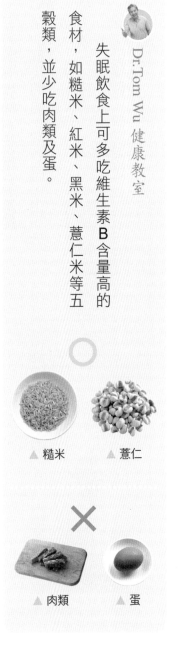

☑ **原因三**——血液的毒素過多，大腦的血腦閘不讓污染有毒的血液入侵以免傷害腦細胞，但這樣的阻擋會讓腦細胞得不到養分，互相傳遞訊息求救，引起失眠。

◎解決失眠症，這樣做

☑ **提早在晚上七點鐘之前吃完晚餐，也不要吃宵夜**——剛開始執行時會有饑餓感，可以慢慢喝一杯加了少許海鹽的溫活性好水沖淡胃酸，就不會有飢餓的感覺，慢慢的身體會自動調整生理和心理恢復回正常的狀態，就不會產生飢餓的感覺。

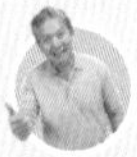

Dr.Tom Wu 健康教室

失眠飲食上可多吃維生素B含量高的食材，如糙米、紅米、黑米、薏仁米等五穀類，並少吃肉類及蛋。

○

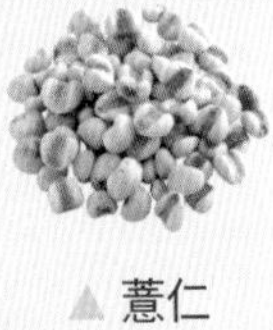

▲薏仁

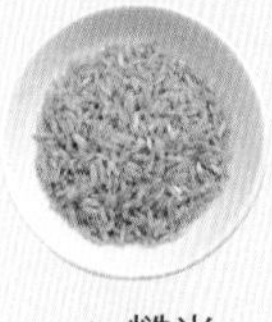

▲糙米

✕

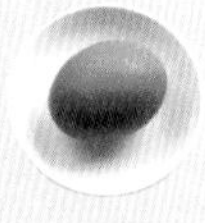

▲蛋

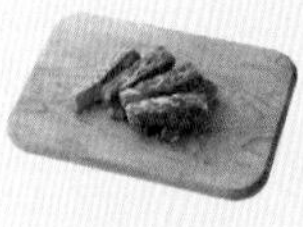

▲肉類

每天排清宿便，維持腸道健康——如要保持天天有四次大便：可以買纖維粉和椰子油幫助解決問題：開始時，由小量的一大湯匙纖維粉加半湯匙（或一大湯匙）的椰子油放入一大杯的椰子奶（或杏仁奶、堅果奶），輕輕混勻後立刻喝下，早上一次，下午一次，並在一天內要慢慢喝八～十杯純水或活性好水幫助潤滑大腸和蠕動大腸易於排便；這樣做一個星期後，如還沒有四次大便，可以每一個星期慢慢升高纖維粉和椰子油的份量，直到天天都有四次大便。保持大腸的清潔讓大腸內的一至二億腦細胞和三分之二兆的免疫細胞都可以安心的休息；只要它們能休息，相對就是能熟睡的時刻。

喝營養蔬果汁排毒送養分——依照「清血毒全營養蔬果汁」的食材（詳見附錄第二九〇頁），再加水溶膠銀水（silver hydrosol）六十西西後，才打一天要喝完的六杯蔬果汁，一直喝到能好好的睡眠後，就可減為四杯做保健。

午晚餐飲食建議——午餐和晚餐都要先吃一碟多種類的蔬菜沙拉，搭配辛香料如薑絲、

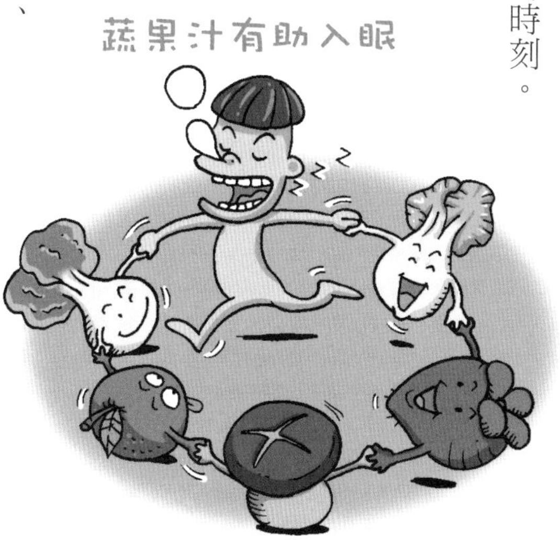

▲喝蔬果汁可以改善失眠，讓您一睡到天明。

薑黃粉、小茴香粉、鼠尾草、香菜和純椰子油、檸檬汁、奇異果、百香果、多種莓果、堅果類；吃完沙拉後還不夠飽，可以吃水煮熟的蔬菜加辛香料，每隔一天在午餐時加吃一盒罐頭沙丁魚，吃前加香菜、薑絲、黑胡椒粉及晚餐可吃五穀豆米飯（詳見附錄第二九三頁），吃前也加薑、純椰子油和香菜。

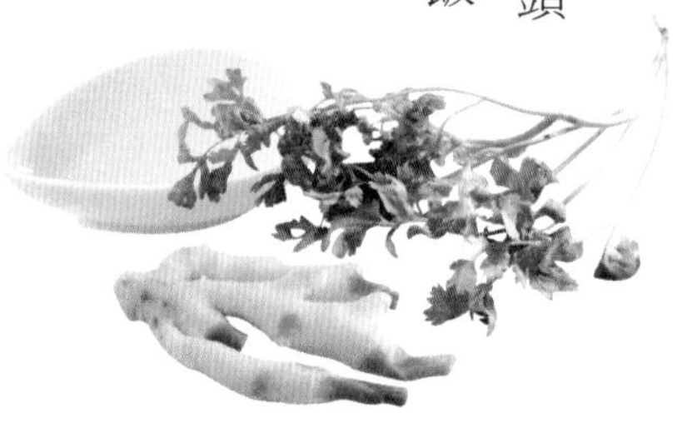

▲ 五穀豆米飯要加薑、椰子油及香菜食用。

☑ **補充身體的能量營養**——早餐、午餐和晚餐吃一半的時候，取溫水服用可增加胃酸，協助分化食物及吸收營養成分的胃酸素營養品、可用來增加酶素，幫助消化及營養吸收的消化酶素營養品和可幫助血液循環，增加心臟功能及細胞產生能量的輔酶素營養品。

☑ **漱口殺病毒＋能量營養**——早中晚空腹或吃前半小時放水溶膠銀水（silver hydrosol）三十西西於口中，如漱口般滾動一分鐘才慢慢一點一點吞下，經十~十五分鐘後取微溫水服用可幫助平衡大腸生態，幫助消化，促進排便的益生菌營養品，以及可消炎抗菌，強化人體免疫力的營養品。

☑ **調整生理時鐘，夜夜好眠**——每晚睡前三十分鐘，服用黑激素五粒（每粒3毫克裝），每星期連續服五天停二天；黑激素是用來調整體內的生理時鐘恢復正常功能；如可正常睡眠後就可以停止服用黑激素。

☑ **對症按摩解病痛**——用優質按摩油塗於雙足的大足趾後，用大拇指尖大力按壓整個大足趾，痛的地方要大力按壓多幾下，一天二次。

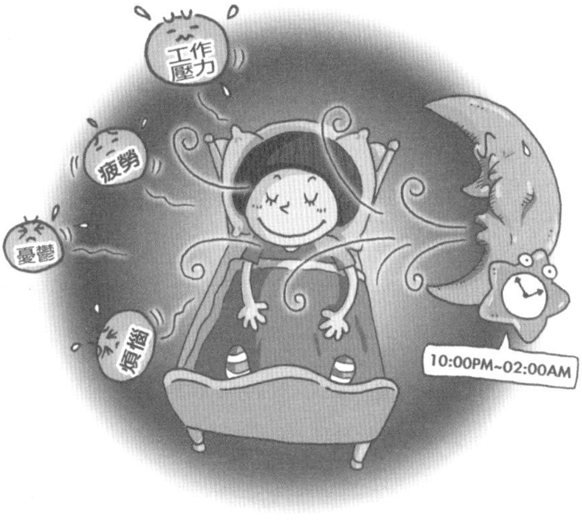

▲ 每天關燈進入熟睡狀態，以利全身可以進行修補及充電，讓活力的能量加倍。

健忘

Q 如何用自然養生法來增強記憶力？

A 要增強記憶力預防止失智症、帕金森氏症、憂鬱症，首先要戒掉：

◎ 一切會降低記憶力的東西

● **壞油脂**—因為大腦的腦細胞百分之八十五是油脂；只有優質的好油脂，才能使腦細胞膜柔軟活化，易於吸收養分及排除廢物；一切壞的油脂，包括一切煎炸炒烤燒的油脂，就算用優質的油脂來炒菜，一旦經過熱火，好油脂就已經氧化為含高量的自由基毒素的油，會破壞腦細胞的功能。

● **含高鈣的食物**——包括牛奶、酸奶、牛油、奶油、乳酪、披薩、冰淇淋、巧克力、豆腐、鈣片、抗酸藥。

● **含高鋁的食物**——包括白麵條、河粉、冬粉、乳酪、胃藥。

● **含高糖和精緻粉做的食品**——包括麵條、麵包、包子、饅頭、蛋糕、糕餅、餅乾、糖菓、蜂蜜，一切的糖、一切汽水、一切瓶裝茶、果汁飲料和一切含酒精的飲料（除了玻璃瓶裝的啤酒外，因為啤酒花會將鋁吸走，但也只限每週一次，一次一瓶）。

戒掉會降低腦細胞功能的食物後，就要將以前吃進體內的錯誤食物毒素排除掉：

◎提升記憶力，這樣做

☑ **喝營養蔬果汁排毒送養分**——依照「清血毒全營養蔬果汁」的食材（詳見附錄第二九○頁），再加鼠尾草（sage）五至六葉、切細碎的老椰子肉半杯（也可以椰子奶代替）、絞股藍茶兩茶包（七葉膽茶，只要茶葉）和水溶膠銀水（silver hydrosol）六十西西後，才打一天要喝完的七杯蔬果汁，每隔一天喝一天（即每週四天）連續喝了九個月，可減為四杯作保健。每隔一天喝以下加強記憶力的蔬果汁（即每週三天）。

加強記憶力蔬果汁

材料

蔬菜

蒸熟的小南瓜（連皮連籽）1/4個、切細碎的老椰子肉一杯（如沒有，只好用椰子奶，效果差些！），絞股藍茶一茶包（七葉膽茶，只要茶葉）。

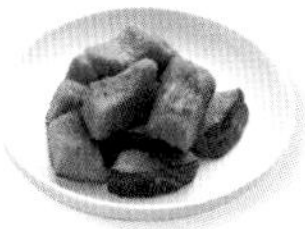

辛香料

鼠尾草六葉、香菜（荽茜）三顆、老薑二至四英寸、薑黃粉一茶匙

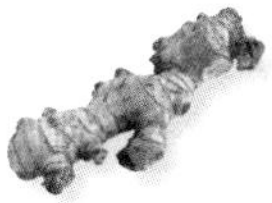

種籽

去殼生開心果十幾粒、去殼核桃十幾粒

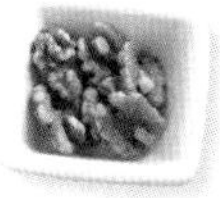

水果

酪梨（牛油果）一大顆、藍莓 1/2 杯

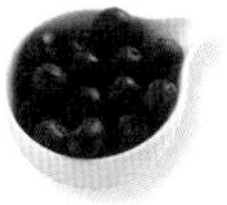

油脂

純椰子油三大匙、中鏈椰子油四大匙

好水

活性好水（濃或稀隨宜）二至三杯

作法 & 飲用法

將全部的材料放蔬果機攪打兩分鐘，然後將蔬果汁分成三份：早上、中午、下午各喝一份。

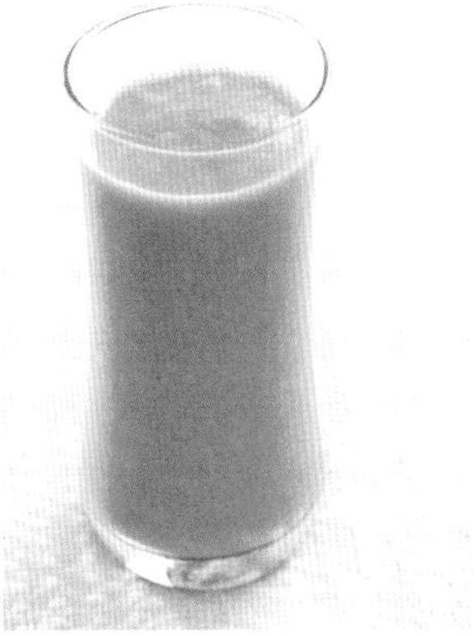

☑ **午晚餐飲食建議**——午餐和晚餐先吃一碟全生的沙拉（**可以放入已經滾沸的水汆燙三十秒至一分鐘**）：多種類的蔬菜，但一定要有煮半熟的紫蕃薯、香菜、鼠尾草、迷迭香、老薑絲、薑黃粉、紅甜菜根和沙丁魚（**關於肉類攝取，每週A血型只能吃一次、AB血型吃兩次、B血型吃兩次、O血型吃三至四次**），老椰子肉、酪梨、生開心果、核桃，並一定要加純椰子油三小匙和中鏈椰子油四小匙及適量的青檸檬汁。

☑ **每天排清宿便，維持腸道健康**——天天保持有四次大便，務必使大腸常常清潔，因為大腸有一至二億的神經細胞不停的傳遞訊息給大腦細胞互相通訊，也可以說**大腸是身體的第二個腦，大腸清潔頭腦便會敏捷、細心和清醒**。

☑ **補充身體的能量營養**——早中晚空腹或吃前半小時，放水溶膠銀水（silver hydrosol）三十西西於口中，如漱口般左右滾動二至三分鐘，並慢慢一點一點吞下，吞完後十分鐘，取微溫水服用可幫助平衡大腸生態，幫助消化，促進排便的益生菌營養品、可消炎抗菌，強化人體免疫力的營養品、可以維持神經系統、腦部機能正常及促進血液循環的菸酸胺營養品和含高份量天然多巴明，可輔助中樞神經系統功能運作的藜豆素營養品。

☑ **對症按摩解病痛**——用優質按摩油塗於雙足大足趾後，用大拇指尖按壓大足趾每隻各兩分鐘，之後用大拇指和食指尖揉雙耳垂各一分鐘，一天二至三次。

☑ **自然陽光是人體健康重要的元素**——天天早上十一點左右及下午兩點左右，在強陽光下快步走二十分鐘，**陽光的紫外線會幫助大腦製造更多的血清素（Serotonin）來製造更多的多巴明**（可幫助消除焦慮及憂鬱的情緒）**和黑激素**（可改善睡眠品質及防止掉髮），太陽賜給的天然多巴明好過有副作用的左多巴（L-Dopa）藥物。

一年四季日曬的最佳時間

秋天

日曬最佳時間：
早上十點或中午十二點到下午二點之間

每天要曬**一小時**，才能獲得二千 IU 的維生素 D_3。

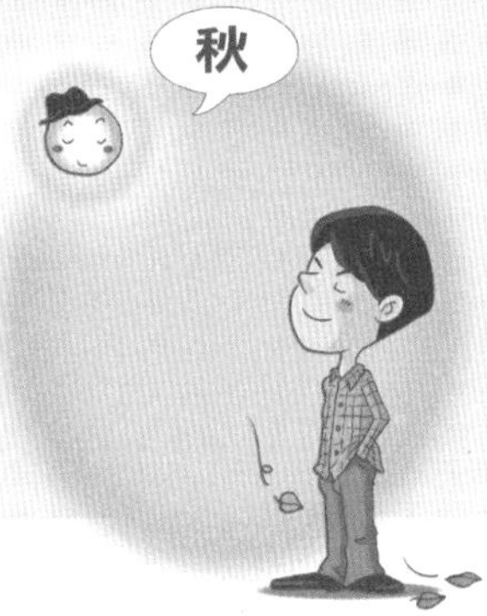

春天

日曬最佳時間：
中午十二點到下午二點之間

每天要曬**四十五分鐘**太陽，才能得到二千 IU 的維生素 D_3。

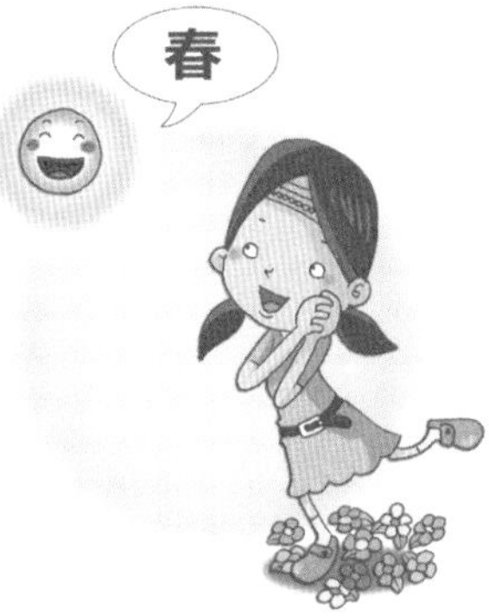

冬天

日曬最佳時間：
中午十二點

若沒有太陽，則每天需服用五千 IU 到一萬 IU 的維生素 D_3。但如有太陽，也要曬**二小時**。

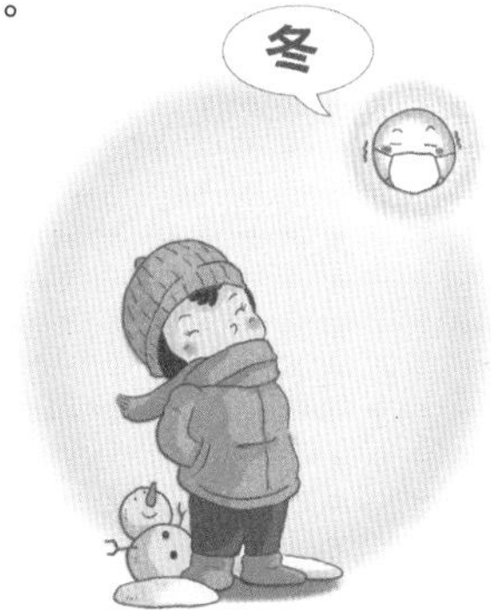

夏天

日曬最佳時間：
早上十一點到下午四點之間

每天只要在日光下曬**二十分鐘**，就能得到二萬 IU 的維生素 D_3。

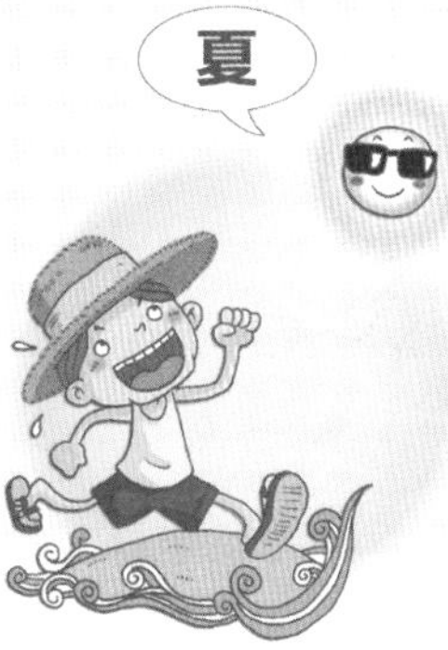

Q 擔心家中長輩有失智症，可用自然養生法改善嗎？

A 不管老人是已經有點失智症，或者是擔心年長的親人將來會發生失智症（現稱腦萎縮），對於這個失智症的病變，不只病人或家人都會受累！那麼達到預防或改善失智症這個目的，就要從現在開始立刻停止，不再吃喝以下的食物及飲料：

☒ 一切精緻粉做的食物，如：麵條、麵包、麵線、義大利麵、通心粉、米粉、河粉、冬粉、粉腸、白粉條，尤其是蛋糕、糕餅、餅乾、奶油包、包子、饅頭、糖果、糖水、蜜糖和白飯。

☒ 一切用飼料添加激素養大的動物肉類、肉湯、醃滷過的肉類。

☒ 一切牛奶製品，如：牛奶、牛油、乳酪、冰淇淋、酸奶、披薩、巧克力。

☒ 一切煎炸炒烤燒的食物，尤其是炸花生、烤花生。

☒ 一切酒精、汽水，一切加糖的飲料，一切瓶裝的果汁飲料。

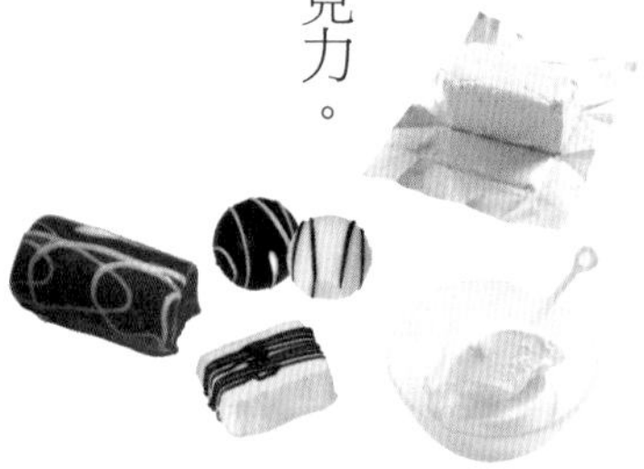

▲ 加工食物會造成腦細胞退化。

在停止以上不應該再吃喝的食物飲料的同一時間，立刻要實踐生機飲食，希望能盡快的改善大腦內在的污穢環境來恢復以前的記憶，以及阻止腦萎縮失智症的發生：

喝營養蔬果汁排毒送養分——天天都要交替的每一個月喝心腦血管保健蔬果汁（參閱《不一樣的自然養生法》第二三四頁）和清血毒全營養的蔬果汁（詳見附錄第二九〇頁），最好天天都能喝上六杯，最少也要喝四杯。早上至十一點只能喝現打成微溫的蔬果汁；最重要的是：在喝早上兩杯的蔬果汁之前，一定要加入蔬果汁裡三茶匙（一大湯匙）的純椰子油和四茶匙的中鏈椰子油混勻後，要用吸管慢慢的吸吞下去。

午晚餐飲食建議——在吃午餐的全生沙拉或水煮熟的發芽豆時（最好每隔三天就要換別的豆類，並觀察這三天吃後的行動反應來決定哪一種豆類對身體最有利），和吃晚餐的五穀豆米飯（詳見附錄第二九三頁）時，都要加辛香粉，如：鼠尾草（或粉）、老薑、薑黃粉、小茴香粉、純椰子油一大湯匙、中鏈椰子油四茶匙，以及一整顆酪梨。

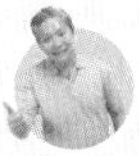

Dr.Tom Wu 健康教室

有失智的人要儘量吃極小量的五穀豆米飯（五穀豆米飯的食材：高粱米、燕麥、大麥、小麥、薏仁米、蓮子、老薑、薑黃粉、小茴香粉、發芽豆＋活性好水，作法詳見附錄第二九三頁），絕對不能吃白飯和精緻粉做的食物，因為失智症病友要節制碳水化合物（如：吐司、饅頭、貝果、烏龍麵等）等攝取。

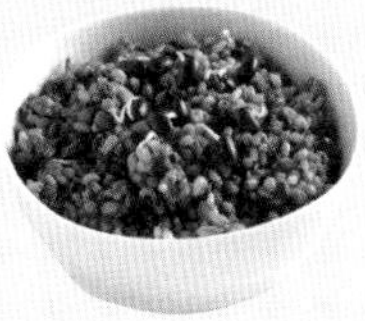

☑ **每天排清宿便，維持腸道健康**——天天補充無糖無調味的纖維粉，開始時，加一大湯匙的纖維粉（慢慢的增加二或三或四大湯匙來達到天天有四次大便），和加一大湯匙的純椰子油（軟化大便），放入一大杯加了少許海鹽的溫活性好水（或燕麥奶、杏仁奶）混勻後要立刻快點喝下，早上任何時間都可喝一次，下午喝一次。

☑ **補足水分，幫助大腸蠕動及清潔**——天天都要慢喝六至八杯活性好水和純水用來幫助大腸的蠕動易於排便，保持大腸的清潔，因為大腸有三分二的免疫細胞及兩億的神經細胞，天天不停的與大腦的細胞互相溝通傳遞信息，因此大腸的清潔也能改善失智症。每一個健康正常人的大腦，每天都需要吸取很多葡萄糖的能量（天然碳水化合物分解出來的單糖）來供應給大腦的細胞作信息傳遞的運作，但腦萎縮失智病友的大腦細胞並不能善用葡萄糖，反而善用酮類的能量來做為每天的信息傳遞工作。

☑ **補充身體的能量營養**——失智病友每天都要用一大杯加了少許海鹽的溫活性好水服用可維持神經系統、腦部機能正常及促進血液循環的菸酸胺營養品、含高份量天然多巴明、可輔助中樞神經系統功能運作的藜豆素營養品、可幫助血液循環，增加心臟功能及細胞產生能量的輔酶素營養品。菸酸胺和藜豆能清除大腦中的乙型類澱粉蛋白（β-amyloid Peptide）和修補大腦神經線路的阻塞（tau），擔心未來會有失智症的人士也可以用來做預防，每天服兩次做保健。

帕金森氏症

Q 罹患帕金森氏症，全身僵硬，走路遲緩，吃藥有助改善，但只能維持幾個鐘頭，調整飲食有幫助嗎？

A 帕金森氏症是頭部的小腦（cerebellum）因毒素過多而萎縮，以及腎上腺因長期情緒太激動壓力太大而過度亢進，引起衰竭所形成的病症。

生機飲食可能可以用上場，如果只是開始服藥沒多久，腎上腺也還沒有深度的受到藥物傷害的話，就算已服藥物幾年了也不妨一試，要達到改善的效果，要先徹底肯放棄以前一切吃錯喝錯的東西，而且立刻肯吃喝對病症有利的食物，最少要嚴格的實踐一年的時間：

☒ 不要再抽菸喝酒、禁吃一切含有酒精的飲料、一切化學汽水和有氣泡的飲料、一切瓶裝和罐裝的茶和果汁飲料。

☒ 不要再吃一切飼料養大的動物肉類、肉湯、醃滷的食物，尤其是一切牛乳製品，如：牛奶、酸奶、牛油、奶油、乳酪、披薩、冰淇淋、巧克力、人工養殖的海產和蛋類，即要暫時停止吃一切污染的動物蛋白質。

✗ 不要再吃一切精緻粉和人工處理過磨白的五穀製品，如：麵條、麵包、饅頭、包子、餃子、蛋糕、糕餅、白糖糕、米粉、粉腸、河粉、冬粉、餅乾、糖菓、蜜餞和白飯。

✗ 不要再吃一切煎炸炒烤燒的東西。

✓ **補充好水，傳送細胞好能量**——從現在起，天天只能交替的慢慢喝六～十杯純水H_2O、活性好水、人蔘茶（**詳見附錄第二九三頁**）、絞股藍茶（**七葉膽茶**）和極小量很濃的綠茶或黑咖啡。

✓ **三餐飲食建議**——只能每週在午餐時吃三次有橄欖油的沙丁魚罐頭，吃前一定要加切細碎的香菜、薑蓉、蒜蓉、肉桂粉。只能吃整體的五穀豆米飯（**詳見附錄第二九三頁**），吃前要加純椰子油、中鏈椰子油、香菜、薑蓉、蒜蓉（**五穀豆米飯只在晚餐吃完生的沙拉後才小量的吃**）。以後只能吃清蒸、水煮和全生的蔬菜沙拉（**可以先煮滾沸水後，將沙拉倒入氽燙三秒至一分鐘**）一定要搭配辛香料（**如薑蓉、蒜蓉、薑黃粉、肉桂粉、迷迭香、鼠尾草**）、純椰子油、中鏈椰子油、生開心果、核桃和巴西核果。

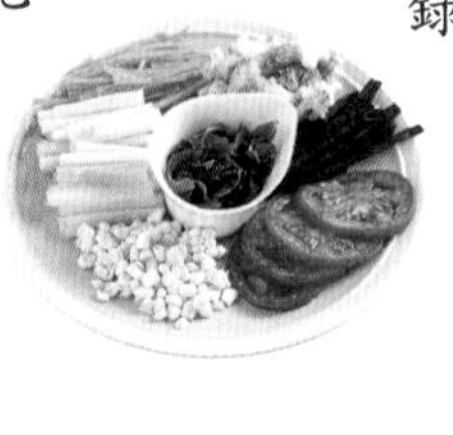

✓ **自然陽光與運動是健康重要的元素**——天天一定要在強陽光下，早上十一點左右及下午二點左右，儘量快步走二十分鐘，不要怕會跌倒，要有信心的去走，因為只有身體

走動才能保持平衡，並且早晚勤練「養生調息運動」（參閱《讓食物與運動成為你的健康良藥》第三二八頁）。

☑ **喝營養蔬果汁排毒送養分**——每次都先喝「增強腎臟和腎上腺素的蔬果汁」，半小時後，才喝小腦的蔬果汁。

增強腎臟和腎上腺素蔬果汁

材料

水果

青檸檬（要去綠皮留白皮）兩個、
枸杞（交替的換半杯藍莓）兩大匙

辛香料

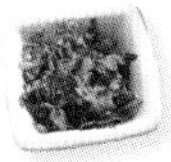

切細碎的洋香菜一杯、
切細碎的香菜（芫茜）半杯、
老薑一英寸、
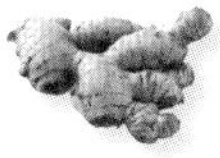
薑黃粉一小匙

營養補充品

藜豆素六粒（打開膠囊只要粉，如喝了三個月只稍微改善，就升為九粒）、
補腎素六至九粒、
輔酶素 CoQ10 營養品二十粒（每粒 30 毫克、打開膠囊，只要粉）

好水

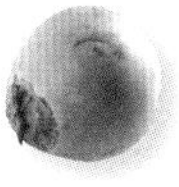

青椰子汁兩杯，交替換活性好水兩杯（天天調換）

作法 & 飲用法

將全部的材料放蔬果機攪打兩分鐘，然後將蔬果汁分成三份：早上、中午、下午各喝一份。

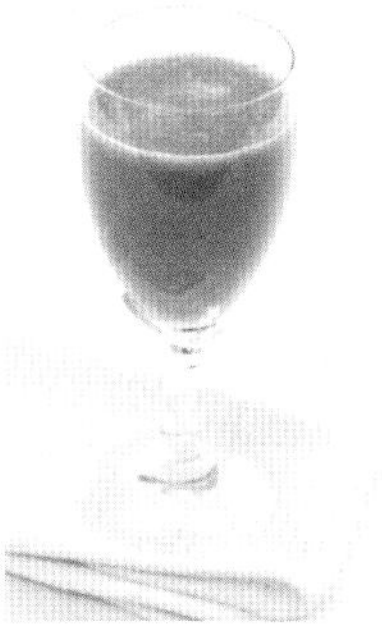

☑ **對症按摩解病痛**——用優質按摩油塗於頭部的小腦下端後頸後，用手心大力的推按頸脊椎一至二分鐘，之後也塗優質按摩油於脊椎下背部，大力的推按脊椎二分鐘，最後，也塗優質按摩油於雙足的大足趾，用大拇指尖大力的刺激按壓各二分鐘，一天二次。

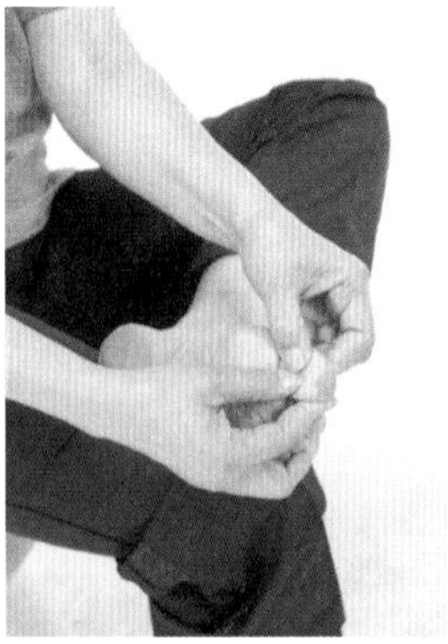
▲用優質按摩油刺激大足趾，可以活化大腦，提升身體機能運作。

☑ **每天排清宿便，維持腸道健康**——要保持天天有四次大便，如沒有可以用纖維粉和椰子油幫助：開始時由小量的一大湯匙纖維粉和半湯匙（**或一大湯匙**）的椰子油，每週慢慢的增加份量，直至天天有四次大便。

☑ **漱口殺病毒＋能量營養**——早中晚空腹或吃前半小時放入口中水溶膠銀水（silver hydrosol）三十西西，如漱口般滾動一至二分鐘才慢慢一點一點的吞下，吞下後十～十五分鐘，取微溫水服用可幫助平衡大腸生態，幫助消化，促進排便的益生菌營養品、可消炎抗菌，強化人體免疫力的營養品。

☑ **補充身體的能量營養**——每一餐吃一半的時候，取溫水服用可增加胃酸，協助分化食物及吸收營養成分的胃酸素營養品、可用來增加酶素，幫助消化及營養吸收的消化酶素營養品、可幫助肝臟解毒，減輕肝臟的排毒壓力的清肝素營養品，以及可幫助血液循環，增加心臟功能及細胞產生能量的輔酶素營養品。

☑ **補充優質油脂，改善病情**——要注意，帕金森氏症、失智症和憂鬱症都要多吃高優質的純椰子油、中鏈椰子油、酪梨果、生的核桃、生的開心果、生的南瓜子、生的巴西核果、海帶、海藻、珊瑚藻、全生的各種蔬菜，尤其是蠶豆、四季豆，並且要加多檸檬汁；整體來說脂肪差不多一天佔了三分之二的食材，剩下的三分之一是蛋白質**（每週只三次的罐頭沙丁魚）**和碳水化合物**（即五穀豆米飯，要極小量）**才能有效的改善病情！也就是說：這個生機飲食療法都適應於上述的三種病症。

☑ **放鬆心靈，提升自癒力**——最後要提醒的就是心靈要放鬆，人生短暫不要跟自己過不去，學習放鬆、放下及放慢，尤其是夫妻之間絕對不要互相挑剔，要改變自己，學會互相容忍、互相愛護，不要因為一方生病，而讓另一方受苦折磨，謹記快樂心靈也是健康的良藥。

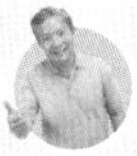

Dr.Tom Wu 健康教室

帕金森氏症病患一天需要一千八百毫克～二千毫克的輔酶素 CoQ_{10} **（可幫助血液循環，增加心臟功能及細胞產生能量的輔酶素營養品）**，才足夠支持筋骨不僵硬！

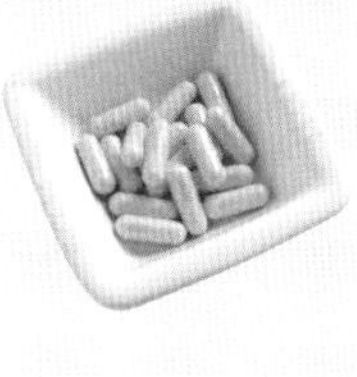

呼吸道系統保健

過敏

Q 小孩長期鼻過敏如何改善？而且不愛吃青菜水果怎樣幫助他？

A 長期有鼻子過敏的問題，就要先教小孩子在吃東西時，每一口食物都要細嚼慢嚥三十～四十下才吞下，因為狼吞虎嚥沒有咬細碎的食物進入胃臟後，胃臟要加倍的分泌胃酸激素來將食物分解成單分子才送入血液；但如果胃臟根本沒有足夠的胃酸素和消化酶素時，這些沒咬細碎的食物進入血液後免疫軍隊誤以為是敵人（細菌病毒）分泌過多的組織胺（histamine）來喚醒其他的兵種繼續動員，即也命令鼻黏膜上的淋巴細胞要加倍看守，以免讓敵人入侵引發過敏的現象。

而牛奶、牛奶製品、花生、花生醬、腰果、精緻粉做的食品，餅乾、甜品和香蕉、梨子、西瓜、甜瓜、木瓜、哈密瓜、汽水、冰水、冰箱拿出的冰冷東西也會加劇過敏的情形！所以要先停止吃喝上述的東西。

◎改善鼻過敏，這樣做

☑ **喝營養蔬果汁排毒送養分**——依照「清血毒全營養蔬果汁」的食材（詳見附錄第二九〇頁），再加更多的老薑（慢慢升高份量），更多的黑胡椒粒（由五粒慢慢增加到手腳很溫暖）、可幫助清理身體內水環境及油環境內毒素的硫酸鋅營養品（用量需諮詢自然醫學醫師或營養師而定）、可平衡腎上腺荷爾蒙分泌、加強腎臟功能的甲狀腺素營養品、可幫助血液循環，增加心臟功能及細胞產生能量的輔酶素營養品和水溶膠銀水（silver hydrosol）六十西西後，才打一天要喝完的六杯蔬果汁，天天喝，直到好了才減為三杯作保健用。

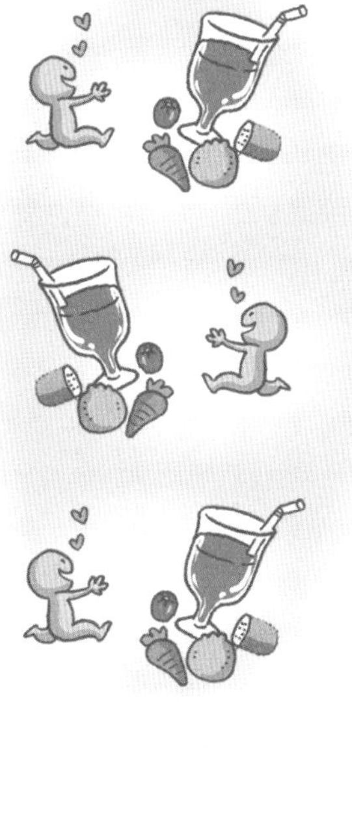

☑ **補充身體的能量營養1**——早中晚空腹或吃前半小時，將水溶膠銀水（silver hydrosol）三十西西放入口中如漱口般的滾動一分鐘，並慢慢一點一點的吞下之後十～十五分鐘，取溫水服用可幫助平衡大腸生態，幫助消化，促進排便的益生菌營養品及可消炎抗菌、強化免疫力的營養品。

☑ **用呼吸運動增加肺能量**——每一小時做三五七的深呼吸運動十幾下（詳見附錄第二九五頁）及睡前躺在床上，取裝滿水溶膠銀水（silver hydrosol）的噴瓶，向每一個鼻孔噴四至五下才睡。

☑ **補充身體的能量營養2**——在每一餐吃一半的時候，取溫水服用可增加胃酸，協助分化食物及吸收營養成分的胃酸素營養品、可用來增加酶素，幫助消化及營養吸收的消化酶素營養品、可幫助肝臟解毒，減輕肝臟的排毒壓力的清肝素營養品、可調整神經系統及提升腎功能的營養品。

☑ **兒童蔬果汁製作法**——小孩不肯吃青菜：可以用蔬果汁引誘，剛開始時不妨先放多點水果讓他喜歡喝，喝了幾個月後，直到他已經習慣時，才慢慢將水果減量，增加蔬菜和改善疾病的辛香料。剛開始製作「改善小孩長期鼻過敏蔬果汁」詳見左頁：

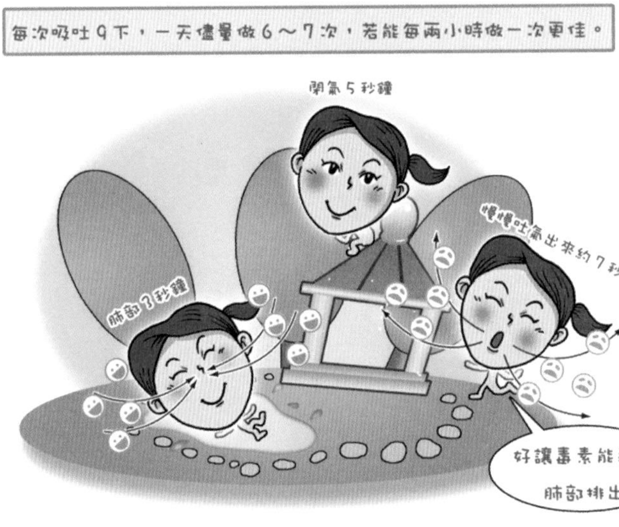
每次吸吐9下，一天儘量做6～7次，若能每兩小時做一次更佳。
閉氣5秒鐘
慢慢吐氣出來約7秒鐘
肺部7秒鐘
好讓毒素能藉由肺部排出
▲每天做357呼吸運動，運用吸吐的動作，能順利排除肺部的毒素

改善小孩長期鼻過敏蔬果汁

材料

蔬菜

大紅番茄一個、紅蘿蔔一條

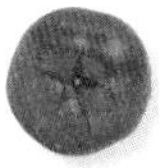

水果

紅色蘋果一個、有籽大紅葡萄十幾粒

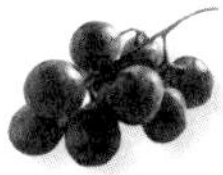

辛香料

老薑一小片、肉桂粉小匙

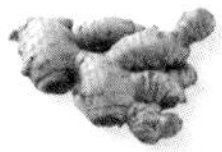

營養補充品

輔酶素 CoQ_{10} 三粒膠囊、可幫助平衡大腸生態，幫助消化，促進排便的益生菌營養品、可消炎抗菌，強化人體免疫力的營養品（全部都打開只取粉）

好水

活性好水兩杯＋
水溶膠銀水（silver hydrosol）三十西西

作法

將全部的材料放入蔬果汁中，攪打二分半鐘後，加入卵磷脂兩小匙，再攪打十秒即成。

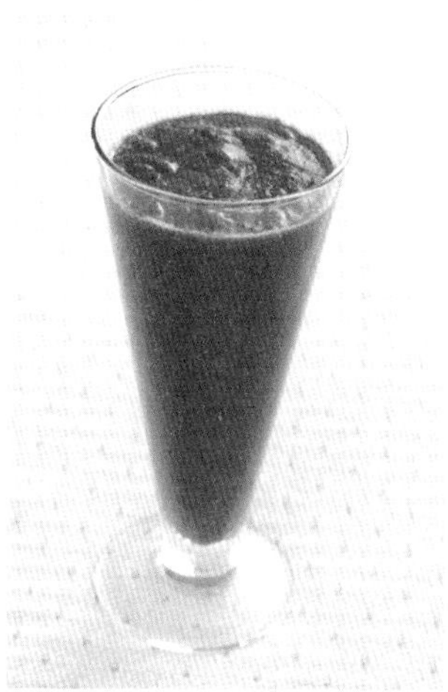

飲用法

餐前半小時先喝一杯改善鼻過敏蔬果汁。

Q 鼻子過敏長達二十年之久總無法改善，手腳也冰冷，該怎麼調養？

A 有很多鼻子過敏的人，並不是因為花粉的關係，而是因為沒有養成每一口食物都要細嚼三十～四十下才吞下的習慣，以及胃臟又沒有足夠的胃酸素和消化酶素，來幫助將吞下過大的食物分解消化成細小的單分子的養分，才送到十二指腸進入血液，靠血液的循環送給每一個細胞的需要，尤其是保護身體的免疫細胞的所需。餓得半死的免疫細胞再也沒有能力分出敵我，以為過大的食物分子是外來的細菌，分泌組織胺（histamine）攻擊敵人，引發胃臟的不適、皮膚過敏及鼻子過敏等症狀，所以要治好這些不適的症狀，要從飲食方面改善，建議如下：

☒ 首先不再吃一切由冰箱拿出的冰冷食物、冰水、冰冷過的飲料，尤其是牛奶及牛奶製品。

☒ 不再吃一切香蕉、西瓜、哈密瓜、甜瓜、木瓜、佛手瓜、山竹、豆漿、豆腐類和花生醬。

◎ 改善長期鼻子過敏，這樣做

☑ **充分咀嚼助消化**——首先要養成細嚼慢吞的習慣，不管再怎樣忙碌，也不可以用狼吞虎嚥的吃任何的東西，每一口一定要細嚼三十～四十下才吞下。

☑**喝營養蔬果汁排毒送養分**——依照「清血毒全營養蔬果汁」的食材（詳見附錄第二九〇頁），再加更多的老薑（慢慢升高份量）及1/4小匙的肉桂粉，多加黑胡椒粒（慢慢由五粒升到手腳都很溫暖時，就停在那個份量上），還有絞股藍茶一茶包（七葉膽茶，只要茶葉）及水溶膠銀水（silver hydrosol）六十西西後，才打一天要喝完的六杯蔬果汁，一直喝到敏感全部消失後，才減為三杯作保健。

☑**午晚餐飲食建議**——午餐及晚餐都要先吃一碟用滾沸的好水汆燙過一分鐘的全生蔬菜沙拉，一定要加如蔬果汁的一切辛香料，及加純椰子油、夏威夷核果油、檸檬汁、各種莓類水果混合放入生菜沙拉一起吃，午餐吃完沙拉後，可以再吃水煮熟的一切蔬菜或蔬菜湯及每隔一天也可以吃一小盒罐頭的橄欖油沙丁魚，吃前加老薑、肉桂粉、黑胡椒粉和香菜，晚餐也可吃五穀豆米飯（詳見附錄第二九三頁），吃前碗中也要加純椰子油或椰子奶、夏威夷核果油及香菜。

☑**補充身體的能量營養**——同時每一餐吃一半的時候，都要取一杯溫水服用可增加胃酸，協助分化食物及吸收營養成分的胃酸素營養品及可用來增加酶素，幫助消化及營養吸收的消化酶素營養品（**依個人體質需求可每次三粒或五粒**）及可調整神經系統及提升腎功能的營養品（**因為長期的敏感給腎上腺太多的壓力，分泌過多的可體松醇緊張激素**）。

☑**漱口殺病毒＋能量營養**——同時早餐空腹或吃前半小時放水溶膠銀水（silver hydrosol）三十西西入口中，如漱口般左右滾動一分鐘後才吞下，經十分鐘左右，取一杯溫水服用可幫助平衡大腸生態，幫助消化，促進排便的益生菌營養品和可消炎抗菌，強化人體免疫力的營養品（**好轉後減份量保健**）。

如此這樣的調養六個月將可恢復正常人的生活，永別敏感症。

Q 不知是否過敏關係，很容易緊張、焦慮、掉頭髮怎麼辦？

A 以中醫的理論：「肺司髮膚」，即肺臟司管頭髮和皮膚；所以要皮膚、鼻子不過敏和不掉髮，首先要強化肺臟；又因為我們吸進肺臟的氧有百分之二十五是供應給腦細胞，肺弱得不到足夠的氧氣時，就會影響腦部的缺氧引起腦細胞的營養不足，甚至死亡，帶來掉髮的後果！

當肺弱使毒素無法由肺臟的呼吸排毒時，這些毒素會沿著血液循環送到肝臟幫助排毒。皮膚過敏、鼻子過敏也可能由於吃得太快，沒有咬碎食物，讓過大食物的分子流入血液；免疫系統會分泌過多的組織胺而引發鼻子和皮膚過敏，而過大食物的分子也會使細胞得不到養分，尤其是腦細胞，也一樣會引起掉髮！知道了以上的來龍去脈之後，我們就要儘量：

- 提供多些氧氣的養分給肺臟。
- 幫助改善肝臟的排毒功能。
- 改變吃的習慣方式。

◎提供好氧氣的養分送達肺臟，這樣做

☑ **早晚調養運動，增加活力緩老化**——可以早上起床後和晚上睡覺前，照著《讓食物與運動成為你的健康良藥》的附贈光碟做「養生調息運動」（參閱《讓食物與運動成為你的健康良藥》第三二八頁）。

☑ **用呼吸運動增加肺能量**——也可以儘量每一小時或每兩小時做一次十幾下的三五七的深呼吸運動（詳見附錄第二九五頁）。

☑ **自然陽光是人體健康重要的元素**——可以每天在早上十一點左右和下午兩點的強陽光下快步走十五～二十分鐘的運動，強陽光的紫外線會讓腦部製造出更多的血清素，而血清素（Serotonin）又是製造多巴明和黑激素的前驅（Precursor）；多巴明可以幫助消除焦慮憂鬱、情緒低落，黑激素會改善睡眠品質及防止掉髮。

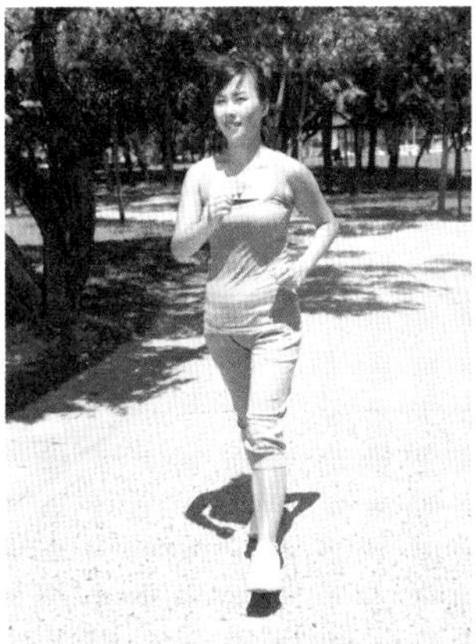

◎提升肝臟的排毒，這樣做

☑**用四天清膽結石及肝毒**——可以在春天至入秋之前五天做一次或二次（要隔一個月才做）四天的排膽石和清肝（詳見附錄第三〇〇頁）。

☑**用百葉薊清肝抗敏**——可以天天喝百葉薊湯（即朝鮮薊Artichoke）；煮時要加多老薑。

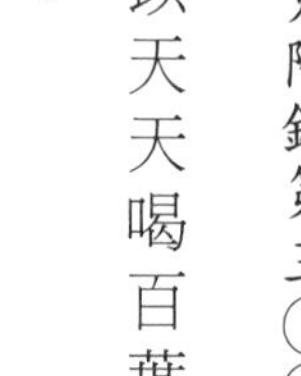
▲百葉薊是清肝毒好食材之一。

☑**補充身體的能量營養**——用一大杯加了少許海鹽的溫活性好水或溫純水服用可幫助肝臟解毒，減輕肝臟的排毒壓力的清肝素營養品、可調整神經系統及提升腎功能的營養品和可幫助血液循環，增加心臟功能及細胞產生能量的輔酶素營養品。

☑**對症按摩解病痛**——也可以用優質按摩油塗於右足底肝臟的反射區，用大拇指大力的按壓一分鐘，一天兩次；同時也將優質按摩油塗於右小腿內側股，用手關節大力上下推按一分鐘，一天兩次。

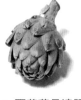

◎改變正確吃的方法，這樣做

☑**充分咀嚼助消化**——要儘量避免狼吞虎嚥的吃法，食物沒咬碎就吞下胃會使胃臟和胰臟要分泌更多的胃酸素和消化酶素來分解消化食物成細小分子後才能被吸收；如果胃臟和胰臟都不能分泌足夠的胃酸素和消化酶素時，過大分子的食物進入血液中時會激發免疫系統分泌過多的組織胺引發敏感的症狀；所以每一口食物都要細嚼三十～四十下才慢慢吞下，並且在吃食物一半的時候，取溫活性好水或純水服用可增加胃酸，協助分化食物及吸收營養成分的胃酸素營養品和可用來增加酶素，幫助消化及營養吸收的消化酶素營養品來幫助消化和吸收養分。

氣喘

Q 小孩過敏又氣喘，真不知道到有哪些食物可吃或不可吃？

A 過敏和氣喘是身體的免疫系統和自癒系統的功能有差錯，對抗原（即食物或細菌）敵我不分的紊亂反應，分泌過多的組織胺（Histamine）引起皮膚鼻子過敏。

◎引起過敏和氣喘的起因

- 每一口食物因為太軟沒有細嚼就狼吞虎嚥的吞下去胃裡。
- 胃酸素、胃酶和消化酶素不足，沒有全部的將食物化解消化成細小的分子就被吸收進血液，引起免疫細胞以為是敵人（即細菌），才產生大量的組織胺為了要消滅它。

- 吃了不適合自己寒涼體質又太軟的食物：如香蕉、梨子、西瓜、甜瓜、哈密瓜、木瓜、豆腐、豆腐花、粥、糯米飯團和一切精緻粉做的麵包、饅頭、白糖糕、蛋糕、糕餅、甜品等等又軟又易吞的食物。
- 吃喝不對血型的食物，尤其是一切牛乳製品，如：牛奶、酸奶、牛油、奶油、披薩、乳酪、巧克力、冰淇淋、汽水、糖水、冰冷的飲料、腰果、花生和花生醬。

◎改善過敏和氣喘，這樣做

☑ **充分咀嚼助消化**——首先改變吃的習慣方式，每一口食物都要細嚼三十~四十下才吞下，並停止再吃喝上述的一切食品。

☑ **喝營養蔬果汁排毒送養分**——之後要強化腎臟的過濾功能，可以依照《讓食物與運動成為你的健康良藥》第三二六頁的「腎臟衰竭的特別蔬果汁」的食材，再加多老薑、多黑胡椒粒（**可以由小量慢慢的增加到手腳都很溫暖時才停止再升高份量**）、無核紅棗九粒、枸杞兩大湯匙和水溶膠銀水（silver hydrosol）六十西西後，才打兩分鐘：可以早上喝一杯，中午喝一杯和下午喝一杯。

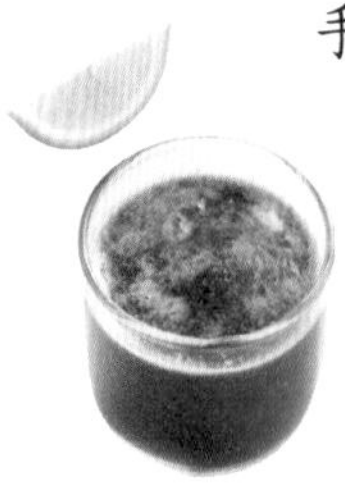

▲巴西利、香菜、青椰子汁及好水攪打成的蔬果汁飲用，提升腎臟機能。

☑ **補充身體的能量營養1**——早、中、晚空腹或吃前半小時，放水溶膠銀水（silver hydrosol）三十西西於口中，如漱口般左右滾動一至二分鐘才慢慢吞下，吞完後十～十五分鐘，取微溫水服用可幫助平衡大腸生態、幫助消化，促進排便的益生菌營養品、可消炎抗菌，強化人體免疫力的營養品、可調整神經系統及提升腎功能的營養品和可調整腎臟肝臟的排毒及加強免疫功能的清肝素營養品。

☑ **補充身體的能量營養2**——每一餐吃一半的時候，取一杯溫水服用可增加胃酸，協助分化食物及吸收營養成分的胃酸素營養品、可用來增加酶素，幫助消化及營養吸收的消化酶素營養品和含有輔酶素 CoQ_{10} 的營養品來幫助分解消化食物和吸收養分。

☑ **用呼吸運動增加肺能量**——每一至二小時用三五七的深呼吸運動的方法（詳見附錄第二九五頁），做十幾下，一天做五至七次。

☑ **噴鼻殺病毒**——將水溶膠銀水（silver hydrosol）裝入一個噴瓶，晚上睡前躺在床上時，將噴頭靠近各一個鼻孔大力的噴射四至五下，直至有流入喉嚨的感覺。

☑ **三餐飲食建議**——取蒸熟小南瓜1/3個，連皮帶籽放入蔬果機，也放入一個去皮去籽的大酪梨（如小的就二至三個）、生開心果十幾粒、生核桃十幾粒、切細的老椰子肉半杯（或罐頭椰子奶）、老薑一英吋、黑胡椒粒十幾粒、純水 H_2O 兩杯或三杯（或活性好水），打二分鐘，分成三份，早上、中午、下午各喝一份。

☑ **通鼻竇好呼吸＋對症按法**——取一兩滴優質按摩油於手心，雙手大力磨擦五至六下，將雙手蓋緊鼻子大力呼吸五至六下來打通鼻竇易於呼吸，一天可以做五至六次。然後，也將優質按摩油點於手心後，按摩胸部；也塗優質按摩油於雙足肺的反射區和雙足背，大力按壓，每一處二分鐘，一天二次。

☑ **每天排清宿便，維持腸道健康**——一定要保持天天有最少三次大便；如沒有，買纖維粉和椰子油，開始時由小量的一大湯匙纖維粉和半湯匙（或一大湯匙）的椰子油放入一大杯微溫的杏仁奶，混合均勻後立刻喝下，早上一次，下午一次，並在一天內慢慢喝了少許海鹽的純 H_2O 純水或活性好水六至八杯；如此做了一個星期還沒有達到三次，可以慢慢每一個星期調整升高一次纖維粉和椰子油，直至天天有三次或四次大便，就可以調整免疫細胞的紊亂，因為大腸有三分之二的免疫細胞，大腸潔淨就能使免疫易於發揮功能。

Q 七歲小兒氣喘，應如何用食療來改善？

A 那麼就不要再吃喝以下的東西：

☒ 一切牛奶製品，包括：牛奶、牛油、奶油、乳酪、酸奶、披薩、冰淇淋、巧克力。

☒ 一切香蕉、梨子、西瓜、哈密瓜、甜瓜、木瓜、豆腐、豆漿、花生醬。

☒ 一切精緻粉做的食品、甜品、蛋糕、糕餅、餅乾。

☒ 一切汽水、瓶裝的果汁飲料、冰冷的食物、加冰的飲品。

☒ 一切飼料中添加激素、抗生素養大的動物肉類、肉湯。

要吃喝和做以下的事項：

☑ **補充身體的能量營養**——早、下午、晚上放三十西西的水溶膠銀水（silver hydrosol）於口中，如漱口般的左右滾動兩分鐘才吞下，一天三次，喝完水溶膠銀水（silver hydrosol）後二十~三十分鐘，用一杯加了少許海鹽的微溫活性好水服用可幫助平衡大腸生態、幫助消化，促進排便的益生菌營養品及可消炎抗菌、強化人體免疫力的營養品（**打開膠囊將粉放在舌上用水沖下**），一天三次。

☑ **肉類攝取法**——每週關於肉類攝取，A血型只能吃一次、AB血型吃兩次、B血型吃兩次、O血型吃三至四次，但這時候只能吃加橄欖油的罐頭沙丁魚，吃時要加香菜、黑胡椒粉、薑黃粉。

☑ **煮漢方茶飲**——打碎一個羅漢果放入湯鍋，加老薑十片、薑黃粉一茶匙、黑胡椒粒十五顆、北蓍十片、紅棗十粒、切細黨蔘三條、吉林蔘三至五片、絞股藍一茶包（七葉膽茶，打開茶包）、活性好水八杯，以大火煮沸，轉中火煮約兩小時，裝入保溫杯，每次倒半杯溫喝，一天三次（可能會有點微瀉，這是正常的現象），小孩每天也要有三至四次大便，才正常才不會生病。

☑ **煮化痰蔬菜湯**——材料用西洋菜、綠椰菜花、香菜、老薑、薑黃粉、蒜頭、迷迭香、百里香粉、活性好水煮成蔬菜湯來喝，要溫喝才能化痰。

☑ **肺部熱氣敷**——用兩個裝了熱水的熱水袋，放於小孩背後的肺部後，並用被子蓋約二十～三十分鐘，早晚各一次。

☑ **對症按摩法**——用優質按摩油小量塗雙手後，磨擦雙手熱後，放在小孩前肺的方位，上下的推按五分鐘後，用被子蓋二十～三十分鐘，也塗優質按摩油於雙足肺的反射區，用大拇指按壓二至三分鐘，一天兩次。

☑ **治氣喘食療粥**——用糙米、紅米、黑米、高粱米（或薏仁米）、蓮子，加老薑多片、薑黃粉、蒜頭五小瓣、香菜，打開絞股藍茶（即七葉膽茶）一茶包放入米中，加入活性好水煮成飯或粥，吃前加奇亞籽油、芝麻油及枸杞子。

Q 因為氣喘長期吃藥而骨質流失影響脊椎，該如何用飲食或運動改善？

A 如果因氣喘而長期服藥，這是錯誤的選擇，因為沒有任何一種藥能醫好治好氣喘，只是控制病情而已，而且長期使用噴鼻藥劑會傷眼睛、傷腎、傷肺、傷骨骼。若要真正改善氣喘必須執行：

☒ 要立刻停止吃一切香蕉、梨子、西瓜、甜瓜、哈密瓜、木瓜、絲瓜、冬瓜、佛手瓜、山竹、花生、腰果、花生醬及一切堅果醬。

☒ 要立刻停止一切牛奶及牛奶製品。

☒ 要立刻停止一切由冰箱拿出的冰冷食物、冰水、冰淇淋、一切汽水、一切瓶裝的茶和果汁飲料。

☒ 要停止一切菸酒及含酒精的飲料及停止一切精緻粉做的食品和甜品。

☒ 要停止一切飼料養大的動物肉類、肉湯、醃滷肉類、人工養殖的海產。

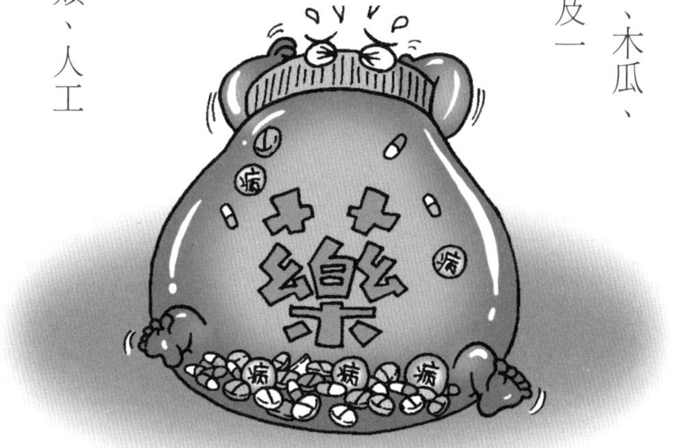

▲ 長期服用藥物不容易察覺身體異變的狀況，最好是改變飲食及運動，提升健康力。

◎改善長期氣喘而骨質流失影響脊椎，這樣做

☑ **喝營養蔬果汁排毒送養分**——依照「清血毒全營養蔬果汁」的食材（詳見附錄第二九〇頁），加入蜂花粉（**要由極小量的1/8小匙開始慢慢升高至三小匙，以免敏感突發**），加更多的老薑（**也一樣要慢慢增加份量**），再加黑胡椒粒（**也一樣由五粒慢慢升到沒氣喘**）、乾羅漢果半顆、絞股藍茶一茶包（**七葉膽茶，只要茶葉**）和水溶膠銀水（silver hydrosol）六十西西後，才打一天要喝完的六杯蔬果汁。

☑ **微溫蔬果汁飲用法**——剛打好的蔬果汁是微溫，所以早上兩杯當作的早餐，剩下的千萬不要放冰箱，只放室溫，喝時要加熱水混勻或微溫才喝。

☑ **改善氣喘、強化骨質食療方**——取酪梨一顆（**去皮去籽**）、蒸熟的南瓜1/4個（**連瓜連籽**）、老薑五大片、黑胡椒粒十粒、生開心果（**去殼**）十~二十粒、活性好水一杯半、水溶膠銀水（silver hydrosol）三十西西、卵磷脂一大匙，放入強馬力蔬果機攪打二分鐘，打好後分成三份，早上、下午、晚上各吃一份（**不可放冰箱！**）

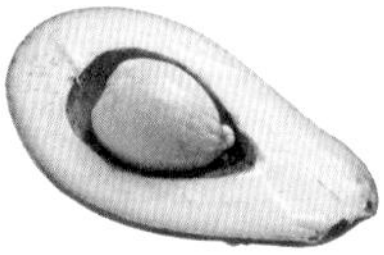

☑ **補充身體的能量營養**——午餐晚餐之前一小時都要先慢慢喝一杯微溫蔬果汁，之後午餐才吃加了很多老薑片和黑胡椒粒的水煮半熟的蔬菜，吃前加純椰子油、杏仁油，也

可加兩條罐頭沙丁魚；晚餐也可吃五穀豆米飯（詳見附錄第二九三頁），但豆類要選發芽的紅豆和扁豆，吃前加純椰子油、椰子油、黑胡椒粉，慢慢吃完。

☑ **自然陽光與運動是人體健康重要的元素**——可以在強陽光下快步走時配合三五七的深呼吸運動（詳見附錄第二九五頁）；強陽光的紫外線會讓腦部製造出更多的血清素，而血清素（Serotonin）又是製造多巴明和黑激素的前軀（Precursor）；多巴明可以幫助消除焦慮憂鬱、情緒低落，黑激素會改善睡眠品質及防止掉髮。也可以在家做「養生調息運動」（參閱《讓食物與運動成為你的健康良藥》第三二八頁），早晚各一次。

咳嗽

Q 長期咳嗽該用怎樣的食療來調整與保養身體？

A 肺部浸潤或積水都是因為長期有咳嗽，服用止咳藥和吃錯食物引起的，所以現在要立刻：

☒ 停止再吃一切香蕉、西瓜、哈密瓜、甜瓜、木瓜、冬瓜、絲瓜、佛手瓜。

☒ 停止再吃一切從冰箱拿出的食物（如冰水、冰飲料）。

☒ 停止再吃一切牛奶製品，一切豆腐、豆乾、豆漿、綠豆、冬粉，一切菇類（但白磨菇例外，但吃時要加多老薑和黑胡椒粉）。

☒ 停止一切精緻粉做的食品、甜品、糕餅、餅乾和白飯。

☒ 停止吃一切飼料養大的動物肉類、肉湯、人工飼養的海產。

☒ 停止一切煎炸炒烤燒的食物。

◎改善長期咳嗽，這樣做

☑ **喝「羅漢果茶」**——取羅漢果一顆，加入北耆七片（或黃耆）、紅棗七粒、老薑（連皮）十片、南北杏十粒、黨蔘六條切片、薑黃粉和黑胡椒粒適量、活性好水六杯（更詳細作法參閱《讓食物與運動成為你的健康良藥》第一一六及一一八頁詳細說明），但老薑、薑黃粉和黑胡椒，要再慢慢加高份量，直至手腳變溫暖。

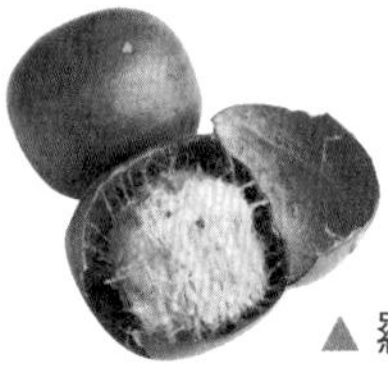
▲羅漢果

☑ **肺部熱氣敷**——早晚將兩個裝滿熱水的熱水袋，放在背部的肺部位置後，蓋好被子熱敷二十分鐘。

☑ **對症按摩法**——用優質按摩油塗於雙足肺的反射區，大力的用大拇指按壓每一腳兩分鐘，痛的地方要多按壓一點，早晚各二至三次。

☑ **頸部防冷風**——也用一條厚圍巾，蓋住整個頸部保暖。

☑ **積水多要抽水**——如有肺部積水太多，躺下來就會出現咳嗽，那麼一定要去醫院抽水出來。

☑ **漱口殺病毒**——每半小時取水溶膠銀水（silver hydrosol）三十西西於口中，如漱口般左右滾動一分鐘，才慢慢一滴一滴的吞下，一天做十二次，連續做十五天；之後改為每一小時一次，一天做八次，連續做十五天；之後改為早上、中午、下午、晚上各一次直至痊癒。

☑ **補充身體的能量營養1**——早中晚空腹或吃前半小時取微溫水服用可幫助平衡大腸生態，幫助消化，促進排便的益生菌營養品、可消炎抗菌，強化人體免疫力的營養品和含可幫助血液循環，增加心臟功能及細胞產生能量的輔酶素營養品。

☑ **補充身體的能量營養2**——每一餐吃一半的時候，取溫水服用可增加胃酸，協助分化食物及吸收營養成分的胃酸素營養品、可用來增加酶素，幫助消化及營養吸收的消化酶素營養品、可調整腎臟肝臟的排毒及加強免疫功能的清肝素營養品和可調整神經系統及提升腎功能的營養品，之後才繼續吃完食物。

☑ **每天排清宿便，維持腸道健康**──天天一定要有三至四次大便，就算是腹瀉也不要緊，因為腸通就能解肺困！如沒有辦法有四次，可以買無加糖無加調味的纖維粉和椰子油來幫助。

☑ **水份補充法**──天天一定要慢慢喝六至八杯用活性好水沖泡的韓國人蔘茶（詳見附錄第二九三頁，不算羅漢果茶的份量）。

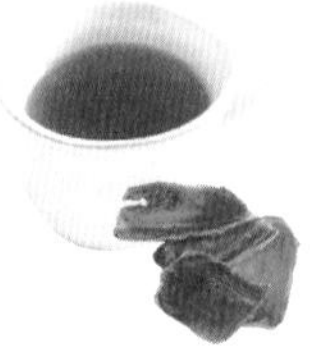
▲人蔘茶

☑ **改善咳嗽食療方**──每次可以慢慢細嚼十幾粒生開心果和生核桃，一天兩次，或取生開心果二十幾粒、核桃十幾粒、活性好水一杯、老薑幾片和黑胡椒粒十幾粒一起打成奶溫喝，早上喝一半、晚上喝一半，要溫喝才有效。

☑ **喝營養蔬果汁排毒送養分**──依照「清血毒全營養蔬果汁」的食材（詳見附錄第二九〇頁），再加更多的老薑、薑黃粉，多加黑胡椒（慢慢的升高份量直至手腳溫暖），絞股藍茶一茶包（即七葉膽茶，打開茶包，只要茶葉）和水溶膠銀水（silver hydrosol）六十西西後，才打一天要喝完的六杯蔬果汁。

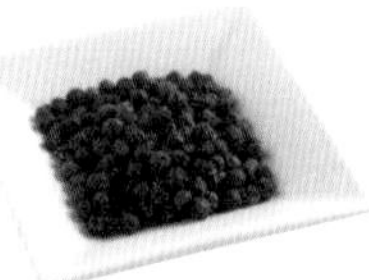
▲黑胡椒

☑ **用呼吸運動增加肺能量**──每天也要每一小時做三五七的深呼吸運動（詳見附錄第二九五頁），一次十幾下。

Q 健康檢查顯示肺臟非小細胞癌指標有偏高一點點，怎麼辦？

A 肺臟有非小細胞癌指數高，應多注意飲食問題，建議如下內容：

☒ 避免抽菸及喝一切含有酒精成分的飲品，禁吃一切香蕉、梨、西瓜、甜瓜、哈密瓜、木瓜、豆漿、豆腐。

☒ 避免一切含有酒精的飲料、一切汽水、一切瓶裝加糖的茶和果汁飲料、一切冰冷的飲料和食物。

☒ 也不能吃一切飼料養大的動物肉類、肉湯、醃滷食物，尤其是一切牛乳製品、人工養殖的海產。

☒ 也不能吃一切精緻粉做的食品和甜品。

☑ **喝營養蔬果汁排毒送養分**——依照「清血毒全營養蔬果汁」的食材（**詳見附錄第二九〇頁**），再加更多的老薑、薑黃粉和黑胡椒粒（**慢慢增加份量**）、絞股藍茶兩茶包（**即七葉膽茶，打開茶包，只要茶葉**）和水溶膠銀水（**silver hydrosol**）六十西西後，才打一天要喝完的六杯蔬果汁，連續喝六個月將會讓指數下降。

感冒

Q 可以靠喝蔬果汁或運動來防範細菌或病毒嗎？

A 二十一世紀的科技方面已經進步到如同光速的步伐，如果有足夠的錢財還可以坐太空艙到太空旅行！但在醫學研究方面，不知花了多少的人力、精力、財力與時間，還是無法完全解決新時代的病毒，包括癌症在內的一切慢性病，唯獨抗生素在二十世紀對細菌、病毒感染的急性病，還算有優越的成績！

但是到了今天的二十一世紀，感染超級抗藥菌，如MRSA（又稱食肉菌）及新型病毒（如VSV-EBV的伊波拉病毒），還是無法立刻用超強的抗生素藥物，以及最新研發的抗病毒藥物來徹底解決或消滅，更讓牠們有越來越兇猛、越猖狂惡化及蔓延擴散的傾向。為什麼會這樣呢？問題發生在出發點上的不同，而得到不一樣的效果。科技的研究者出發點是思考「為什麼？」，譬如：

為什麼音速會這麼快？

為什麼光速會這麼快？

為什麼蘋果會向下掉？

為什麼不能將遠方兩地的親朋好友拉近？

因為常常在發問「為什麼？」，科學家才會找到答案，才會找到地心吸引力，才會發明超音波機，才會發射太空艙，才會有蘋果公司一代代的新手機……。

反觀醫學的研究專家及科學家卻不去積極找出「為什麼會有慢性病？」、「為什麼會有癌症？」、「為什麼會有伊波拉病毒？」，而是將時間、精力、財力及注意力集中在找出「用什麼藥物或方法來治療癌症？」、「用什麼藥物來治療伊波拉病毒？」卻不先找出「為什麼會有某種病？」，換言之，不先找出生病的根源，就無法解決及杜絕病根，所以藥物只能暫時將病症控制下來、只能治標，要長期的服用治療才不會復發！雖然藥物有很多不良的副作用，病人還是肯乖乖聽話的繼續服用治療，完全沒有考量藥物殘留在體內毒素的問題。

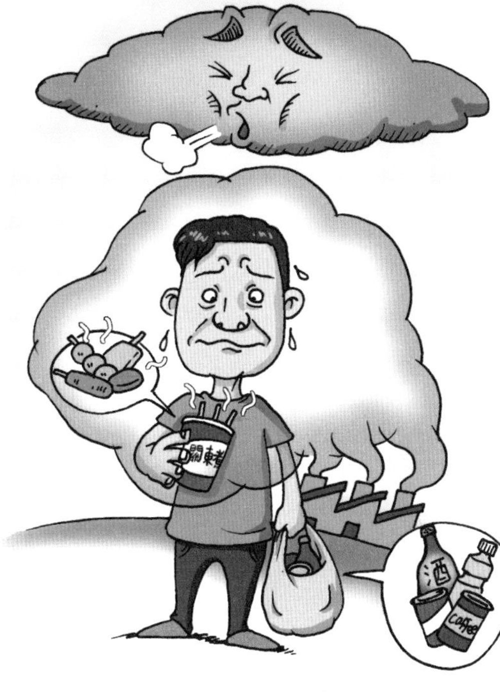

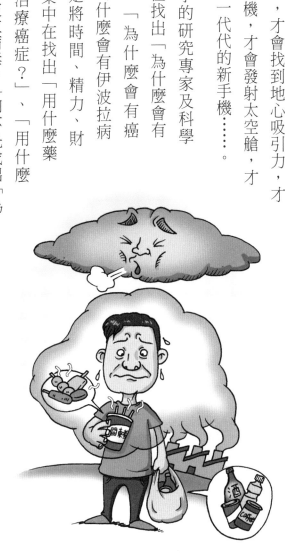

◎大自然污染是細菌及病毒猖狂蔓延的原兇

事實上，我們身體不是因為缺乏藥物的治療而生病，而是缺乏提供足夠的乾淨有機全營養食物給身體的五臟六腑，包括免疫與自癒系統及身體的內在和外在環境太過污染而生病！在此舉例說明，讓大家更容易明白：

以前養雞的飼主，是讓雞群吃米糠加混有穀殼的米，並且讓雞群在強陽光下到處跑、到處挖土找蟲吃。**米糠是含有最豐富的植物生化素及最好的有機營養素**，可用來提升免疫及自癒功能；帶殼的米有齊全碳水化合物、脂肪、微生素、微量素、礦物質、蛋白質、酶素等等，可提供乾淨有機營養給五臟六腑能正常的運作；雞群自己在強陽光下到處跑挖土找蟲會增加抗菌又保骨的維生素D_3，加強活動力、體力及增加肌肉的韌彈性；這樣的養雞方法，雞群才會很健康結實。以前根本沒聽說過雞會生病，或是有禽流感的事件發生……。

如果真的想吃肉，就是要吃這樣養大的有機多營養的雞肉，吃時會很鮮甜、有香味、有Q韌感，對身體健康才有助益。**但再怎樣乾淨營養的肉類也不能常常吃，因為一切動物肉類都是酸性，會使血液過酸、損壞五臟六腑，使肌肉骨胳酸痛及破壞神經系統，引發慢性病、**

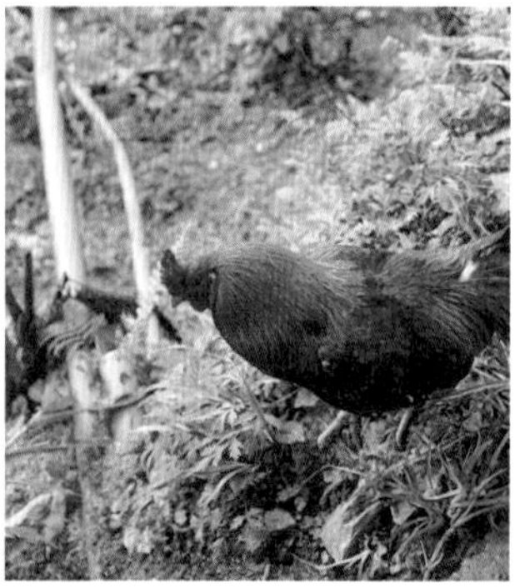

▲隨著時代的變遷，現代養雞法完全與早期年代不相同，所以雞肉養分也逐轉變少。

癌症及細菌病毒的入侵。

反觀現代的養雞方法是將雞群關在擁擠的大鐵籠或柵欄空間裡，讓雞群天天吃加了殺蟲劑，加了抗生素，吃人造生長激素的飼料，也讓牠們在同一個臭氣沖天又狹窄的地方放糞屎廢物，又沒有空間讓雞群伸展活動；**再加上雞群還沒有生病時，就先給服用抗生素會降低免疫功能，等到有病時，細菌病毒已慣藥性變成超級抗藥菌，讓衰弱的免疫軍隊無法抵抗病毒的入侵！**

雞群長期關在鐵籠或柵欄內有這麼多的毒素，這樣養的雞群怎麼會不生病？怎麼不會有禽流感病毒感染？可憐的是，其中有一隻生病，全部雞群都遭殃！以致讓養雞的商人血本兩虧，還不覺悟的去找出原因，反而變本加厲，添加更多的抗生素及賀爾蒙激素放入飼料餵養雞群；就算這些雞群不生病，能供應市場的需求。**女性**（包括小女孩）**吃了這樣養的雞肉**（尤其是雞皮）**，可能導致分泌較多的雄性荷爾蒙，讓經期變得不規律，甚至體毛變多、上唇周邊長出細小鬍鬚、也影響乳房正常發育、掉髮等；男性也可能出現喉結或睪丸變大、解尿困難、血壓飆升、性慾退化以及出現禿頭危機，**如此一來只為滿足酥脆好吃口感，卻沒有讓身體得到營養，還將抗生素及賀爾蒙激素的殘留毒素累積於身體內，還是忌口為妙！

最沒公德的是：飼養業者若用水管噴頭清洗雞籠，將廢物連同掉入糞屎中的飼料一起跟隨污水流入河道進入大海裡，不但會污染河水、海水，也讓水中的魚群病亡，飛鳥、水鴨爭先恐後的飛來游來搶吃飼料，導致死傷無數，而人類若未能及時防範，禽流感病毒恐怕就這樣擴散開來！

人類接觸了這些飛禽也有可能會感染病毒，加上**常吃添加抗生素及生長激素的肉類，又會降低免疫功能而使身體容易得到感染，甚至也可能會帶來肺癌及腸癌的危機！**伊波拉病毒會於非洲蔓延主因是三餐主食以肉類為主，而這些動物恐怕有遭到污染飼料的疑慮，因此不可不慎！

另外，用上述**不適當的黑心養畜方法，不僅養出有害健康的動物肉類；大量動物糞屎廢物發出無數的氮氣沼氣，也會快速的造成大自然環境污染，**及將種植的雜糧拿去做飼料，更造成全球糧食短缺的危機。

◎做好體內外環保、有益健康也能保護地球

如果人類不再大量的吃肉類，畜牧業者就不會大量的養殖牲畜，也就沒有大量糞屎廢物的污穢水道，細菌病毒就不容易繁殖，人類就有更多的面積種植五穀雜糧救濟飢餓的人群！

祖先已經很清楚的告訴我們：天地人是一體！人類天天吃污染的食物，喝污染的水

分及吸收污染的空氣，則會帶來不健全的身心靈身體及不健康的大自然環境，導致現在到處都有家禽野鳥及人群受到細菌及病毒的感染，甚至氣候變遷帶來異常的天災人禍不斷……，最終是人類生病了，地球也生病了，請大家要及時覺悟，多多愛護環境保護地球吧！

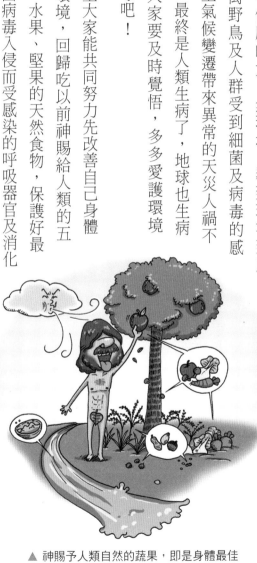

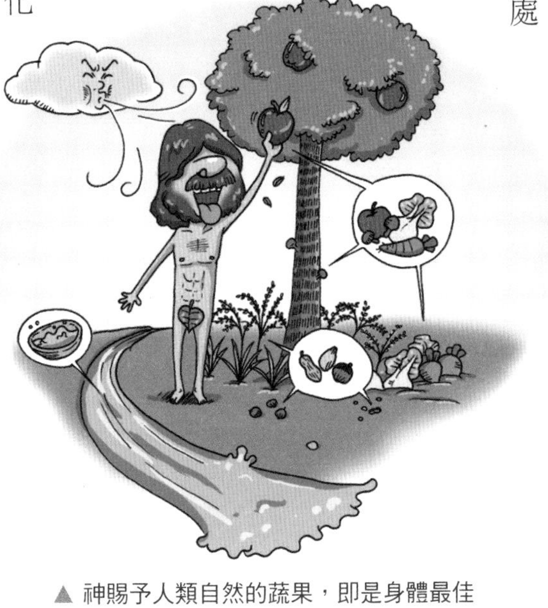
▲ 神賜予人類自然的蔬果，即是身體最佳的營養來源。

希望大家能共同努力先改善自己身體的內在環境，回歸吃以前神賜給人類的五穀雜糧、水果、堅果的天然食物，保護好最易受細菌病毒入侵而受感染的呼吸器官及消化系統，中醫累積幾千年的精華理論提及：肺與大腸都屬金，肺為陰金，大腸為陽金；**乾淨的大腸能幫助解決肺臟的問題，處理好肺臟的功能也能改善大腸通暢及大腸的相關病症**。換言之，照顧好自己的身體，才有能力影響他人，一起努力保護地球以及下一代！

照顧好自己就要先預防這些病毒及細菌入侵身體的消化系統及呼吸器官，首先要立刻停止吃會污染及傷害這兩個器官的飲食：

☒ 忌吃用激素飼料養的一切動物肉類或動物蛋白質，如：奶製品、海鮮、雞、豬、牛、羊等。

☒ 忌吃一切煎炸炒烤燒及滷醃的食物。

☒ 忌吃一切加工的食物及粉製品。

☒ 忌吃蕉類、梨子、柿子及一切瓜類的水果。

☒ 忌吃豆腐、豆花、豆漿及一切葱、含有生長激素的芽菜及豆芽菜。

☒ 忌喝一切瓶裝的飲料，一切加糖的甜品和糖果、含有農藥茶葉泡的茶及菸酒。

☒ 忌熬夜過勞、遠離有輻射線的電腦、手機、微波爐及電視。

☒ 忌太情緒化，太負面的憂傷、易怒、太執著在意任何人、物與事。

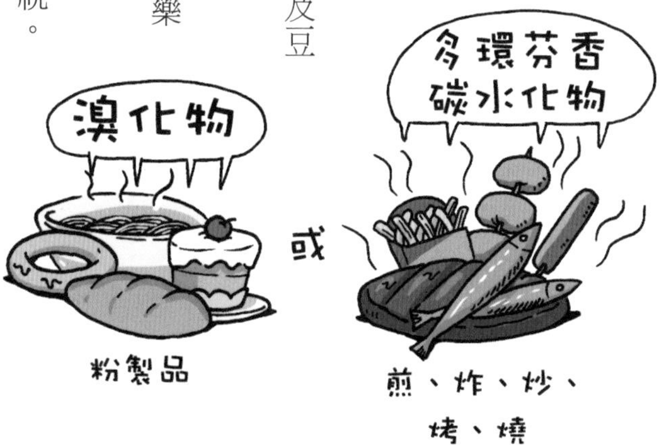

◎ 清理身體的毒素，這樣做

☑ **喝營養蔬果汁排毒送養分**——天天要喝六杯「清血毒全營養蔬果汁」（詳見附錄第二九〇頁），連續喝了一星期後，改為天天喝六杯「強化肺腸的蔬果汁」（參閱《不一樣的自然養生法》第二四四頁），也連續喝一個星期；每個星期輪流喝「清血毒全營養蔬果汁」和「強化肺腸蔬果汁」約四個月後，就可改為每個月有三個星期天天喝四杯「強化肺腸的蔬果汁」及一個星期「清血毒全營養蔬果汁」。

☑ **抗病毒飲食建議1**——天天早中晚都要吃用活性好水或蒸餾水，加了海鹽、老薑及黑胡椒或辣椒和少量蒜頭煮的熱蔬菜湯，也可以吃任何水煮的蔬菜，尤其要多吃蕈菇類和海藻，或海帶、紫菜，但要儘量多加老薑、黑胡椒、辣椒和少量蒜頭。

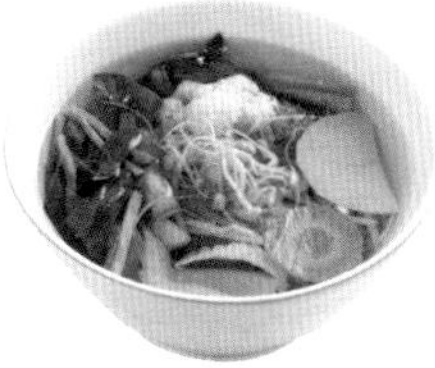
▲ 微煮熟的蔬菜湯，可以不破壞自然食材的養分。

☑ **抗病毒飲食建議2**——用高粱米或紫糯米，加　豆或赤小豆（**能發點芽最好**），再加紅珊瑚藻或海帶、少量蒜頭、很多老薑、黑胡椒及活性好水或蒸餾水煮的飯或粥；吃之前先加些切細碎的香菜、九層塔及純椰子油（**或優質橄欖油**）拌著吃。

☑ **每天排清宿便，維持腸道健康**——天天保持最少有四次大便，如沒法做到，可買粗糙無調味的纖維粉，開始時由一大湯匙的纖維粉（**慢慢增加到二大湯匙或三大湯匙直到有四次大便**），加半大湯匙或一大湯匙（**使用份量隨著大便太硬或瀉肚而增加或減少**），放入一大杯（**約四百或五百西西**）杏仁奶（**或燕麥奶、堅果奶**），輕輕混勻後快速喝下。早上任何時間喝一次，下午再一次，並且每天都要分開時間慢慢喝八杯，加了少許海鹽的溫活性好水及蒸餾水（**各四杯交替喝**）。

☑ **早晚做調養運動，增加活力、抗老化**——多休息、早睡及常在乾淨的空間做二十分鐘的快步走路，並做三七五深呼吸運動及在家中做養生調息運動，建議多做第九式可加強血液循環及調整氣血的運動（**參閱《讓食物與運動成為你的健康良藥》第三四六頁**），有助排便順暢、增強新陳代謝！

☑ **足浴按摩＋熱茶飲**——每天晚餐後一小時，用一盆熱水（**約攝氏四十二度**）加入硫酸鎂（**瀉鹽**）及老薑幾片，浸泡雙腳（**水要浸過三陰交穴位**），並用小毛巾上下擦雙足背，直至全身感覺熱或稍微流汗，才用毛巾擦乾雙腳（**促進血液循環**）；之後用優質按摩油擦於雙腳的肺、子宮（**攝護腺**）、卵巢（**睪丸**）、膀胱、大腸的反射區及三陰交，之後用大姆指大力的按摩及按壓每個反射區一分鐘；做完後，慢慢喝一大杯加了少許海鹽及枸杞人蔘沖泡的溫活性好水茶飲，或加北薯、老薑及羅漢果煮的養生茶（**兩種茶飲最好隔天交替喝**）。

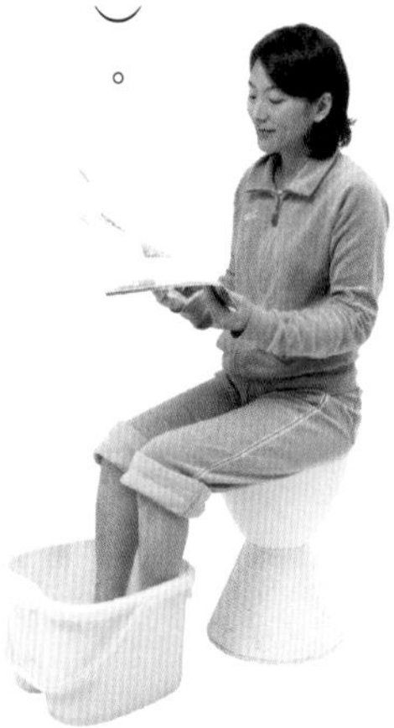

▲足浴可提升氣血循環，提升代謝力。

◎防治細菌病毒感染的特別武器：海菜

在《不一樣的自然養生法》（**參閱第七十五至第八十二頁**）或《全彩圖解珍藏版不一樣的自然養生法》（**參閱第一〇〇頁至第一〇七頁**）中，我已經教大家在平時怎樣服用維生素D_3來保健骨骼、加強免疫系統功能及在冬天惡劣的時節，怎樣用極高份量的維生素D_3來防治傷風感冒及流行性感冒，我要再分享一個更強的天然武器：海菜。

這些**海菜的種類所含有的一切營養成分總量及質量是陸地上任何蔬菜無可匹敵**的，譬如海菜的種類含鐵量，從以前到現在還是擁有三十毫克份量，並沒有變質，但是根據英國科學家的研究報告分析，陸地上種植的菠菜，在一九五〇年含鐵量是十五毫克，而現今的環境種植的菠菜含鐵量只有不到三毫克。海菜含有最齊全的營養素，對人體的健康具有以下的功能：

- 能修補細胞及年輕化細胞內被自由基破壞受損的基因因子。
- 平衡內分泌腺系統的賀爾蒙激素的分泌。
- 強化呼吸器官黏膜的黏度而防止發炎與被感染。

防治細菌的天然武器：海菜

海菜，包括海洋鹹水及湖池淡水生產的海帶（如昆布、紫菜、海帶芽、裙帶菜、綠藻、褐藻、紅藻、藍藻、螺旋藻、紅珊瑚藻、褐珊瑚藻等等），幾十種水上無根的植物蔬菜。

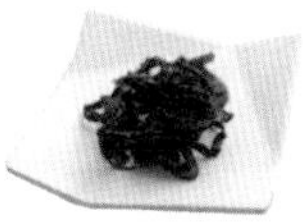
裙帶菜

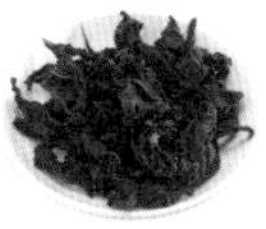
海帶芽

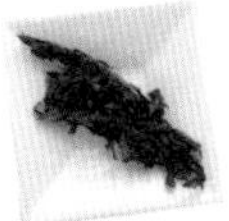
紫菜

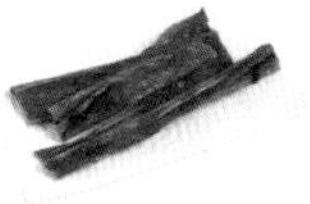
昆布

海菜含有身體極需要的所有活性礦物質、碳水化合物、蛋白質、齊全的二十二種氨基酸、維生素、微量素、酶素、油酸及齊全的植物生化素和抗氧素等。

- 調理甲狀腺的新陳代謝、幫助肝臟恢復排毒功能。
- 提升免疫系統的打擊細菌、病毒、黴菌及寄生蟲，吸取並排出體外的重金屬、毒素及輻射線。
- 降低膽固醇、三酸甘油酯、血壓及血糖，防止心臟病、帕金森氏症及失智症。
- 提升防癌及懷孕的機率。
- 最重要的是含有激發幹細胞活躍的植物生化素，而加速修補更新細胞的工作。

要達到保健，**最好天天都能吃些不同種類的海藻**，但要小心為要：海菜是很寒涼的食物，所以煮時及**吃時都要添加很多的黑胡椒粉、老薑絲、辣椒及薑黃粉來平衡陰陽的差異，不然反而會出現手腳冰冷、咳嗽、哮喘、頭暈無力等不良的異常反應！**

Q 感冒時，如何用自然養生法來改善症狀，或有哪些食物不能吃？

A 因為現在生活環境的空氣太污染，二氧化碳的含量太高而氧氣卻越來越稀少，導致我們的肺臟無法得到所需的足夠氧氣而衰弱，無法排出廢物毒物及阻擋外侵的細菌和病毒。

我們污染的生活環境周遭都佈滿了細菌、菇菌、霉菌和病毒，跟隨著污染的空氣飄浮於我們的身邊，隨時等待機會由鼻子或由嘴巴入侵到我們的身體。

當工作過多造成身體過度疲勞，加上熬夜及吃喝不對和不定時作息的時候，免疫功能就會下降，此刻病毒就會立刻乘機入侵，引起傷風感冒，像是最新流感病毒「中東呼吸綜合病症（MERS）」等等的發生。

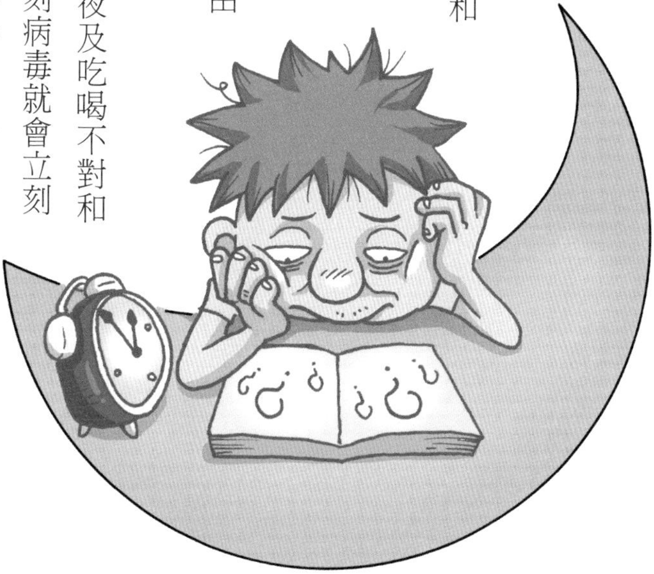

▲ 熬夜會錯失身體修護細胞的機制，降低免疫力。

當發生上述的病症到醫院治療時，開立的藥物都不見得立即見效，甚至失效，因為病毒會隨時變形、變種和變成抗藥病毒，所以要**防止感冒和殺死已經入侵的病毒**（即已經感冒），**唯一能自救的方法，就是要強化我們的肺臟和免疫功能**，才是上策！要達到這個目的，首先就不要再吃喝會降低肺臟和免疫功能的東西，即：

☒ 停止吃一切香蕉、梨子、西瓜、甜瓜、木瓜、哈密瓜、冬瓜、佛手瓜、山竹、豆腐、豆漿、豆腐花，一切茶葉沖泡的茶（包括綠茶）。

☒ 停止吃喝由冰箱拿出來的冰冷食物，冰水、汽水、一切瓶裝加糖的果汁飲料，尤其是牛奶、酸奶、冰淇淋、乳酪、花生醬和一切做成醬料的加工食品。

☒ 停止一切用苦茶油、橄欖油、花生油來煎炸炒烤燒的食物。

☒ 停止一切飼料養大的動物肉類和肉湯。

☒ 也停止一切精緻粉做的食品和甜品。

☒ 也停止抽菸和喝一切含有酒精的飲料。

要立刻將以前已經吃喝已進入體內會傷害肺臟和降低免疫功能的毒素盡快排出體外：

☑ **喝營養蔬果汁排毒送養分**——依照「清血毒全營養蔬果汁」的食材（詳見附錄第二九

〇頁），再加更多的老薑、更多的黑胡椒粒、更多的薑黃粉、絞股藍茶兩包（即七葉膽茶，打開茶包，只要茶葉）、連籽的枇杷五顆（很重要！如買不到就算！）和水溶膠銀水（silver hydrosol）九十西西後，才打一天要喝完的七杯蔬果汁。早上剛打好的蔬果汁是微溫的，可以喝二至三杯當作早餐；剩下的千萬不要放入冰箱；中午餐時喝二杯之前，要加入熱水使蔬果汁變溫才喝，晚餐也一樣要加入熱水才喝。在感冒的第一天只喝這七杯溫的蔬果汁，並在這一天大量慢慢交替的喝溫純水和溫活性好水，每次喝都要加入少許海鹽！

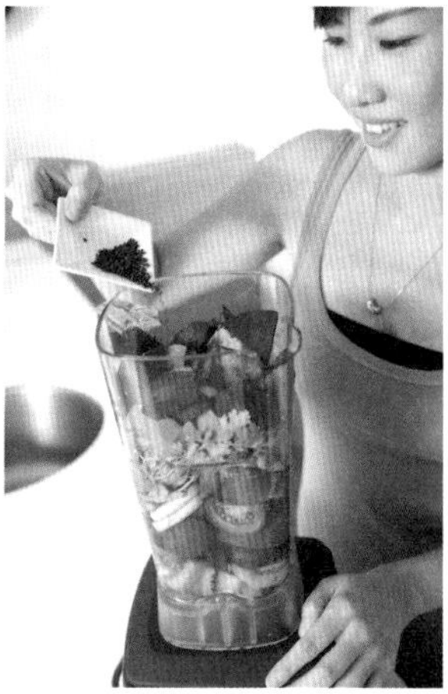

☑ **通鼻殺病毒，好呼吸**——感染了感冒或流行感冒時，一定要躺在床上閉眼多休息，並且用裝滿水溶膠銀水（silver hydrosol）的噴瓶，將噴口對準每個鼻孔，用食指大力按噴五至六下，直到水溶膠銀水（silver hydrosol）大量流入喉嚨來殺死構成咳嗽的細菌和構成流鼻水的病毒，連續每一小時噴一次，一天連續噴至少五至六次和睡前再噴一次，就能快速停止流鼻水，打噴嚏及咳嗽，同時每次噴完鼻子後，取水溶膠銀水（silver hydrosol）三十西西入口中，如漱口般滾動一至兩分鐘，並在滾動中一小點一小點的吞下。

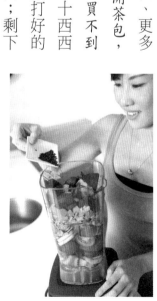

☑ **補充身體的能量營養**——同時在早、中、晚空腹時，取微溫水服用可幫助平衡大腸生態，幫助消化，促進排便的益生菌營養品來對抗壞菌及可消炎抗菌，強化人體免疫力的營養品來強化免疫功能。

☑ **通鼻竇，好呼吸＋泡足浴**——取一兩滴優質按摩油放在手中，大力快速的磨擦雙手掌五至六下後，立刻用雙手蓋緊鼻子大力的深呼吸五至六下。晚上睡前一小時，取一盆熱水，加入一些切細碎的薑浸泡雙腳，並在泡足浴的期間，按摩雙腳直到身體有微微的流汗，同時要多喝水和多休息。

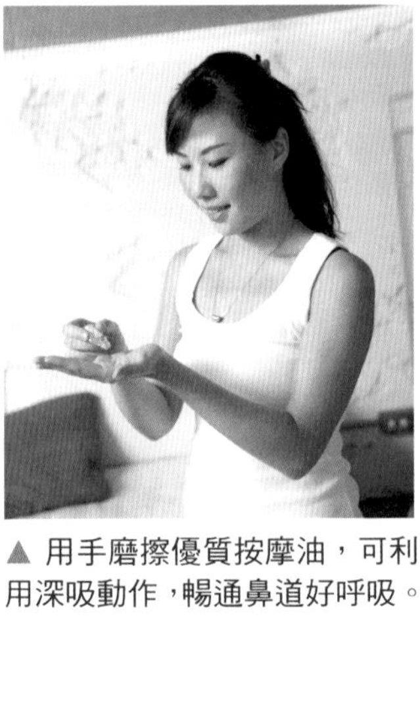
▲ 用手磨擦優質按摩油，可利用深吸動作，暢通鼻道好呼吸。

消化道保健

胃酸逆流

Q 有胃酸逆流的人可吃很酸的水果嗎？辣椒、胡椒粒是否也可吃？

A 有胃酸倒流的人是因為胃臟生產的胃酸素不足，不能幫助消化過多的食物而引起的症狀，所以吃很酸的水果，如檸檬汁、奇異果、鳳梨都能幫助胃臟消化食物，同時在每一餐吃一半的時候，要用溫水服用可增加胃酸，協助分化食物及吸收營養成分的胃酸素營養品，以及可用來增加酶素，幫助消化及營養吸收的消化酶素營養品；也可以加黑胡椒粉和老薑蓉放入食物拌好一起吃，但不能吃太多的辣椒。

脹氣

Q 脹氣嚴重，可以用自然飲食法來改善嗎？

A 如果發生了嚴重的脹氣是身體傳達我們的一個警訊，告訴我們不要再吃以下消化系統不喜歡的東西：

- ✗ 一切蛋糕、糕餅、餅乾、甜品、糖水、糖菓、蜜餞、蜜糖、巧克力、白糖糕。
- ✗ 一切精緻粉（白麵粉）做的食物：麵條、麵包、麵線、義大利麵、通心粉、米粉、河粉、粉腸、饅頭、包子等。
- ✗ 一切汽水、啤酒、有酒精的飲品，瓶罐裝的飲料。

以上所述的食物及飲料都是壞菌最喜歡的糧食，牠們吃後會在大腸產生很多臭氣帶來大腸的不適及放屁，即消化系統下部分的健康問題。如果又吃太多過量的以下食物：

☒ 煎炸炸烤燒的肉類、花生類、炒河粉、烤肉串、煎蔥油餅等。

☒ 牛奶製品，如牛奶、牛油、乳酪、冰淇淋、冰棒、酸奶、披薩、含有牛奶成分的巧克力。

則會引起胃部的不消化，產生脹氣，帶來消化系統上部分的健康問題，若要解決腸胃脹氣不消化的情形：首先要避免再吃以上述的食物及飲料，之後要將身體囤積的廢物盡快排出體外。

◎改善脹氣，這樣做

☑ **每天排清宿便，維持腸道健康**——保持天天有四次大便，如沒有，可以買無加糖無加調味的纖維粉，剛開始時取兩大湯匙的纖維粉慢慢增加到三大湯匙，或四大湯匙直到天天有四次大便，並加一大湯匙的純椰子油或中鏈椰子油（如太胖過重）來讓大便的硬度變軟，如加一大湯匙後，大便太稀就將份量減下，如大便還是太硬就將純椰子油的份量升高，自己慢慢調節適應吧。早上任何時間一次，下午再一次，並且天天要喝最少八杯的活性好水及純水來幫助大腸的蠕動易於排便。

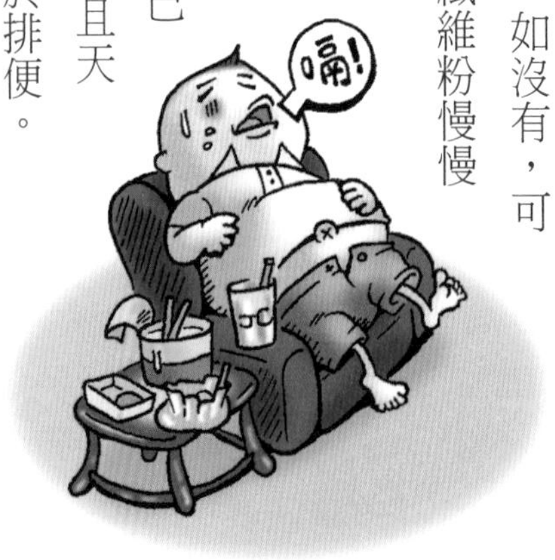

☑ **漱口殺病毒**——每天早上、下午及晚上空腹或吃前三十～四十分鐘將三十西西的水溶膠銀水（silver hydrosol）放入口中，如漱口般左右滾動大約兩分鐘才慢慢吞下，水溶膠銀水（silver hydrosol）是完全沒有任何副作用的天然抗生素，用來殺死消化系統的壞菌、腸病毒及鈎蟲。

☑ **補充身體的能量營養**——用水溶膠銀水（silver hydrosol）漱口後，大約十～二十分鐘，取一杯加了少許海鹽的微溫活性好水服用可幫助平衡大腸生態，幫助消化，促進排便的益生菌營養品及可消炎抗菌，強化人體免疫力的營養品，用來清潔消化系統殘留下來的廢物毒素，並引進有益大腸的好菌來保護大腸的健康。

胃黏膜薄

Q 對於胃黏膜薄的人，生食是否會傷胃？腸胃不好，長期喝蔬果汁會過寒嗎？

A 胃黏膜薄的人要暫時將以前吃食物的份量減少，而腸胃不好的人長期喝蔬果汁，當然不會過寒冷，如果喝的蔬果汁有加上書中的辛香料份量就可以平衡蔬果汁冷寒涼特質，同時還是防病治病的良藥，每一種辛香料都有各自的功效，怕寒冷就用老薑和黑胡椒粒來平衡就對了。

如果有加了還感覺很寒冷，就要升高老薑和黑胡椒粒的份量：老薑可以由一英吋慢慢加到三或四英吋，黑胡椒粒可以由五粒慢慢升高到三十粒或四十粒，直至感覺手腳溫暖就停留在那個份量上，長期的用。消化不佳的人要記得吃每一口都要細嚼三十～四十下再吞下，並且配合以下的飲食做調整：

☑ **漱口殺病毒**——同時早、晚空腹或吃前三十分鐘，放三十～四十西西的水溶膠銀水（silver hydrosol）於口中如漱口般的左右滾動，並在滾動中慢慢一點一點的吞下去。

☑ **補充身體的能量營養1**——吞完水溶膠銀水後五～十分鐘，取稍微溫溫的水服用可幫助平衡大腸生態，幫助消化，促進排便的益生菌營養品、可消炎抗菌，強化人體免疫力的營養品，直到有很好的改善後，可將減量營養品當作保健用。

☑ **補充身體的能量營養2**——每一餐吃一半的時候，取溫水服用可增加胃酸，協助分化食物及吸收營養成分的胃酸素營養品和可用來增加酶素，幫助消化及營養吸收的消化酶素營養品。

☑ **利用小芋頭膠質，保護胃壁**——每餐前先吃兩顆蒸熟小芋頭（每顆如檸檬大小，大約六十公克），雖然口感軟滑，記得一定要慢慢細嚼，與口水津液混合後，才吞下跟著再吃餐食，因為它的黏體膠質會敷於胃壁免受傷。

出血性胃潰瘍

Q 出血性胃潰瘍該如何飲食調理？稀飯可吃嗎？

A 出血性胃潰瘍不再吃一切動物蛋白質及牛乳製品，一切煎炸炒烤，一切精緻粉做的食品和喝一切化學飲品，然後可以依照上一題一樣吃跟做，還要再加做以下的事項：

☑ **腹部按摩助消化**——將雙手掌疊在一起，放於胃部，以順時鐘轉圓圈慢慢的按摩四十幾下，一天任何時間都可以做多次。

☑ **喝營養蔬果汁排毒送養分**——依照「清血毒全營養蔬果汁」的食材（**詳見附錄第二九〇頁**），打一天要喝完的六杯蔬果汁，堅持的喝九個月，並天天交替的喝六至八杯，就能將體內的毒素清除，讓細胞恢復健康。

☑ **用大黃根粉抗病毒**——在開始每半小時喝水溶膠銀水（silver hydrosol）後，就要放一小匙大黃根粉於口中同口水潤濕後，慢慢吞下（**中藥店有賣大黃根粉**），能抗病毒、健胃整腸。

☑ **漱口殺病毒**——每半小時將水溶膠銀水（silver hydrosol）三十西西放於口中，如漱口

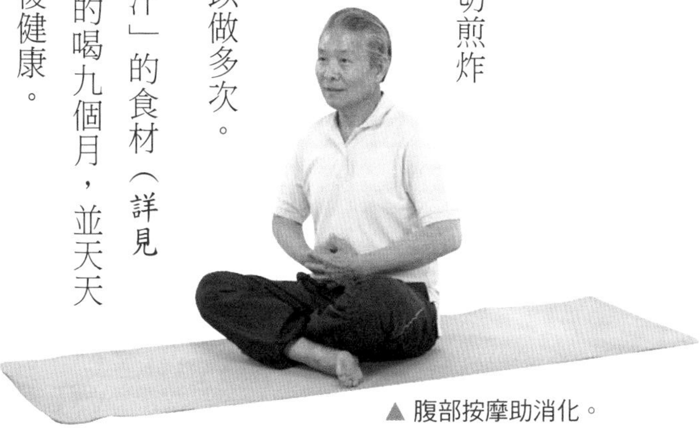

▲腹部按摩助消化。

般口中滾動一兩分鐘，並慢慢一點一點吞下去，一天連續每半小時做十二次，連續做十五天。十五天後轉為每小時做一次，一天連續做八次，連續做十五天。

☑ **補充身體的能量營養**——接著早中晚空腹或吃前半小時用水溶膠銀水（作法如上述相同）漱口，做完後十～十五分鐘取微溫活性好水，服用可幫助平衡大腸生態，幫助消化，促進排便的益生菌營養品和可消炎抗菌，強化人體免疫力的營養品（要打開膠囊將粉放於舌上用微溫活性好水沖下），一天三次。

☑ **利用小芋頭膠質，保護胃壁**——吃完營養品十五分鐘之後，每一餐都先慢慢細嚼兩個如檸檬大小蒸熟的小芋頭（大約六十克），讓口中津液同芋頭混勻後，才小量小量吞下，之後才用吸管慢慢的吸喝早餐的微溫蔬果汁。

☑ **午晚餐飲食建議**——午餐和晚餐每一口都要慢慢細嚼二十～四十下才慢慢吞下，稀飯最好用小米加薑加九層塔、香菜煮來吃，吃前加純椰子油於稀飯中。

膽囊切除

Q 切除膽囊多年，飲食是否仍需特別注意？或者可跟正常人的飲食一樣？

A 膽囊是製造膽汁的器官。當膽囊製造膽汁後送入膽管，接著流入十二指腸幫助分解消化吃進食物中的脂肪和油脂，若是因為已經沒有了膽囊，就不要再吃一切煎炸炒烤燒的食物（**只能水煮、清蒸、全生的蔬果**），因為這種經過高熱的油已經氧化，產生很多的自由基。

沒有膽汁的分解消化這些有自由基的毒油，一些會直接進入大腸，引發腹瀉，一些被肝臟吸收分解，將可用的送給每個細胞的所需，不能用的氧化毒素送進膽囊製造膽汁；但已經切除了膽囊，這些毒素只好直接流入血液，污染的血液會引起高血壓、高膽固醇、心臟病、腎臟病、消化不良，甚至癌症等等的後遺症。

☑ **補充好油，傳送細胞好能量**——身體沒有油，人容易老化、生病，所以一定要供應一些全生的好油，如純椰子油、純棕櫚油、全生的堅果、牛油果（酪梨）加入每天的食物裡面一起吃。

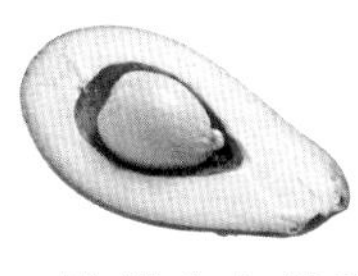

▲酪梨含有優質的油脂。

☑ **補充身體的能量營養**——每一餐吃一半的時候，取溫水服用可增加酶素，幫助消化及營養吸收的消化酶素營養品（慢慢升高）、可增加胃酸，協助分化食物及吸收營養成分的胃酸素營養品和可調整腎臟肝臟的排毒及加強免疫功能的清肝素營養品。

☑ **喝營養蔬果汁排毒送養分**——同時也要依照「清血毒全營養蔬果汁」（**詳見附錄第二九〇頁**）的食材，打一天要喝的六杯蔬果汁來將以前吃進的毒素排出，連續喝四至六個月後，就可減為四杯作保健（**早上兩杯當作早餐，午晚餐前一小時各一杯**）。

☑ **用四天清膽結石及肝毒**——並且每年在春季至入秋前七天，也要用磷酸做一次四天的排膽石（**詳見附錄第三〇〇頁**），因為這四天的排膽石也是清肝的方法。

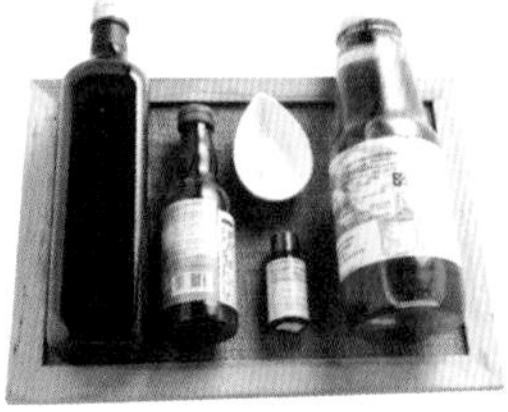

▲排膽結石的材料

排便異常

Q 腸胃科醫生說：「一天大便超過四次以上屬不正常」，所以四至六次就更不好？

A 腸胃科醫生所說的是對的。一天的大便超過四次以上是不正常的，因為我們大腸只有四個彎（**因為大腸的構造有分為上升結腸、橫結腸、下降結腸和直腸等四部分**），每一個彎就要有一次大便，四個彎就需要四次大便，所以我的書中說：「每天最少有三次大便，最好是四次」，就是這個理由，但如果一天超過四次排便的話，**有可能消化系統有壞菌感染引起發炎**。

☑ **漱口殺病毒**——如果是腸道引起發炎的話，每天可以每半小時將水溶膠銀水（silver hydrosol）三十西西放於口中，如漱口般左右滾動幾分鐘，並在滾動時，慢慢一點一點的吞下去，一天連續做七次，連續做七天，之後改為早中晚空腹時或吃之前三十～四十分鐘各服三十西西水溶膠銀水（silver hydrosol），就能解決這問題。

☑ **補充身體的能量營養1**——每餐吃一半的時候，取溫水服用可增加胃酸，協助分化食物及吸收營養成分的胃酸素營養品和可用來增加酶素，幫助消化及營養吸收的消化酶素營養品，這些營養品能幫助吸收養分也能殺菌。

☑ **補充身體的能量營養2**——每天早中晚空腹，服完水溶膠銀水（silver hydrosol）後十～十五分鐘或吃前半小時，取溫水服用可幫助平衡大腸生態，幫助消化，促進排便的益生菌營養品及可消炎抗菌，強化人體免疫力的營養品，用益生菌來控制壞菌，可消炎抗菌，強化人體免疫力的營養品來幫助打擊壞菌及修補。

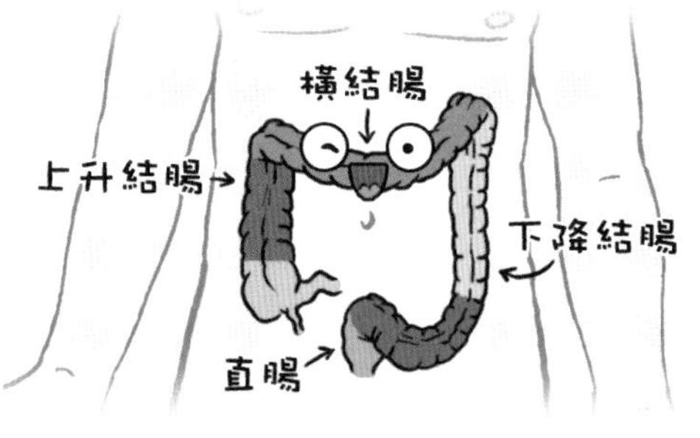

▲ 人體腸道有四個彎，每天至少要有四次的排便，避免堆積惡臭的宿便。

Q 每天喝一千西西蔬果汁，也多吃蔬果，但排便沒三至四次，該如何改進？

A 若是維持身體健康，那麼每天最少要有三次大便，最好是四次；如果沒有，暫時要買纖維粉和椰子油幫助，作法是：取小量的一大湯匙纖維粉＋半湯匙（或一大湯匙）椰子油放入一大杯的椰子奶或杏仁奶稍微混勻後立刻喝下，早上一次，下午一次。

並且每天要慢慢喝六至八杯純水或活性好水用來幫助大腸的蠕動，這樣執行一個星期；如果還是沒有達到目標，慢慢增加纖維粉和椰子油，直到天天都有四次大便。

剛開始時，很難立刻會有三至四次大便，因為我們的腸道被長期的訓練一天只有一次大便即完成任務，所以現在若要重新訓練大腸，讓它天天有三到四次大便的話，也需要一段長的時間，它才會聽話去做，因此只有暫時靠纖維粉和椰子油來幫助了；這與體質無關，但是與習慣有關！

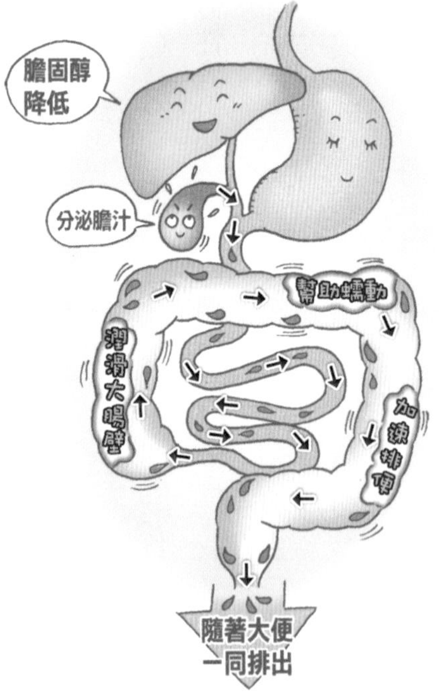

▲ 如果長期有宿便，膽汁會在腸內停留過久，而回收至肝臟，升高膽固醇

便秘

Q 吃素也會便秘嗎？是吃法不正確？還是腸子較特殊與別人不同？

A 有不少吃素的人出現便秘的現象，原因是他們沒有吃對血型的東西，同時也得到錯誤的健康訊息，以為一切油都會引發慢性病，所以不敢用油或用油量少。

不管是橄欖油、苦茶油、花生油、菜籽油等等只要是用來煎炸炒烤燒，都會產生很多的自由基，引發各種不同的慢性病；但將一切上述的油加入涼拌的食物，沙拉或加入水煮熟後的食物都變成是好油。

要知道飲食與疾病息息相關，碳水化合物、蛋白質和脂肪都是身體必需的養分，缺一不可，但每一個人的血型、體質不一樣，所以不能均衡的吃同樣的份量，譬如：

● **癲癇病患**——每天食物的份量是三分之二脂肪，只需要三分之一的碳水化合物和蛋白質（各半）。

● **有腫瘤的病患**——要吃很多各種各樣全生的蔬菜，和植物的蛋白質與優良的脂肪，卻不能吃一點點的動物蛋白質和含高糖的食物。

◎改善便秘，這樣做

☑ **吃對適合自己血型的食物**——你的血型不允許吃豆腐類，而卻天天的吃素雞、素鴨、素豬肉、豆腐乾等等的食物，當然會便秘，所以不是你的大腸特殊，而是吃不對血型適合的食物所引起的。

☑ **喝營養蔬果汁排毒送養分**——要依照「清血毒全營養蔬果汁」的食材（詳見附錄第二九〇頁）；再加五至六顆秋葵、老椰子肉和水溶膠銀水（silver hydrosol）六十西西後，才打一天要喝完的七杯蔬果汁。

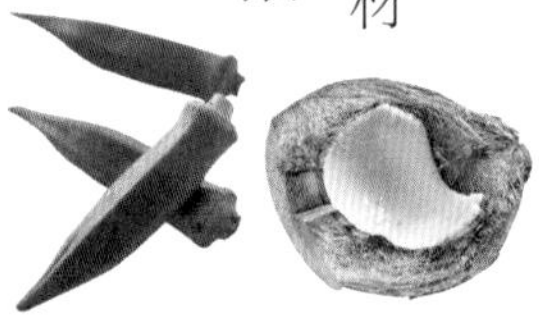

▲ 蔬果汁材料要加秋葵、老椰子肉。

☑ **每天排清宿便，維持腸道健康**——並且每天也開始時用一大湯匙的纖維粉、一大湯匙的純椰子油，放入一大杯的椰子奶，輕輕混勻後立刻服下早一次，下午一次；並且天天要喝八杯純水和活性好水，幫助蠕動大腸易於排便，每一個星期，慢慢由一大湯匙纖維粉增加到一湯匙半，一星期後又由一湯匙半增加到兩大湯匙，純椰子油也適量的增加直至天天有四次大便。

Q 怕冷又怕熱，無法正常吃睡，尤其有便秘困擾，該怎麼用飲食調理？

A 有這樣怕冷怕熱情形的人，大多數是血液太濃稠，血液毒素過多及血液循環不太好，原因是沒有吃對喝對血型所需要的東西，檢討一下看吃錯喝錯在什麼東西和飲料，立刻修改過來，並依照生機飲食將以前已經吃喝錯的食物毒素盡快排出體外，要記得疾病與飲食息息相關，所以要先改善飲食內容：

☒ 不能吃一切精緻粉做的食品，甜品和白飯。

☒ 不能吃一切飼料養大的動物肉類、肉湯，人工養殖的海鮮，尤其是絕對不能沾到牛奶製品。

☒ 不能吃一切煎炸炒烤燒的食物。

☒ 不能喝一切汽水、一切含有酒精的飲料、一切瓶裝的茶、咖啡和果汁飲料。

◎ 改善怕冷又怕熱、便秘的體質，這樣做

☑ **三餐飲食建議**——要吃整體的五穀米，發芽的各種豆類，全生的堅果（遠離腰果、花生）。兩餐之間可吃些全生堅果。只能吃不是用飼料激素養大的火雞、牛、羊等肉類、海鮮及蛋類，但每週也只能吃不超過兩次的乾淨無污染動物蛋白質，而且每次不超過六十克，最好在午餐時加入沙拉一起吃。

☑ **補充好水、好油，傳送細胞好能量**——要喝純水、活性好水、人蔘茶（詳見附錄第二九三頁）、堅果奶、椰子奶、無基因改造的豆漿和燕麥奶。多吃含植物脂肪高的食物，如：牛油果（酪梨）、椰子油，全生的堅果和不經過煎炸炒燒烤的生奇亞籽油（chia seed oil）、純椰子油、棕櫚油、橄欖油、夏威夷核果油、亞麻籽油。

☑ **喝營養蔬果汁排毒送養分**——依照「清血毒全營養蔬果汁」的食材（詳見附錄第二九〇頁），再加上個人所需要：更多老薑和黑胡椒粒（二十～三十粒）、羅漢果一顆、絞股藍茶三茶包（即七葉膽茶，打開茶包，只要茶葉）、鋅片一粒（五十～六十毫克）、可幫助清理身體內水環境及油環境內毒素的硫酸鋅營養品（用量需諮詢自然醫學醫師或營養師而定）、可平衡腎上腺荷爾蒙分泌、加強腎臟功能的甲狀腺素營養品、含有可幫助血液循環，增加心臟功能及細胞產生能量的輔酶素營養品（所有膠囊打開，只要粉）和水溶膠銀水（silver hydrosol）六十西西，之後才打一天要喝完的七杯蔬果汁（如大便太稀，將羅漢果減半）。

☑ **早餐飲食建議**——早餐只喝兩杯蔬果汁，如不夠飽，出門前再喝一杯，剩下的裝入瓶罐中拿去公司慢慢在下班前喝完。早餐喝一半時，服用可增加胃酸，協助分化食物及吸收營養成分的胃酸素營養品和可用來增加酶素，幫助消化及營養吸收的消化酶素營養品。

☑ **午晚餐飲食建議**——午餐晚餐要先吃一碟全生，或稍微汆燙過約一分鐘全生的蔬菜和發芽豆沙拉，之後，才吃水煮熟的蔬菜或蔬菜湯，午餐時也可每隔三天吃一次六十克乾淨的動物蛋白質和晚餐也可以吃五穀豆米飯（作法詳見附錄第二九三頁），要加辛香料，如老薑、薑黃粉、肉桂粉、香菜和五小瓣蒜頭一起煮，吃前碗中加入椰子油、夏威夷核果油和香菜才吃。

☑ **做冷熱浴，提升免疫力、抗老化**——每天要做冷熱浴（參閱《全彩圖解 吳永志不一樣的自然養生法》第一〇九頁），能加速血液循環直至手腳變溫暖，同時也可以增強免疫力及緩慢老化。

☑ **自然陽光與運動是人體健康重要的元素**——每天早上十一點左右和下午二點左右，在強陽光下快步走二十分鐘，幫助流汗排毒，修補身體損壞的細胞及增強免疫力。強陽光的紫外線會讓腦部製造出更多的血清素，而血清素（Serotonin）又是製造多巴明和黑激素的前軀（Precursor）；多巴明可以幫助消除焦慮憂鬱、情緒低落，黑激素會改善睡眠品質及防止掉髮。

痔瘡

Q 有外痔已治療處理，但每日清晨想大便時，偶爾無法控制，該如何以自然養生法調理？

A 因為曾經透過西醫診療處理痔瘡問題，造成痔瘡部位的肌肉受傷結疤，而引起這種情形。現在只有常常保持大腸的清潔，讓直腸受傷的結疤有機會恢復正常的收放伸縮。

如果要改善這種困擾，就要天天保持有四次大便；如沒有，可以買纖維粉和椰子油來幫助：開始時，由小量的一大湯匙纖維粉和半湯匙（**或一大湯匙**）的椰子油（**慢慢的每一個星期升高份量直至天天都有四次大便**），放入一大杯的豆奶或杏仁奶混勻後立刻喝下，早上一次，下午一次，並每天慢慢的喝六至八杯純水或活性好水來潤滑大腸，增加大腸的蠕動，幫助易於排便。

以我幾十年的臨床經驗，肛門有內外痔瘡是五年到十五年之前的預告可能會有得腸癌或肺癌的危機訊息，警告你要小心，建議改變目前的飲食內容。

為了安全起見，應該依照《讓食物與運動成為你的健康良藥》第三九一頁（**或本書附錄第二九九**

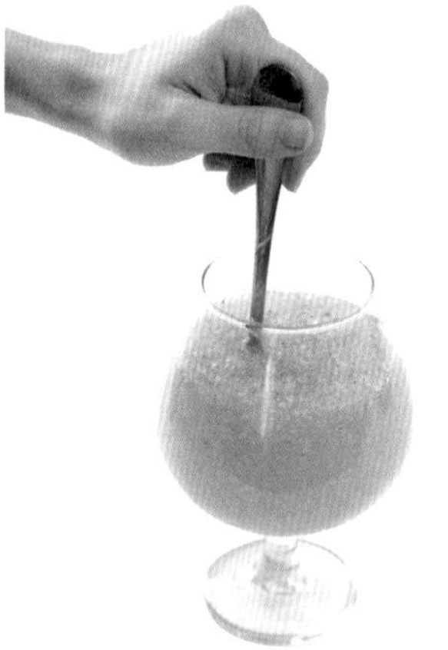

▲ 纖維粉放入液體中會逐漸膨脹，建議混勻後立即飲用。

頁）的標記到醫事檢驗所抽血檢驗相關項目，加上腸癌的標記CA72.4和肺癌的標記NSE和CyFra21.1，就能在五年到十五年之前預知到底會不會得癌！如果一切都在自然醫學的標準範圍內（**不是傳統西醫的正常範圍！**），就可以安心；但如果檢驗的指數有些超標，也不用怕，因為最少有五年的時間可以做預防癌症發生的準備。

要達到消除癌症可能發生的危機，就要立刻實踐生機飲食九個月，將體內一切致癌的毒素消除，可以依照「清血毒全營養蔬果汁」的食材（**詳見附錄第二九〇頁**），再加秋葵六顆和水溶膠銀水（**silver hydrosol**）六十西西後，才打一天要喝完的六杯蔬果汁，堅持喝九個月後，又再抽血檢驗，確保已經一切正常。並在這九個月內，暫時：

☒ 不再吃一切飼料養大的動物肉類、肉湯、醃滷食物、一切牛乳製品、人工養殖的海產。

☒ 不再吃一切精緻粉做的食品和甜品。

☒ 不再抽菸及喝酒、一切含有酒精的飲料、一切汽水和有氣體的飲料、一切瓶裝罐裝加糖的茶和果汁飲料。

☒ 不再吃一切煎炸炒烤燒的東西。

◎改善痔瘡開刀，排便不暢，這樣做

☑ **午晚餐飲食建議**——午餐和晚餐先吃一大碟的全生蔬菜沙拉（可以放入已滾沸的水汆燙三十秒至一分鐘），搭配各種辛香料如薑蓉、蒜蓉、薑黃粉、迷迭香、純椰子油、檸檬汁、生堅果、酸味水果和莓類，之後才吃煮半熟的蔬菜湯和五穀豆米飯（詳見附錄第二九三頁）。

☑ **補充身體的能量營養1**——每一餐吃一半的時候都要服用可增加胃酸，協助分化食物及吸收營養成分的胃酸素營養品、可用來增加酶素，幫助消化及營養吸收的消化酶素營養品，以及可幫助血液循環，增加心臟功能及細胞產生能量的輔酶素營養品。

☑ **補充身體的能量營養2**——早、中、晚、空腹或吃前半小時，服用三十西西水溶膠銀水（silver hydrosol）；十至十五分鐘之後，取微溫水服用可幫助平衡大腸生態，幫助消化，促進排便的益生菌營養品三粒，以及可消炎抗菌，強化人體免疫力的營養品。

☑ **自然陽光與運動是健康重要的元素**——天天早上十一點和下午兩點在強陽光下快步走二十分鐘，並早晚勤做「養生調息運動」（參閱《讓食物與運動成為你的健康良藥》第三二八頁）。

Q 長期疲憊，現已正常睡眠，仍有疲憊感，該如何讓細胞恢復健康活躍？

A 當身體的毒素超標過多，相對的精神及體力會變差，睡眠品質當然也會不好，所以要讓身體的細胞恢復健康，就要先戒掉一切會帶給身體毒素的食物：

☒ 不再吃一切煎炸炒烤燒的食物。

☒ 不再吃一切精緻粉做的食物，如麵條、麵包、饅頭、蛋糕、餅乾。

☒ 不再吃一切甜品，喝一切汽水、瓶裝的飲料、糖菓、巧克力，尤其不能抽菸及喝酒。

☒ 不再吃一切牛奶製品及一切用飼料添加激素養大的動物肉類、肉湯。

當戒掉不再送進身體毒素的食物與飲料後，接著就要將吃了多年送進身體的毒素排出體外。

◎ 改善疲憊感，恢復活力，這樣做

☑ **喝營養蔬果汁排毒送養分**——依照「清血毒全營養蔬果汁」的食材（**詳見附錄第二九〇**），再加入絞股藍茶二包（**七葉膽茶，打開茶包，只要茶葉**）和水溶膠銀水（silver hydrosol）六十西西後，才打一天要喝完的六杯蔬果汁，堅持的喝九個月，並天天交

替的喝六至八杯，純水和活性好水及天天有四次大便，就能將體內的毒素清除，讓細胞恢復健康。

肌肉骨骼系統保健

手腳冰冷

Q 手腳冰冷，適合用生機飲食來改善嗎？

A 生機飲食在食物方面最重要的一環，就是能生吃的食物就要儘量多生吃。既然生吃就會避免不了吃到太冷、太寒、太涼的蔬菜水果，所以要特別小心，才能避免手腳冰冷的情形發生，但有時候是吃不對適合自己血型的食物，例如：血型是A，不能吃肉類而特別喜歡吃肉類，引起身體不能吸收到養分，造成血虛、便秘、頭暈及手腳冰冷也是可能的。既然已經有了手腳冰冷，就要努力徹底的做以下的事項：

☒ 不能再吃一切香蕉、梨子、西瓜、甜瓜、哈密瓜、木瓜、山竹、黃皮、豆漿、豆腐、綠豆、山藥、天山蓮、芽菜、一切菇類及白蘿蔔。

☒ 一切冰箱冰冷過的食物，冰水、茶水、冰冷的飲料。

☒ 一切牛奶製品：牛奶、牛油、乳酪、冰淇淋、酸奶、奶茶、汽水。

儘量少吃精緻粉做的食物：麵條、麵包、饅頭、河粉、米粉、蛋糕、糕餅。

◎改善手腳冰冷，這樣做

☑ **喝營養蔬果汁排毒送養分**——依照「清血毒全營養蔬果汁」的食材（詳見附錄第二九〇頁），再加更多的老薑、薑黃粉、很多的黑胡椒粒及水溶膠銀水（silver hydrosol）六十西西才打六杯蔬果汁來喝。

☑ **做冷熱浴、提升免疫力、抗老化**——每天要冷熱浴（參閱《全彩圖解 吳永志不一樣的自然養生法》第一〇九頁），能加速血液循環直至手腳變溫暖，同時也可以增強免疫力及緩慢老化。

手腳冰冷適合吃的水果

火龍果

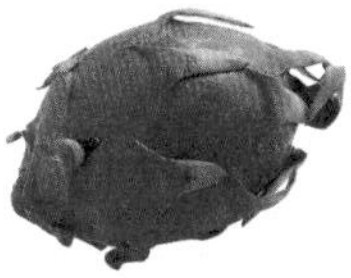

柳丁

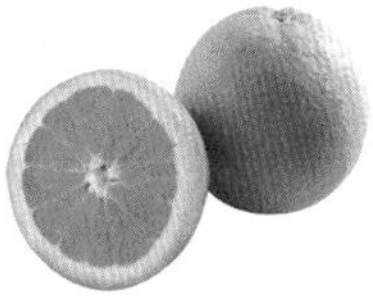

葡萄柚

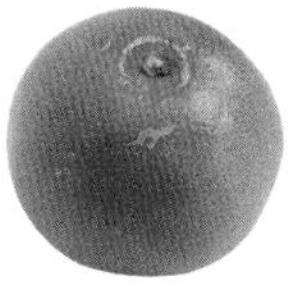

葡萄

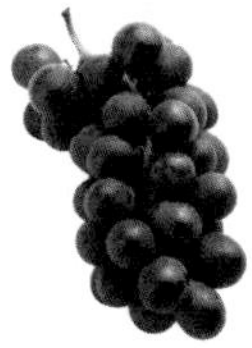

蘋果

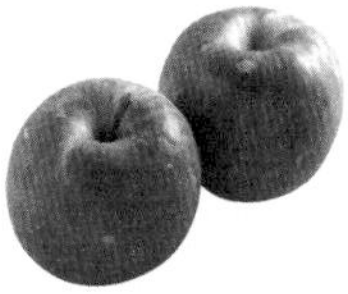

石榴

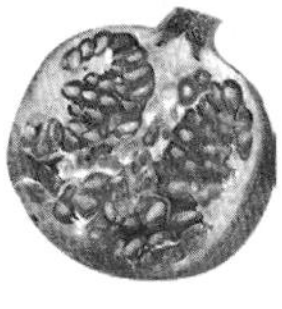

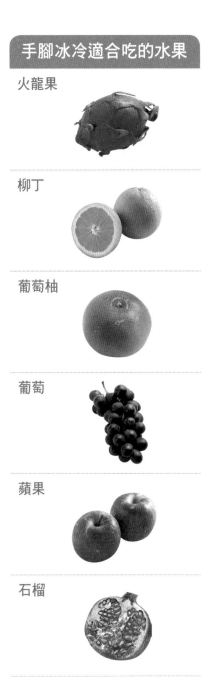

☑ **補充鋅片，增強活力**——每天服一粒的鋅片一粒（五十～六十毫克），一天三次，服七天，之後改為隔天鋅片一粒（五十毫克）保健。

☑ **足浴按摩**—每天晚餐後兩小時，用一盆很熱的水，加多片的老薑浸泡雙腳。

☑ **補充身體的能量營養1**——每餐吃完後立刻用加了少許海鹽的溫活性好水服用可增加胃酸，協助分化食物及吸收營養成分的胃酸素營養品、可用來增加酶素，幫助消化及營養吸收的消化酶素營養品、可幫助血液循環，增加心臟功能及細胞產生能量的輔酶素營養品，也可以幫助吸收養分。

☑ **補充身體的能量營養2**——每天早中晚空腹或吃前三十分鐘，用加了少許海鹽的溫活性好水服用可幫助平衡大腸生態、幫助消化、促進排便的益生菌營養品，以及可調整神經系統及提升腎功能的營養品來增加紅血球及補元氣。

☑ **自然陽光與運動是人體健康重要的元素**——天天強陽光下快步走三十分鐘，早上十一點左右及下午二點左右各一次。強陽光的紫外線會讓腦部製造出更多的血清素，而血清素（Serotonin）又是製造多巴明和黑激素的前軀（Precursor）；多巴明可以幫助消除焦慮憂鬱、情緒低落，黑激素會改善睡眠品質及防止掉髮。

手腳發麻

Q 手腳常會麻，可以用飲食或運動按摩改善嗎？

A 引起手腳麻痺有很多可能的起因，例如：

- 血管的血醣高過正常值（未必有糖尿病）
- 長期服用阿斯匹靈藥物
- 血液中的血小板過高
- 血液循環不好
- 三酸甘油酯過高
- 血液過稠
- 有服糖尿病藥、高血壓藥和膽固醇藥
- 神經系統功能差

◎停止致病的飲食

☒ 儘可能的話，先停止服用一切藥物，尤其是阿斯匹靈，它會引發內出血，讓血小板升高，而高血小板會緩慢下血液循環和血太稠，引起麻痺的手腳。

☒ 停止吃喝一切太甜的東西，如：精緻粉做的食品、甜品、糕餅、一切汽水、糖水和一切含有酒精的飲料。

✗ 停止一切煎炸炒烤燒的食物。

✗ 停止一切飼料養大的動物肉類、肉湯、醃滷肉類、牛奶製品。

◎ 改善手腳發麻，這樣做

☑ **喝營養蔬果汁排毒送養分**——依照「清血毒全營養蔬果汁」的食材（詳見附錄第二九○頁），再加兩朵浸泡過的乾黑木耳、蒜頭一小瓣、朝天椒一顆和水溶膠銀水（silver hydrosol）六十西西後，才打一天要喝完的六杯蔬果汁。交替的多喝純水H_2O和活性好水，最少八杯。

☑ **補充身體的能量營養1**——每一餐吃一半的時候，取溫水服用可增加胃酸，協助分化食物及吸收營養成分的胃酸素營養品、可用來增加酶素，幫助消化及營養吸收的消化酶素營養品、可幫助血液循環，增加心臟功能及細胞產生能量的輔酶素營養品、可調整腎臟肝臟的排毒及加強免疫功能的清肝素營養品。

☑ **補充身體的能量營養2**——早晚空腹或吃前半小時用溫水服用可幫助平衡大腸生態、幫助消化、促進排便的益生菌營養品、可消炎抗菌，強化人體免疫力的營養品、可以維持神經系統、腦部機能正常及促進血液循環的菸酸胺營養品，以及含高份量天然多巴明，可輔助中樞神經系統功能運作的藜豆素營養品。

☑ **自然陽光與運動是人體健康重要的元素**——天天要在強陽光下快步走二十分鐘，早上十一點左右下午兩點左右，一天兩次。每天有空時，常常拍打手腳一兩百下或更多下。

脊椎側彎

Q 有脊椎側彎問題，飲食方面需要注意什麼？做調息運動能改善嗎？

A 如果有脊椎側彎時，一定要尋找有認證合格的整骨醫師做矯正，以專業的手法操作會比較安全，但是矯正並非是一兩次可以完成，而是需要每週矯正兩三次，持續做幾個月時間，甚至會多過一年才能糾正，但在接受矯正期間，可以配合以下事項：

☑ **自然陽光與運動是人體健康重要的元素**——同時在家也做整套的「養生調息運動」（參閱《讓食物與運動成為你的健康良藥》第三二八頁），一天兩次，並每天在強陽光下快步走二十~三十分鐘，一天兩次（最好早上十一點左右，下午兩點左右）。

☑ **注意坐姿，雙腳平貼地面**——同時在坐的時候，雙腳要平放在地面上，千萬不要交叉疊腳，也不要靠背坐。

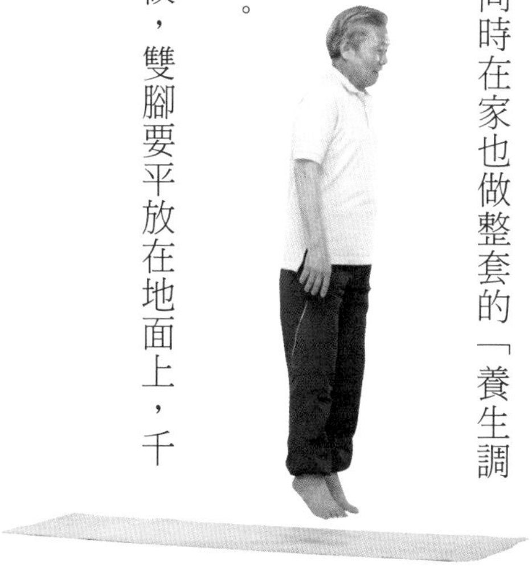

▲ 利用跳躍動作，可增加淋巴系統循環，提升免疫力。

◎停止致病的飲食

☒要少吃一切飼料養大的動物肉類、肉湯與醃滷肉類和人工養殖的海產。

☒不喝牛奶及牛奶製品。

☒忌用醋，以檸檬汁代替。

☒要少吃一切精緻粉做的食品、甜品。

☒要少吃一切煎炸炒烤燒的食物。

☒不要喝一切含有酒精的飲料，一切瓶裝的飲料及一切汽水。

◎改善脊椎側彎，這樣做

喝營養蔬果汁排毒送養分：依照《吳永志不一樣的自然養生法》中第二一四頁的「強化筋骨蔬果汁」作保健來喝，或是喝「脊椎側彎保健蔬果汁」，天天喝直到背部脊椎恢復正常，才減為三杯作保健用：

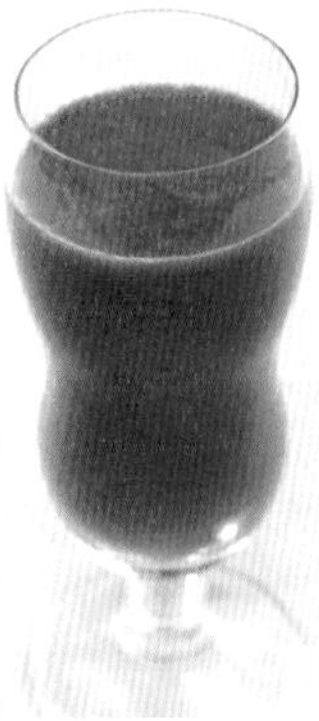

▲強化筋骨蔬果汁

脊椎側彎保健蔬果汁

材料

蔬菜

番茄一個、中型的紅甜菜根一個、西洋芹兩條、粗蘆筍三條、小葉菠菜一手把

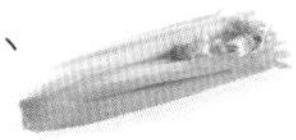

辛香料

老薑六片、薑黃粉 1/4 小匙、香菜三枝、巴西利三枝、朝天椒 1/2 顆、黑胡椒粒十粒

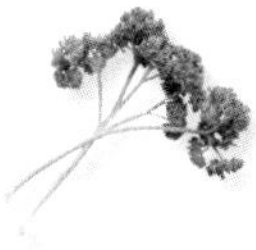

種籽

亞麻籽一大湯匙、白芝蔴一大湯匙

水果

奇異果（青色）三個、草莓（或黑莓）六粒、枸杞兩大湯匙

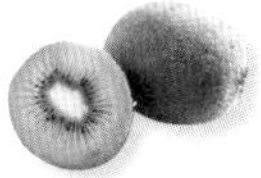

營養補充品

卵磷脂一大湯匙、蜂花粉兩小匙、可幫助清理身體內水環境及油環境內毒素的硫酸鋅營養品（用量需諮詢自然醫學醫師或營養師而定）、甲狀腺素兩粒膠囊、可幫助血液循環，增加心臟功能及細胞產生能量的輔酶素營養品（打開所有膠囊，只要粉）

好水

純水一杯、活性好水一杯、水溶膠銀水（silver hydrosol）六十西西

作法 & 飲用法

將全部的蔬菜、辛香料、種籽、水果、營養補充品（除了卵磷脂）、全部的水放入高速蔬果汁中，蓋好打兩分鐘半後，加入卵磷脂再攪打十秒鐘，就有六杯蔬果汁，分成三份：早上、中午、下午各喝一份。

痛風

Q 如何靠自然飲食來改善尿酸過高的情形？

A 如果要使尿酸下降，就要停止致病的飲食，例如：

☒ 少吃肉類、少吃精緻粉做的食品，以及一切海鮮、蛋類和甜品，少吃一切煎炸炒烤燒的食物，也要少吃豆腐類和素雞、素鴨等高蛋白的食物，因為上述的食物都會讓腎臟負荷加重，增加尿酸引發痛風。

◎ 改善高尿酸，這樣做

☑ **喝營養蔬果汁排毒送養分**——可以將一杯切細碎的洋香菜，加入切細碎的香菜半杯放入蔬果機，再放入一至二個青檸檬、薑幾片和純水兩杯（**或活性好水**）打成汁，早上喝一半，下午喝一半，並同時取溫水服用可調整神經系統及提升腎功能的營養品。

痛風禁吃的食物

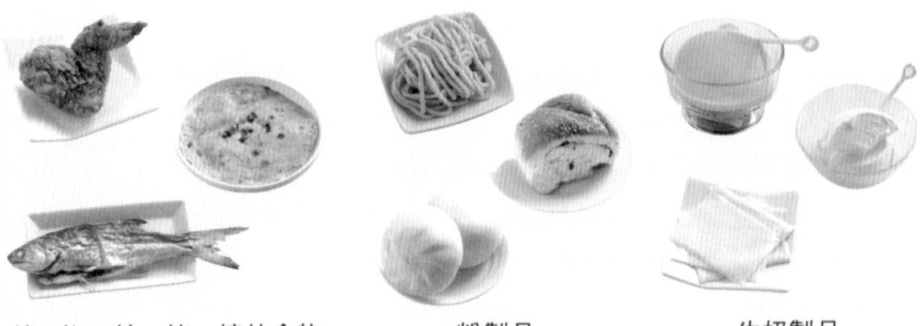

煎、炸、炒、烤、燒的食物　粉製品　牛奶製品

坐骨神經痛

Q 左邊有輕微坐骨神經痛、梨狀肌輕微發炎，站久走久小腿及大腿會麻痠痛，可用飲食或運動改善嗎？

A 左邊的坐骨神經痛是反應左邊的腎與卵巢，或是男士的攝護腺有點問題，可以做以下的事項來改善：

☒ 儘量不再吃一切飼料添加激素養大的動物肉類、肉湯。

☒ 儘量不再吃一切精緻粉做的食物。

☒ 儘量不再吃一切煎炸炒烤燒的食物及一切牛奶製品。

◎改善坐骨神經痛，這樣做

☑ **喝營養蔬果汁排毒送養分**——依照《讓食物與藥物成為你的健康良藥》中的痛風篇（第三一六頁）的飲食、生活、運動及營養計劃來執行，並喝「腎臟衰竭的特別蔬果汁（第三二六頁）」。

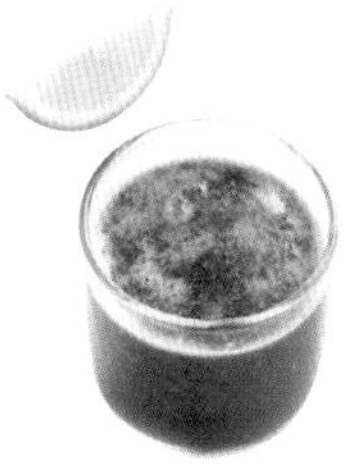

▲巴西利、香菜、青椰子汁及好水攪打成的蔬果汁飲用，提升腎臟機能。

☑ **對症按摩解病痛**——用優質按摩油塗於雙足踝後的卵巢反射區，大力的用手關節按壓二分鐘，一天兩次。

☑ **補充身體的能量營養**——用一大杯加了少許海鹽的溫活性好水服用可以維持神經系統、腦部機能正常及促進血液循環的菸酸胺營養品、含高份量天然多巴明，可輔助中樞神經系統功能運作的藜豆素營養品、可調整神經系統及提升腎功能的營養品。

☑ **神奇的腰部運動**——

❶ 將雙手按在客廳桌面上（最好桌面要低過膝蓋）。

❷ 然後雙腿往後伸直，身體垂直（面朝下）趴著。

❸ 將腰部往下壓，再往上拱起來。

❹ 利用腰部朝上下彎的運動，連續做十五或二十下之後，恢復原來的預備動作。

❺ 將右腿向後伸直抬起來，大力震動十幾或二十下，這樣連續做四至五次。

❻ 再換左腿，一天可以做多次，或感覺不太舒服時就做，將會看到奇效（我也是這樣做，改善腰部疼痛）！

足底筋膜炎

Q 足底筋膜炎是什麼原因引起的呢？自然療法有方法改善嗎？

A 足底筋膜炎會帶來腳跟的疼痛，尤其是早上剛睡醒，將腳踏在地面上的那一刻，更是有劇痛的感覺，之後就會減輕症狀。在西醫和自然醫學有兩個診斷說明：

● **西醫學**——認為劇烈過度做拉筋的運動，或長期站立固定一個地方，或長期坐著壓到腳部的神經，而引起肌腱或筋膜的損傷，或缺血而帶來神經上的劇痛。

● **自然醫學**——認為足底跟部是生殖器官的反射區，劇痛程度的高或低是反應出生殖器官功能嚴重性的深或淺，如果是女士，則反應出子宮、卵巢已有深度或淺度的功能異變；如果是男士是反應出攝護腺、睪丸及腎臟有功能出現異常的問題。

◎改善足底筋膜炎，這樣做

可以用旋轉足踝部位的運動來改善及減輕痛症：左轉十次，再右轉十次上下搖動十下，一天可以多做幾次，不過應該找一位有經驗的自然醫學醫師來查明真正的病因，在生殖器官那一個部分及調整不正常的地方，才是根治的方法，西醫診療是開立止痛藥或注射類固醇來治標，暫時止痛或減輕疼痛，無其他療法。

皮膚&免疫系統保健

皮膚過敏、異位性皮膚炎

Q 皮膚過敏、異位性皮膚炎，如何飲食並改善？

A 有皮膚的問題及鼻過敏都說明肺臟比較弱及肝臟排毒功能差，所以要解決這兩個問題，首先就要從現在起不要再吃喝以前吃喝錯的東西進入體內，以減輕身體毒素的負荷量，若要改善體質，那麼要配合以下事項：

☒ 不再吃香蕉、梨子、西瓜、甜瓜、哈密瓜、木瓜、山竹、柿子、豆漿、豆腐和一切冰箱冰冷的東西。

☒ 不再抽菸、喝酒、喝汽水、一切瓶裝加糖的果汁及飲料、一切的茶，除了人蔘茶之外。

☒ 不再吃喝一切的牛奶製品，包括牛奶、牛油、奶油、乳酪、酸奶、披薩、冰淇淋、巧克力、奶茶和好咖啡。

☒ 不再吃一切精緻粉做的食物，包括麵條、麵包、麵線、義大利麵、通心粉、米粉、河粉、冬粉、粉腸、蛋糕、糕餅、餅乾、饅頭、加糖的紅豆沙、綠豆沙。

✗ 不再吃一切煎炸炒烤燒的東西，尤其是一切花生、花生醬和有花生在內的產品。

✗ 不再吃一切用飼料添加激素抗生素養大的動物肉類、肉湯、海鮮，包括：雞、鴨、牛、羊、豬、鮭魚、蝦、螃蟹及一切罐頭的產品，除了罐頭沙丁魚以外。

禁止吃喝上述的東西後，就要跟著做以下的事項來清除體毒，並提供養分。

◎改善皮膚過敏、異位性皮膚炎，這樣做：

✓ **喝營養蔬果汁排毒送養分**——依照「清血毒全營養蔬果汁」的食材攪打每天六杯蔬果汁（**詳見附錄第二九〇頁**），將已經累積多年在體內的毒素排出體外，提供足夠的營養成分給身體來修補受傷衰弱的部位，帶來一個功能正常和健康的身體。

✓ **每天排清宿便，維持腸道健康**——天天保持有四次大便；如沒有，可以買無加糖無加調味料的且糙纖維粉來幫助：開始時由小量，譬如一大湯匙的纖維粉，慢慢增加為二、三、四大湯匙，直到每天都有四次才停止再升高份量，再加入一大湯匙（**或多過一大湯匙**）的純椰子油。如果大便太硬太乾就減下油的份量，如果大便太稀瀉肚子，將纖維粉和椰子油放入一大杯稍微溫溫的活性好水或純水、燕麥奶（**或杏仁奶、堅果奶**）後，稍微輕輕搖混勻後立刻快速的喝下去，早上一次，下午一次，並在一天內交替多喝六到八杯的純水和活性好水來幫助大腸的蠕動易於排便。

☑ **進行四天清膽結石及肝毒**——在春季至入秋前五天的任何時間都可以用磷酸做四天肝膽排石淨化的來清膽石、清膽囊、清肝的膽管（**膽囊割除的人也要做清肝和肝內的膽管**）一年內可以隔月做一、二、三次，看皮膚和鼻子敏感的改善情形而決定一次或多次。

☑ **補充身體的能量營養**——用一大杯加了少許海鹽的溫活性好水服用可調整腎臟肝臟的排毒及加強免疫功能的清肝素營養品、可幫助清理身體內水環境及油環境內毒素的硫酸鋅營養品（**用量需諮詢自然醫學醫師或營養師而定**）、可幫助血液循環，增加心臟功能及細胞產生能量的輔酶素營養品、可幫助平衡大腸生態，幫助消化，促進排便的益生菌營養品、可消炎抗菌，強化人體免疫力的營養品，最好空腹或吃前二十分鐘，一天三次。

☑ **自然陽光與運動是人體健康重要的元素**——每天早上十一點左右，下午二點左右，在強陽光下快步走三十分鐘，並做三五七的深呼吸運動（**詳見附錄第二九五頁**）。

☑ **對症按摩＋助傷口快速癒合**——用優質按摩油塗於雙足肺臟和肝臟的反射區，用雙手大拇指大力的按每一處兩分鐘，一天兩次。也可以將水溶膠銀水（silver hydrosol）擦於受傷發炎的皮膚上，一天多次，易於結疤去疤。

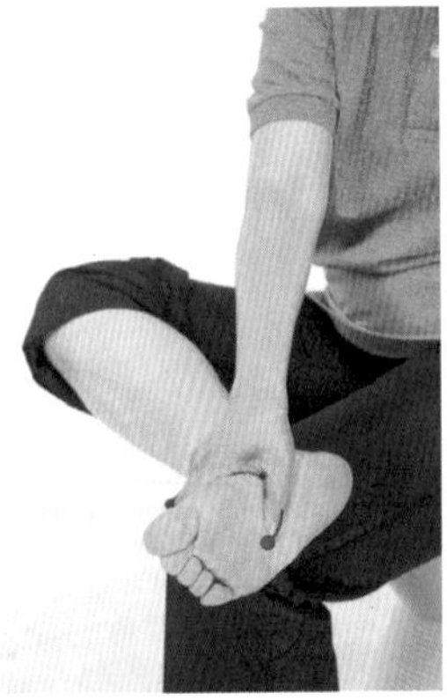

▲ 按壓肝臟反射區

灰指甲

Q 灰指甲是什麼原因引起的？自然療法有方法改善嗎？

A 灰指甲是由於吃太多煎炸炒烤燒的肉類、炸花生、腰果和吃太多的牛奶製品，尤其是乳酪，使到血液太污染，有體臭、腳臭吸引細菌逗留在指甲上，享受它們喜歡的美食。以自然醫學的角度來看，灰指甲代表血管有阻塞，會有心臟病突發、中風和腦萎縮症發生的可能性。

所以要治好足趾的美觀，首先就要完全不再吃以上的東西（**一點點都不可以**）最少兩年，讓身體有時間慢慢的去代謝掉，並立刻實踐生機飲食和喝營養蔬果汁，可以讓指甲早日恢復美觀的狀態。

◎改善灰指甲，這樣做

☑ **喝營養蔬果汁排毒送養分**——要避免未來病症的發生，除了禁戒吃喝上述的東西，也要依照《吳永志不一樣的自然養生法》淨血降壓蔬果汁（第二三四頁），每天喝四杯保健，或每天喝六杯來治療，排除體內毒素，補充身體細胞的能量。

☑ **用消毒液殺毒菌**——每星期用修指甲的錐子磨薄患處後，並取水溶膠銀水（silver

hydrosol）浸濕棉花，固定敷於患處半小時，每天兩次用來殺死毒菌。

乾燥症

Q 乾燥症應如何吃生機飲食來改善？

A 這是一種很難醫治的病症，吃生機飲食需要很長的時間，才能開始有點效果，所以要有恆心、耐心以及秉持堅持的力量才會有效，所以首先要很節制的不再吃喝以下的食物，例如：

☒ 一切煎炸炒烤燒的東西，只能吃水煮和生吃蔬菜。

☒ 一切精緻粉做的東西，如麵條、麵包、饅頭、蛋糕、糕餅、餅乾和白飯，只能吃整體的五穀豆米飯（**詳見附錄第二九三頁**）。

☒ 一切的動物肉類、肉湯，包括：雞、鴨、牛、羊、豬、牛奶製品、牛奶、牛油、乳酪、酸奶、冰淇淋、巧克力、糖菓和一切甜品。

☒ 一切菸酒、汽水和瓶裝的果汁飲料。

◎改善乾燥症，這樣做

☑ **每天排清宿便，維持腸道健康**——天天要保持有四次大便，如沒有，買無加糖無加調味的纖維粉和純椰子油，開始時由小份量的一大湯匙纖維粉，吃了每隔三天後才慢慢升為一大湯匙半、二大湯匙、二大湯匙半……，直到每次大便都很軟才不再升高份量。纖維粉和純椰子油放入一大杯的燕麥奶或椰子奶，稍微混勻立刻喝下，早一次、下午一次。每一天慢慢的喝八～十二杯，加了少許海鹽的溫活性好水和椰子奶。

☑ **補充身體的能量營養1**——用一大杯加了少許海鹽的溫活性好水服用可調整腎臟肝臟的排毒及加強免疫功能的清肝素營養品、可幫助血液循環，增加心臟功能及細胞產生能量的輔酶素營養品、可以維持神經系統、腦部機能正常及促進血液循環的菸酸胺營養品、含高份量天然多巴明，可輔助中樞神經系統功能運作的藜豆素營養品、可幫助平衡大腸生態，幫助消化，促進排便的益生菌營養品。

☑ **補充身體的能量營養2**——每餐吃進去的蔬菜都要加大量的純椰子油、牛油果（酪梨），多吃蒸熟的南瓜、椰子油和椰子奶。午晚餐吃一半時，都要用加了少許海鹽的溫活性好水服用可增加胃酸，協助分化食物及吸收營養成分的胃酸素營養品，可用來增加酶素，幫助消化及營養吸收的消化酶素營養品和輔酶素。

☑ **喝營養蔬果汁排毒送養分**——依照「清血毒全營養蔬果汁」的食材（詳見附錄第二九〇頁），再加可幫助清理身體內水環境及油環境內毒素的硫酸鋅營養品（用量需諮詢自然醫學醫師或營養師而定）、可幫助血液循環，增加心臟功能及細胞產生能量的輔酶素營養品、可平衡腎上腺荷爾蒙分泌、加強腎臟功能的甲狀腺素營養品、可調整神經系統及提升腎功能的營養品、絞股藍茶三包（即七葉膽茶，打開茶包）和水溶膠銀水（silver hydrosol）九十西西的後才打一天要全部喝完的六杯蔬果汁（凡有膠囊都要打開，只要粉），喝了兩個月後轉為喝和吃痛風的蔬果汁（參閱《讓食物與運動成為你的健康良藥》第三一六頁），午餐和晚餐並喝天然清腎的蔬菜汁（參閱《讓食物與運動成為你的健康良藥》第三二六頁）。

☑ **對症按摩解病痛**——用優質按摩油塗於雙足的大足趾，腎臟和膀胱的反射區，用雙手的大拇指大力按壓，每一處各兩分鐘，痛的地方多壓些時間，一天兩次，按壓後要慢慢的溫喝一大杯用溫性水沖的人蔘茶（詳見附錄第二九三頁）。

類風濕性關節炎

Q 類風濕性關節炎如何從飲食改善？

A 那麼要身體變好就要下決心，禁止再從口中送入毒素，趕緊把身體的毒素排除，接著再補充給細胞好的養分和植物生化素來增加能量及排毒，那麼就會有希望恢復健康，因此必須配合以下事項：

☒ 不再吃一切煎炸烤燒的食物，一切精緻粉做的食品，甜品、糕餅和白米飯。

☒ 不再吃一切飼料滲激素養大的動物肉類、肉湯。

☒ 不再吃一切人工養殖的海產及一切牛奶製品。

☒ 不再抽菸及喝酒，一切含有酒精的飲料，一切汽水、瓶裝的飲料。

◎ 改善類風濕性關節炎，這樣做

☑ **三餐飲食建議**——只能吃整體的五穀豆米飯（**只能加稍微發芽的豆**），吃前碗中加入純橄子油或椰子奶才吃。每天只能吃清蒸、水煮和全生的蔬果沙拉。天天都要喝八杯純水和三杯活性好水。每週只能在午餐時吃二次小盒罐頭有橄欖油的沙丁魚。

☑ **每天排清宿便，維持腸道健康**——天天都要有三至四次大便，如沒有，買無加糖、無加調味的纖維粉添在植物奶飲品（豆漿、蔬果汁）。

☑ **進行四天清膽結石及肝毒**——由春季到入秋之前，每隔一個月用磷酸做一次四天清膽石、清肝（詳見附錄第三〇〇頁），連續做三次。

☑ **喝營養蔬果汁排毒送養分**——依照「清血毒全營養蔬果汁」的食材（詳見附錄第二九〇頁），再加更多的老薑、薑黃粉、黑胡椒粒（由五粒開始，慢慢增加到二十粒），絞股藍茶一包（即七葉膽茶，打開茶包，只要茶葉）、可幫助清理身體內水環境及油環境內毒素的硫酸鋅營養品（打開膠囊，只要粉）和水溶膠銀水（silver hydrosol）六十西西後，才打一天要喝完的六杯蔬果汁，喝了四個月後，才開始喝「強化筋骨蔬果汁」（參閱《吳永志不一樣的自然養生法》第二一四頁）。

植物奶

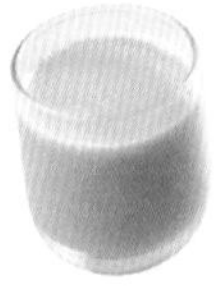
豆奶

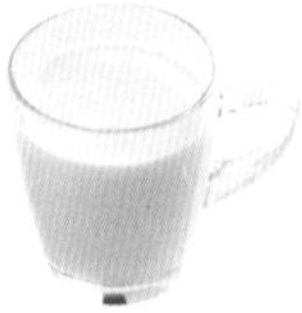
杏仁奶

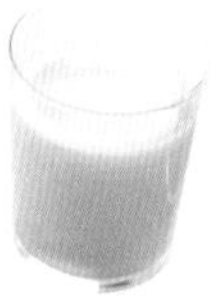
椰子奶

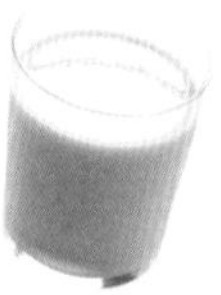
五穀米奶

紅斑性狼瘡

Q 紅斑性狼瘡的飲食調養該怎麼吃？

A 這是因為身體內的毒素過多，使到免疫和自癒系統過度精疲力竭紊亂而誤認自體為敵人，所以也稱為「自體免疫失常症」。西醫只懂得用類固醇控制病情一段時間就會失效引發死亡，別無他法！病患要徹底的放棄一切不應該吃喝的東西，才能戰勝病魔。改善紅斑性狼瘡的飲食建議：

☒ 絕對不再吃一切動物的肉類、肉湯，包括：一切蛋類、海鮮、雞、鴨、牛、羊、豬和一切牛奶製品，如：牛奶、牛油、乳酪、酸奶、冰淇淋、巧克力…等。

☒ 絕對不再吃一切精緻粉做的東西，甜品。

☒ 絕對不再吃一切有酒精的飲料、汽水和瓶裝的果汁飲料。

☒ 絕對不再吃一切煎炸炒烤燒，最好是全生的沙拉和發芽的豆，其次是水煮的蔬菜湯和五穀豆米飯（**詳見附錄第二九三頁**）。

☒ 絕對不再吃豆漿、豆腐、香蕉、梨子、西瓜、甜瓜、哈密瓜、木瓜、山竹。

絕對不能吃苜蓿芽和不能曬太陽（因為不能曬太陽，缺乏維生素D_3，所以每天都要服5000IU維生素D_3，而冬天時，每天攝取10000IU）。

◎改善紅斑性狼瘡，這樣做

☑ **喝營養蔬果汁排毒送養分1**——立刻依照「清血毒全營養蔬果汁」的食材（詳見附錄第二九〇頁），再加入更多的薑黃粉、更多的黑胡椒粒、可幫助清理身體內水環境及油環境內毒素的硫酸鋅營養品（用量需諮詢自然醫學醫師或營養師而定）、可幫助血液循環，增加心臟功能及細胞產生能量的輔酶素營養品、可平衡腎上腺荷爾蒙分泌、加強腎臟功能的甲狀腺素營養品、可消炎抗菌，強化人體免疫力的營養品、可調整神經系統及提升腎功能的營養品、絞股藍茶三包（即七葉膽茶，打開茶包，只要茶葉）和水溶膠銀水（silver hydrosol）九十西西，才打一天要喝完的六杯蔬果汁（凡是膠囊都要打開，只要粉）。

☑ **喝營養蔬果汁排毒送養分2**——每天也要依照「腎臟衰竭的特別蔬果汁」（參閱《讓食物與運動成為你的健康良藥》第三二六頁）的食材，再加可調整神經系統及提升腎功能的營養品和一個青檸檬連皮，才打蔬果汁來喝。

☑ **飲用肉蓯蓉靈芝養生茶**——到中藥材料行購買肉蓯蓉和靈芝，以十份重量的靈芝和一份重量的肉蓯蓉放入湯鍋中，加入活性好水八杯以大火煮沸，轉中火續煮兩小時後，裝入保溫瓶，早晚各喝半杯，每次喝完後，取一顆維生素B_{12}，放在舌根讓它慢慢的溶解。

☑ **對症按摩解病痛**——用優質按摩油塗於雙足大足趾和甲狀腺與腎臟的反射區，用雙手大拇指大力的按壓每一處兩分鐘，一天兩次，按壓後慢慢喝一大杯用活性好水泡的加了枸杞的吉林蔘茶。

☑ **早晚調養運動，增加活力、抗老化**——每天在家做「養生調息運動」（參閱《讓食物與運動成為你的健康良藥》第三二八頁），一天兩次。

☑ **午晚餐飲食建議**——午餐、晚餐都要先吃一碟生沙拉、海帶、發芽的黑豆和紅腰豆，並加多老薑、薑黃粉、卵磷脂、黑胡椒粉、肉桂粉及純椰子油、椰子奶、五穀豆米飯（詳見附錄第?頁），吃前也要加上述的辛香料及純椰子油。

☑ **建議常吃三種水果**——如有石榴、百香果、紅覆盆莓（raspberry），也天天吃，對腎上腺都有很大的幫助，因為紅斑性狼瘡就是甲狀腺與腎上腺出軌引發的。

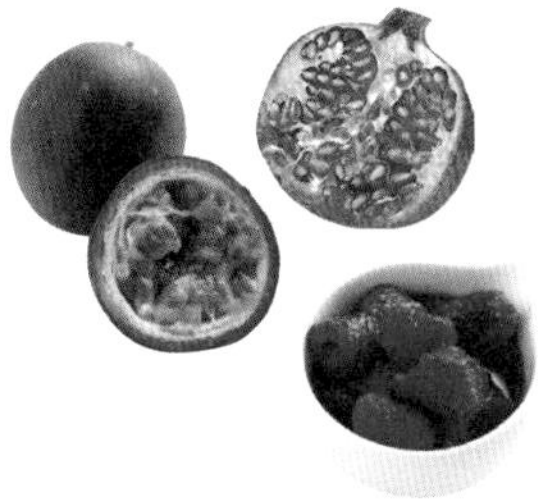

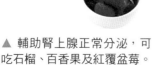

▲ 輔助腎上腺正常分泌，可吃石榴、百香果及紅覆盆莓。

眼科保健

視力模糊

Q 上了年紀，眼睛退化、視力模糊，該如何調整飲食或運動減緩症狀？

A 眼睛是肝的開端，視力模糊即是肝臟功能衰退，還有最損害肝臟是降膽固醇藥、高血壓藥及糖尿病藥，因此預防視力不繼續退化，那麼就要立刻停止一切會傷害肝臟的藥物和食物，例如：

◎停止錯誤的飲食

☒ 要停止一切菸酒、一切含有酒精的飲料、一切汽水。

☒ 一切瓶裝加糖的茶和果汁飲料。

☒ 要停止再吃茄子，常吃會眼睛模糊。

☒ 要停止一切飼料養大的動物肉類、肉湯、醃滷肉類、人工養殖的海產、牛奶、牛奶製品；但每隔一天，可以吃一次有橄欖油的罐裝沙丁魚。

☒ 要停止一切精緻粉做的食品，甜品；每天最好吃用高粱米、糙米、薏仁米、燕麥米和小米，加入蒜頭（但不能加蔥！）、薑、小茴香、香菜，加純水或活性好水煮成濃粥來吃；吃之前，要加純椰子油、香菜和枸杞子。

◎改善視力模糊，這樣做

☑ **飲用養生茶調理體質**——先實踐生機飲食幾個月後，高血糖、高血壓和膽固醇已經恢復正常，就不要再服藥了；同時每天要喝綠茶、花旗蔘和絞股藍茶（即七葉膽茶）。

☑ **喝營養蔬果汁排毒送養分**——依照「清血毒全營養蔬果汁」食材（**詳見附錄第二九〇頁**），加玉米、小葉菠菜和水溶膠銀水（silver hydrosol）六十西西，才打一天要喝完的六至七杯蔬果汁，要天天喝足六至七杯蔬果汁，直到有改善才減為四杯作保健用。

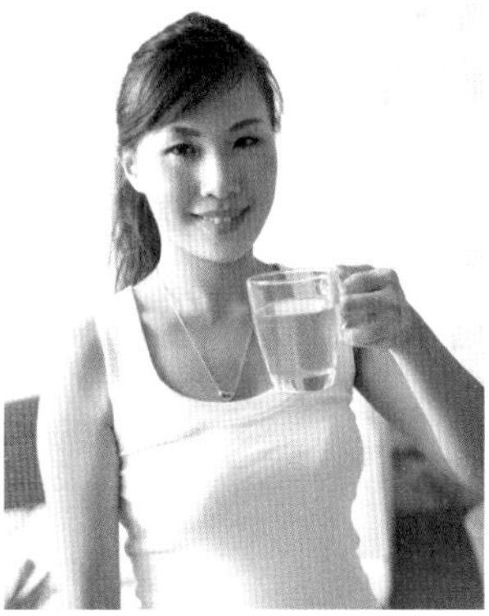

☑ **補充身體的能量營養**——同時也在每一餐吃一半的時候，用溫水服用補眼素（See Again）、可幫助血液循環，增加心臟功能及細胞產生能量的輔酶素營養品、可增加胃酸，協助分化食物及吸收營養成分的胃酸素營養品、可用來增加酶素，幫助消化及營養吸收的消化酶素營養品和可調整腎臟肝臟的排毒及加強免疫功能的清肝素營養品。

☑ **常做眼球運動**——每天利用空閒時間做一做眼球運動，先往左右移動做十下，再往上下移動做十下，一天多次的練習，放鬆眼壓、改善視力。

婦科保健

經期

Q 長期經痛，可以用食療改善嗎？

A 有很多的女生在經期會出現明顯的腹痛，嚴重者甚至都無法站立，只能躺在床上抱著肚子翻來覆去，要解決經痛，就要避免再吃喝以下的食物和飲料：

☒ 一切精緻粉做的食物，甜品、糖菓、蜂蜜、白飯、蛋糕、糕乾、餅乾。

☒ 一切香蕉類、梨子、西瓜、甜瓜、哈密瓜、木瓜、豆漿、豆腐、豆乾、豆花。

☒ 一切用飼料添加激素養大的動物肉類、肉湯、醃滷的肉類，尤其是一切牛奶製品。

☒ 一切煎炸炒烤燒的食物。

☒ 一切有酒精的飲料，汽水、冰水、一切茶葉的茶水及一切瓶裝的飲料。

◎改善經痛，這樣做

☑ **喝營養蔬果汁排毒送養分**——依照「清血毒全營養蔬果汁」的食材（詳見附錄第二九〇頁），再加多些老薑、薑黃粉、黑胡椒粒和水溶膠銀水（silver hydrosol）六十西西後，才打一天六杯的蔬果汁來喝。

☑ **對症按摩＋人蔘茶飲**——用優質按摩油塗於雙足的子宮、卵巢及乳房反射區，用手關節大力的按壓每一處一分鐘，一天兩次或三次；每次按壓後都要慢慢喝一杯溫的人蔘茶（吉林蔘或韓國茶）。

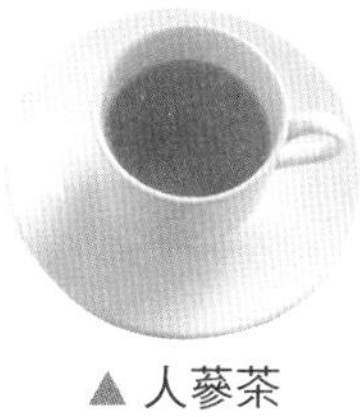

▲人蔘茶

☑ **足浴按摩**——晚上吃完飯後兩小時用一盆很熱的水，加多片老薑浸泡雙足，並用手按摩。

☑ **腹部按摩**——每日睡前躺在床上時，用雙手放於丹田（肚臍下），以順時鐘方向畫圓圈按摩，一開始先畫小圈慢慢轉為大圈，再由大圈慢慢轉小圈，如此來回每日做五十次，做到小腹溫暖才停。

☑ **補充身體的能量營養**——也用一大杯加了少許海鹽的溫活性好水服用可調整血液循環和神精系統的營養品、可維持神經系統、腦部機能正常及促進血液循環的菸酸胺營養品、含高份量天然多巴明，可輔助中樞神經系統功能運作的藜豆素營養品、可幫助血液循環，增加心臟功能及細胞產生能量的輔酶素營養品。

☑ **自然陽光與運動是人體健康重要的元素**——天天在強陽光下快步走三十分鐘，一天兩次（**最好早上十一點左右，下午二點左右**），強陽光的紫外線會讓腦部製造出更多的血清素，而血清素（Serotonin）又是製造多巴明和黑激素的前驅（Precursor）；多巴明可以幫助消除焦慮憂鬱、情緒低落，黑激素會改善睡眠品質及防止掉髮。運動後慢慢喝一杯人蔘茶（**詳見附錄第二九三頁**）。

更年期

Q 四十二歲，經期已停止八個月，是否更年期提早？可用飲食調理嗎？

A 如上所述，回想一下自己是否在十一、二歲時就已經有經期，如果是的話，就會提早停期，還有常喜歡吃冰箱的食物、喝冰冷的飲料、茶、冰淇淋、酸奶、香蕉、梨子、西瓜、哈密瓜、甜瓜、木瓜、豆漿、豆腐都會使子宮過冷（**妳可以用手心放在肚臍下方，檢查看看有沒有冰冷的現象？**）及提早停經，或者是常愛吃飼料添加激素養大的動物肉類、肉湯及牛奶製品的話，也會干擾子宮的提早停經，所以要治好月經早停，就是要停止再吃喝上述的東西之外，同時也要執行下列事項：

◎改善早期停經，這樣做

☑**對症按摩＋熱茶飲**——天天用優質按摩油塗於雙足對應的子宮、卵巢及乳房的反射區，用手關節大力的按壓每一處兩分鐘，一天二至三次，每次按壓後都要慢慢的喝一大杯用活性好水沖泡的吉林蔘茶（或韓國人蔘茶）。

☑**喝營養蔬果汁排毒送養分**——天天依照「清血毒全營養蔬果汁」的食材（詳見附錄第二九〇頁），再加更多的老薑，黑胡椒粒（由五粒慢慢升高到手腳溫暖）及水溶膠銀水（silver hydrosol）六十西西後，才打有六杯的蔬果汁來喝，天天都要喝完六杯。

☑**腹部按摩**——每日睡前躺在床上時，用雙手放於丹田（肚臍下），以順時鐘畫圓按摩，一開始先畫小圈慢慢轉為大圈，再由大圈慢慢轉小圈，如此來回每日做五十次。

☑**用天然黑激素助安眠**——每天晚上睡前三十分鐘服用黑激素五粒（每粒3毫克），每週連續服五天停兩天，直到月經來才停。

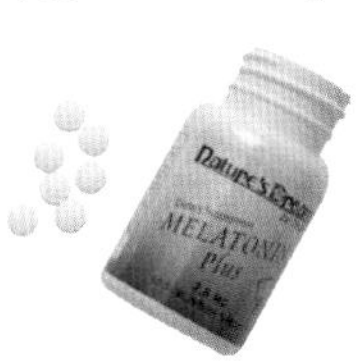
▲天然的黑激素能改善失眠。

☑**自然陽光與運動是人體健康重要的元素**——天天在強陽光下快步走三十分鐘來吸收更多的維生素D_3及血清素，並在快步走時用意念冥想，讓血液順暢的流進子宮及卵巢。

如果做了四個月還沒有月經，那麼就真的是提早停經到了更年期。

Q 正值六十歲大關應如何飲食保健？是否要吃素？膽固醇一直居高不下要如何以食療替代藥物維持正常？

A 過了六十歲想保健還不遲，但不一定要吃素，而是要吃對血型，（參閱《吳永志不一樣的自然養生法》第五十四頁）；接著要將吃喝了幾十年錯誤的食物和飲料的毒素清除！要達到這目標，請參考以下建議：

☑ **喝營養蔬果汁排毒送養分**——依照「清血毒全營養蔬果汁」的食材（詳見附錄第二九〇頁），再加兩朵白背黑木耳（買乾貨回來後，浸泡清水半小時至膨脹原形再用）和水溶膠銀水（silver hydrosol）六十西西與活性好水兩杯後，才打每天要喝的六杯蔬果汁。

☑ **三餐飲食建議**——早上兩杯當作早餐，如果不夠，一至二小時後再一杯；午餐前一小時再一至二杯之後才吃午餐；午餐儘量先吃一碟全生的沙拉加發芽的豆，吃完後才能吃水煮熟的食物及極小量乾淨無污染的肉類，晚餐之前一小時再喝完剩下的蔬果汁才吃五穀豆米飯（詳見附錄第二九三頁），晚餐一定要在六至七點內吃完。

☑ **補充身體的能量營養**——並在早午晚餐吃一半時，取溫水服用可增加胃酸，協助分化食物及吸收營養成分的胃酸素營養品、消可用來增加酶素，幫助消化及營養吸收的消化酶素營養品和可幫助血液循環，增加心臟功能及細胞產生能量的輔酶素營養品。

☑ **自然陽光與運動是人體健康重要的元素**——天天在強陽光下快步走三十分鐘，九個月後，將會感受到生機飲食的益處，不但膽固醇正常，體型也會變瘦，臉色也變得好看！試試看來證明。

☑ **吃對適合自己血型的食物＋進行四天清膽結石及肝毒**——也可參閱《不一樣的自然養生法》第一七八頁的膽固醇篇，就可以知道你提及所謂的「家族遺傳的高膽固醇」的觀念是錯誤，而是遺傳家族長期吃錯的食物而形成的！只要吃對你的血型，保持天天有四次大便，並且每年做一次或兩次四天肝膽排石淨化（**詳見附錄第?頁**）來排膽石、清膽囊、清肝，就能讓膽固醇維持正常。（所謂膽固醇正常，不是總膽固醇指數不能超過二百，而是將總膽固醇數字除以好的膽固醇所得的數字不超過四。）

膽固醇測量數值對照表

膽固醇	正常值（mg/dl）	邊緣值（mg/dl）	不正常值（mg/dl）
總膽固醇 TC	低於 200	200～240	高於 240
好的（高密度）膽固醇 HDL-C	高於 45	35～45	高於 35
壞的（低密度）膽固醇 LDL-C	低於 130	130～160	高於 160
三酸甘油酯 TG	低於 200	200～400	高於 400

註：若是有心血管疾病史者，壞的（低密度）膽固醇 LDL-C，其數值應低於 100 mg/dl。資料來源：中華民國衛福部。

婦科病症

Q 經中醫師診斷為虛寒體質，尤其白帶過多，也適合長期喝蔬果汁嗎？

A 如果中醫師診斷為虛寒體質，同時又是白帶過多的人，更要長期喝適合自己體質的蔬果汁，並實踐生機飲食，同一時間也要調理好自己的體質和改善白帶。

◎調理虛寒體質，這樣做

☒不能再吃一切冰箱的食物、冰的飲料、冷的牛奶及乳製品，如：冰淇淋、酸奶、乳酪，以及一切汽水、加冰的飲料，還有一切茶飲料，一切冰過的果汁或飲料。

☒不能再吃一切豆芽（**要吃發芽的豆**），一切黃豆製品。如：豆漿、豆腐、豆腐花、豆乾（**但要吃卵磷脂**），和一切菇類（**雖然這些都是很有營養的食物，但都是虛寒體質不能吃的東西，生機飲食必須等身體調理好了以後，可少量每週吃一、二次是沒有問題，但現在不能吃**）。

☒不能再吃一切蕉類、西瓜、甜瓜、哈密瓜、木瓜、山竹、楊桃、番石榴、冬瓜、絲瓜、佛手瓜。

☒不能再吃一切精緻粉做的食品，如：麵條、麵包、饅頭、蛋糕、糕餅、餅乾、白糖糕、河粉，尤其是冬粉、綠豆沙配糖水。

禁掉以上所說的食物之後，就要將以前吃錯累積在體內的廢物，毒素排出。

☑ **喝營養蔬果汁排毒送養分**——每天依照「清血毒全營養蔬果汁」的食材（詳見附錄第二九〇頁），再加更多更多的老薑（慢慢加，慢慢升高份量），再加更多的黑胡椒粒，（由五粒，慢慢增加，到手腳都溫暖了，停在那個份量，不再升高，如再升高，會流鼻血），再加可平衡腎上腺荷爾蒙分泌、加強腎臟功能的甲狀腺素營養品、可幫助血液循環，增加心臟功能及細胞產生能量的輔酶素營養品、可幫助清理身體內水環境及油環境內毒素的硫酸鋅營養品（用量需諮詢自然醫學醫師或營養師而定），凡是膠囊的營養品都要打開取粉即可和六十~九十西西水溶膠銀水（silver hydrosol），全部放入蔬果機後，才打一天要喝完的六杯蔬果汁。

☑ **補充身體的能量營養**——每一餐吃一半時，用加了少許海鹽的溫活性好水服用可增加胃酸，協助分化食物及吸收營養成分的胃酸素營養品、可用來增加酶素，幫助消化及營養吸收的消化酶素營養品，以及可幫助血液循環，增加心臟功能及細胞產生能量的輔酶素營養品。

☑ **補充鋅片，增強活力**——早上和下午各服一粒鋅片一粒（五十~六十毫克），連續服十天後，減為一天一次或每三天一次；服用後放一粒維生素B_{12}放在舌根下，讓它慢慢溶解。

☑ **對症按摩解病痛**——用優質按摩油塗於甲狀腺的反射區，用大姆指大力的按壓每一隻腳三分鐘，一天三次。

依照上述的事項執行九個月到一年內的生機飲食，就能讓體質改變，恢復正常。

◎改善白帶，這樣做

婦女常會有白帶，這是因為體虛，容易受到細菌入侵感染，所以要避免再吃喝，或做以下的事項：

☒ 禁止吃一切精緻粉發酵做的食物。

☒ 禁止吃一切甜品，包括：蛋糕、糕餅、餅乾、瓶裝加糖的茶飲料、果汁或飲料。

☒ 禁止吃一切用飼料滲激素養大的肉類、肉湯，和牛奶製品。

☒ 禁止穿緊身的褲子，改穿裙子及穿棉製的三角褲，易於通風，保持乾燥，使細菌不易入侵繁殖。

☑ **用消毒液殺病菌**——每小時服用水溶膠銀水（silver hydrosol）三十西西，一天連續服十次，服十天後，改為早、中、下午、晚上各三十西西，持續九個月，如果已經痊癒就可停，也可以將水溶膠銀水（silver hydrosol）裝入陰道清洗器沖洗陰道（每三天一次）。

☑ **補充身體的能量營養**——每天早、中、晚，空腹或吃前三十分鐘，用加了少許海鹽的溫活性好水，服用可幫助平衡大腸生態，幫助消化，促進排便的益生菌營養品、可消炎抗菌，強化人體免疫力的營養品。

☑ **對症按摩解病痛**——用優質按摩油塗於雙足、膀胱及陰道的反射區，用大姆指大力按壓每一處二分鐘，一天二次。

☑ **喝營養蔬果汁排毒送養分**——可以依照「清血毒全營養蔬果汁」的食材（詳見附錄第二九〇頁），天天喝六杯，就能將體內的毒素清除，讓細胞恢復健康。

Q 子宮長肌瘤，該怎麼調整飲食？

A 一般原則上，子宮肌瘤大都是良性腫瘤；但不管是良性或惡性，只要一長瘤，就在那一刻的時間，子宮肌瘤已經釋放出毒素和瘤的種子送到血管，沿著血液到處的流竄，尋找最適合的地方駐紮，落地生根；有時子宮肌瘤的種子，因為生存環境好（即得到的毒素比較多），反而長出惡性的腫瘤。

子宮所以會長肌瘤就是因為常喜歡吃精緻粉做的食品，（如麵條、麵包、意大利麵、通心粉、米粉、河粉、粉腸、冬粉、饅頭、包子及白米飯）；常吃甜品（如：蛋糕、糕餅、餅乾、奶油包、菠蘿包、白糖糕、巧克力），所以，若要子宮肌瘤停止生長，且不繼續長出新的肌瘤，那麼就要立即執行：

☒ 停止再吃上述的食品和甜品。

☒ 停止再吃飼料養大的動物肉類、肉湯、人工養殖的海產、牛奶及牛奶製品，因為這些含有激素食物會加速肌瘤快速的長大。

☒ 停止再吃一切煎炸炒烤燒的食物，因為這樣烹調的食物會將良性肌瘤轉變為惡性的癌腫瘤。

☒ 停止喝含有酒精的飲料，一切瓶裝加糖的茶飲、果汁飲品及汽水，因為這些是養活養大肌瘤細胞的飲料。

◎改善子宮肌瘤，這樣做

☑ **喝營養蔬果汁排毒送養分**——依照「清血毒全營養蔬果汁」的食材（詳見附錄第二九〇頁），再加更多的老薑（慢慢升高份量），多加黑胡椒粒（由五粒開始，慢慢升高至手腳溫暖就不要再高份量），絞股藍茶二茶包（即七葉膽茶，打開茶包，只要茶葉）、可幫助清理身體內水環境及油環境內毒素的硫酸鋅營養品（用量需諮詢自然醫學醫師或營養師而定）、可幫助免疫系統，將腫瘤硬塊溶解掉的營養品、可平衡腎上腺荷爾蒙分泌、加強腎臟功能的甲狀腺素營養品，以及可幫助血液循環，增加心臟功能及細胞產生能量的輔酶素營養品（**所有膠囊都要打開，只要粉**）及水溶膠銀水（silver hydrosol）六十西西後，才打一天要喝完的七杯蔬果汁，連續喝九個月後，減為四杯作保健用。早餐至十一點只喝蔬果汁，如喝蔬果汁之後，想再喝些熱的蔬菜湯也是可以的。

☑ **午晚餐飲食建議**——午餐、晚餐先吃一碟用滾沸的熱水汆燙一分鐘的沙拉，沙拉中一定要有海帶、紫色包心菜、番茄，並加辛香料，如老薑、薑黃粉、肉桂粉、香菜、純椰子油、夏威夷核果油（Macadamia oil，**如買得到的話更好**）和檸檬汁。吃完午餐沙拉後還不飽，可以再吃水煮熟的蔬菜或蔬菜湯，也要加辛香料，每週也可以在午餐時吃兩次罐頭沙丁魚。晚餐吃沙拉後還不飽，也可以再吃小量的五穀豆米飯（**詳見附錄第二九三頁**），吃前在碗中也要加純椰子油和香菜（**晚餐一定要在六點半左右吃完**）。

☑ **補充身體的能量營養**——每一餐吃一半的時候，用溫水服可增加胃酸，協助分化食物及吸收營養成分的胃酸素營養品、可用來增加酶素，幫助消化及營養吸收的消化酶素營養品，以及含有輔酶素 CoQ_{10} 的營養品（**可以幫助支持心臟功能**），之後繼續吃完。

☑ **對症按摩解病痛**——用優質的按摩油塗於雙足的子宮、卵巢和乳房反射區，用手關節大力上下推按每一處各二分鐘，一天兩次。睡前躺在床上，將雙手心放於丹田（**即肚**

臍）用點力以順時鐘方向由小圓圈慢慢轉為大圓圈，來回做五十下；並在按摩時，用意念不停的說：「我的肌瘤縮小了不見了！」。

☑自然陽光與運動是人體健康重要的元素——每天早上十一點和下午兩點，在強陽光下快步走二十分鐘。強陽光的紫外線會讓腦部製造出更多的血清素，而血清素（Serotonin）又是製造多巴明和黑激素的前軀（Precursor）；多巴明可以幫助消除焦慮憂鬱、情緒低落，黑激素會改善睡眠品質及防止掉髮。

Q 乳房有鈣化，應如何用自然養生法來改善？

A 身體之所以會長腫瘤，就是因為長期吃喝太多的食物毒素累積的後果。即然有了硬塊腫瘤，西醫只有透過針刺切片才能知道是良性腫瘤或惡性腫瘤；這樣做除了會傷害腫瘤，還可能會將原本是良性的瘤轉變為惡性癌，或已經是惡性癌，更容易轉移到別的地方。

實際上不用針刺切片，也能知道是良性與否，只要依照《讓食物與運動成為你的健康良藥》去醫事檢驗所抽血檢驗以下的癌標記指數及相關標記的指數（詳見附錄第二九六頁）：CEA、AFP、HCG、CRP、TSH、LDH、ALP、AST、ALT、GGT、CA15.3、CA125、SCC，就能知道是惡性或良性，同時也能很清楚的知道到底是否原發性，而不是他們所說的「可能」（即猜想！），等檢驗程序完成了之後，不用等結果，就要立刻實踐生機飲食：

☒不要再喝牛奶及吃牛奶製品，也不要補鈣，這是腫瘤鈣化的其中一個原因。

☒不要再吃一切精緻粉做的食品、甜品、糕餅、餅乾，因為這些食品吃了會長瘤。

☒不要再喝一切含有酒精的飲料、一切瓶裝加糖的飲料及一切汽水，因為這是養活癌細胞的糧食。

☒不要再吃一切飼料養大的動物肉類、肉湯、人工養殖的海產，這是加速腫瘤的長大。

☒不要再吃一切煎炸炒烤燒的食物，這些會將良性腫瘤轉變為惡性腫瘤。

停止了上述有毒的食物不再送給身體，現在就要立刻將已經送進體內多年的毒素清除排出體外：

◎改善乳房鈣化，這樣做

☑**喝營養蔬果汁排毒送養分**——每天依照「清血毒全營養蔬果汁」的食材（詳見附錄第二九〇頁），再加更多的老薑（慢慢升高份量），多加黑胡椒粒（由五粒慢慢升高到手腳都很溫暖就不要再升高），小葉菠菜一手把及水溶膠銀水（silver hydrosol）六十西西後，才打一天要喝完的七杯蔬果汁，一直喝到九個月後，再抽血檢驗（如同上次的標記指數）拿來比較上次的檢驗報告仔細的對照兩張數值的差異性，如果一切都已經正常就可減為三杯作保健用，如果驗血的結果有改善，但沒有達到自然醫學的標準範圍，就要繼續的喝下去直到一切都正常為止。

☑ **早餐飲食時間**——早餐至十一點只喝蔬果汁，午餐及晚餐要先吃一碟全生的蔬菜沙拉（**一定要有綠花椰菜和海帶**），如果怕吃冷冰冰的生沙拉，可以用滾沸的熱水先汆燙一分鐘才吃，吃前一定加老薑、薑黃粉、肉桂粉、純椰子油、百香果和草莓、檸檬汁混合好再吃，每一口都要細嚼三十～四十下才吞下。

☑ **午晚餐飲食時間**——吃完沙拉後，午餐可以再吃水煮熟的蔬菜，也要有綠花椰菜、海帶、辛香料和油。每週也可在午餐時吃兩次罐頭橄欖油的沙丁魚，而晚餐可吃五穀豆米飯（**詳見附錄第二九三頁**），吃前碗中也加辛香料和純椰子油。

☑ **補充身體的能量營養**——每一餐吃一半的時候，用溫水服用可增加胃酸，協助分化食物及吸收營養成分的胃酸素營養品、可用來增加酶素，幫助消化及營養吸收的消化酶素營養品、可幫助血液循環，增加心臟功能及細胞產生能量的輔酶素營養品，服完後，繼續吃完餐。

☑ **每天排清宿便，維持腸道健康**——天天保持有四次大便，如沒有，可以買無加糖無加調味的纖維粉和純椰子油幫助。

☑ **自然陽光與運動是人體健康重要的元素**——每天早上十一點及下午兩點，在強陽光下快步走二十分鐘，一天兩次，強陽光的紫外線會讓腦部製造出更多的血清素，而血清素（Serotonin）又是製造多巴明和黑激素的前驅（Precursor）；多巴明可以幫助消除焦慮憂鬱、情緒低落，黑激素會改善睡眠品質及防止掉髮。

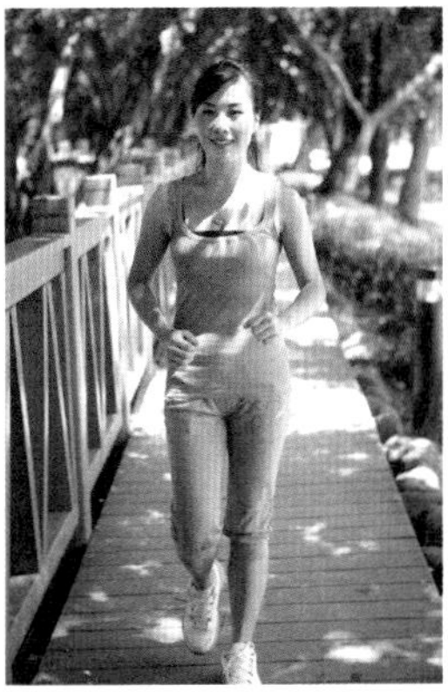

☑ **對症按摩解病痛**——用優質按摩油塗於雙足乳房、子宮及卵巢的反射區，用手關節大力的上下推按每一處兩分鐘，一天二至三次。

☑ **做冷熱浴，提升免疫力、抗老化**——最好能暫時不戴乳罩，並進行冷熱浴（參閱《全彩圖解 吳永志不一樣的自然養生法》第一〇九頁），能加速血液循環直至手腳變溫暖，同時也可以增強免疫力及緩慢老化。

九個月後將會有很好的改善，甚至痊癒如果再加上信心、喜樂、善心、無求回報，上天一定會賜恩典。

懷孕

Q 想生寶寶，喝蔬果汁有助調養身體及受孕機會嗎？

A 結婚是男女雙方一生的大事，是上帝創造亞當、夏娃後要他們結為夫妻、成為一體的旨意，是順從天意難能可貴的神聖結合！因此男女在選擇對象時，不要以外表的表現來作標準，而是要理智性的觀察對方是否有不平衡的心態，例如常常容易發脾氣、動不動就罵人、精神萎靡不振或有不良的生活習慣，如抽菸、喝酒或賭博！

因為**不平衡的心態**容易帶來結婚後夫妻的口角、家庭的不和諧及影響小孩的心理成長！**抽菸**不但會給自己帶來中年或晚年的癌症及帶給另一半下半輩子精神上的負擔、財政上的壓力及可能也會有得癌症的危機，也可能帶給下一代一個不健全的身體或不完美的健康；**喝酒**則會帶給自己中年或晚年嚴重的肝病和頭腦的問題，也會造成家人身心靈和經濟上的重擔，甚至還會帶給下一代腦部不健全的可能性；染上**賭博惡習**更是會遭致家庭破碎，還可能影響下一代染上有同樣愛賭博的傾向！因而任何一方有其中一樣不好心態或不良嗜好都要嚴正看待與改進！

另外，想步入結婚禮堂之前，雙方也要有先做**全身健康檢查**的共識，不要等到結婚後發現身體異常，才要求對方做治療，這樣可避免雙方屆時有心結，甚至演變成家庭不和睦就不妙了！

◎心態、飲食及生活習慣好，才會有健康的下一代

不正確的飲食、不良的生活習慣以及不平衡的心態，不但會帶來各種慢性病，包括高血壓、高膽固醇、三酸甘油酯、糖尿病、心臟病、紅斑性狼瘡、帕金森氏症、癌症、憂鬱症、腎臟病、不孕症等，還有可能會破壞細胞，使細胞的基因異變，產下不健全寶寶的機會增加！

千萬不要迷信說是因為前世做了壞事，所以今世才會有不健全的孩子來懲罰受苦！也千萬不要相信是因為基因的遺傳才會有不健全的孩子！並非如此！而是飲食及生活和心態的不當，傷害基因等因素而致的！

那麼什麼是正確的心態、飲食及生活習慣？簡單地說，就是**雙方都要努力去實踐《不一樣的自然養生法》中提及的幾個重點，就有極大機會孕育健康聰明的生機寶寶**！要依照《聖經》的〈創世記〉第一章第二十九節，神吩咐亞當所要吃的食譜去做：「看哪，我將遍地上一切結種子的菜蔬和一切樹上所結有核的果子全賜給你們做食物。」

❶ 首先要根據每個人的個別血型及生理時鐘去吃該血型及該時間的食物（請參閱《不一樣的自然養生法》第五十四頁）。

❷ 要儘量不吃一切煎、炸、炒、烤、燒的食物；儘量少吃一切人造加工及滷醃的食品；儘量不喝一切含有酒精、含有咖啡因及含有化學物質的飲料；儘量不吃一切用飼料養大的動物肉類及肉湯。

❸ 要遠離抽菸、喝酒、賭博的不良生活習慣，養成早睡早起，並天天在強陽光下做幾十分鐘的快步運動，或在家中做「養生調息運動」（**參閱《讓食物與運動成為你的健康良藥》第三二八頁**）。

❹ 要吃清血毒的全營養蔬果汁（**詳見附錄二九〇頁**）及全生沙拉，將以前吃錯喝錯及緊張壓力的毒素排出體外。

❺ 要明確知道神是以祂們的形象造人，人是神的兒女，擁有高深的智慧、有創造力的頭腦及完善的身心靈整體，喜愛追求真善美，懂得去幫助別人。

❻ 要常常有喜樂的心態、笑臉常開的態度，去對待每一個人，也懂得凡事感謝感恩！

如果願意依照著以上的方法去實踐，相信不但可遠離一切慢性病，如果計畫生育，也會擁有健康寶寶！所以預備當準父母的夫妻們，應該在懷胎前六個月就開始喝蔬果汁，將以前吃錯喝錯的食物毒素排出，並修補受傷的基因（**如父母有戴眼鏡、眼睛缺陷、少年白髮等**）：這樣胎兒才會有一個好的內在環境來生長發育。

懷孕後才喝蔬果汁就不能改正生理的缺點，但卻能防止多動兒和學習不專注及自閉症（千萬不要給嬰兒打防疫針，等長大後上學時才打比較安全），因此若不想生下的孩子有多動不專注及自閉症，那麼必須夫妻一起先打造健康的體質，為孕育良好的下一代的基因開始做好準備：

◎懷孕期的飲食宜忌

☒ 避免吃一切煎、炸、炒、烤、燒又香脆的食物。

☒ 儘量減少使用微波爐、滑手機、使用電腦及少看電視。

☒ 天天都要保持有四次順暢大便。

☒ 天天多吃有機的粉製品、健康的甜品、蜂蜜、蜂王漿及甜西谷米、紅豆湯等。

☒ 餐餐都要吃一點有經合格檢驗的有機肉類。

☑ **喝營養蔬果汁排毒送養分**——每天早上至中午都要喝六杯「清血毒全營養蔬果汁」（詳見附錄第二九〇頁）；而中午餐及晚餐都要吃五穀豆米飯（詳見附錄第二九三頁）。

☑ **食材選擇安心吃**——每天的食材都要以天然地面上長出及不是基因改造的各種蔬菜，整體的五穀米及稍發芽的各種豆類（除了黃豆）為主；動物蛋白質要選乾淨，沒打針的肉類（很難保證是有機！），目前只有罐頭沙丁魚最安全，選有橄欖油或鹽水的沙丁魚（小心！不要買沒骨沒皮的沙丁魚）。

☑ **健康烹調美味吃**——一切食材的烹調都要以清蒸、水煮、生吃沙拉為主。如果不喜歡冷冰冰的吃沙拉，可以用滾沸的熱水氽燙一分鐘後才吃。每種食物在吃之前都要加辛香料、純椰子油、芝麻油、夏威夷核果油或奇亞籽油、純橄欖油和檸檬汁。

☑ **補充身體的能量營養1**——每餐吃一半的時候，取溫水服用可增加胃酸，協助分化食物及吸收營養成分的胃酸素營養品、可用來增加酶素，幫助消化及營養吸收的消化酶素營養品及可幫助血液循環，增加心臟功能及細胞產生能量的輔酶素營養品，之後才繼續吃完，確保準母及胎兒得到足夠的營養。

☑ **補充身體的能量營養2**——早晚空腹或吃前半小時同溫水服可幫助平衡大腸生態，幫助消化，促進排便的益生菌營養品及可消炎抗菌，強化人體免疫力的營養品來加強消化系統的安全及免疫系統的保護工作。

吃完每一餐後，最好外出散步走半小時。

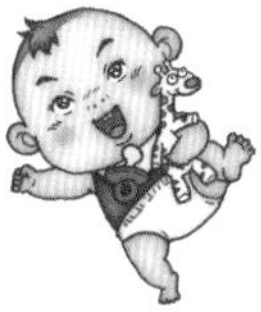

計畫生個「健康男寶寶」請這樣做

想生個男寶寶，夫妻雙方請務必要在準備懷孕的六個月前遵守以下事項，並在這六個月內禁止房事（因為身體需要最少三至四個月的時間，才能將以前吃喝錯的毒素排出體外；等毒素排清之後第五個月，身體才開始集中進行修補被毒素破壞及生理有缺陷的細胞基因；如果在這六個月還沒完成全部清毒及修補內行房而懷孕，體內餘下的毒素及有缺陷的基因就有可能遺傳給下一代了）：

1 避免 避免吃一切煎、炸、炒、烤、燒又香脆的食物。 ✕

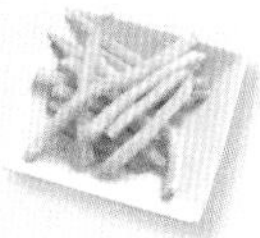

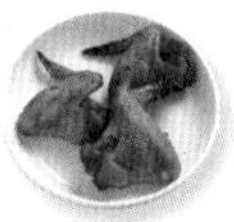

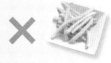

2 避免 避免吃一切粉製品、一切甜品及有酒精或加糖加化學物的食品與飲料。 ✕

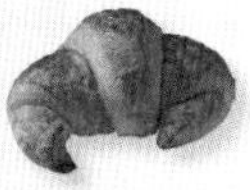

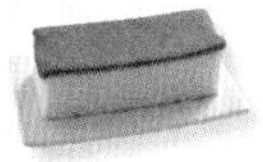

3 避免 避免吃一切餵食飼料的動物肉類、肉湯及一切牛乳製品與滷醃食物（每週只可吃兩、三次極小量的有機肉類或含有橄欖油的罐頭沙丁魚，吃前要加很多切細碎的香菜、新鮮檸檬汁及少量的蒜末、薑末和黑胡椒粉）。

4 減少 減少使用微波爐、滑手機、減少使用電腦及看電視。 ✕

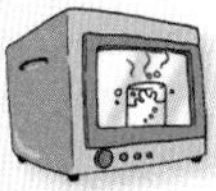

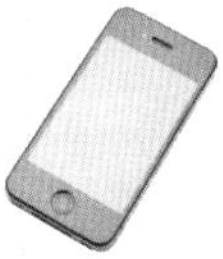

5 保持 天天都要保持有四次順暢大便。 ○

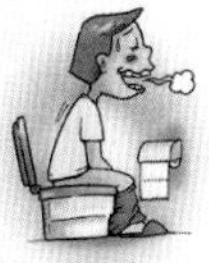

6 保持 天天都要喝六杯「清血毒全營養蔬果汁」（詳見附錄第二九〇頁）；將以前吃錯、喝錯及情緒緊張、工作壓力的毒素排掉，並同時修補以往已遭破壞、受傷、不正常的細胞基因！

早上起床後至中午前只喝這蔬果汁，多少杯都可以，也就是說：早餐只能喝蔬果汁，剩下的蔬果汁在下午六點前要全部喝完；中午餐和晚餐也要先吃一大碟生菜沙拉，之後補充五穀豆米飯（詳見附錄第二九三頁）及水煮蔬菜。

夫妻天天喝了三個月排毒的全營養蔬果汁後，就要改喝三、四個月提高生男孩機率的蔬果汁食譜（參考附錄第二七一頁）及繼續依照上述方法吃中午餐及晚餐：

1. 多吃酸味的水果：如酸硬的綠色奇異果及鮮硬的黃色杏果、黑莓、檸檬、青蘋果、新鮮的蔓越莓、青色有籽小顆的葡萄、很酸的柳橙。

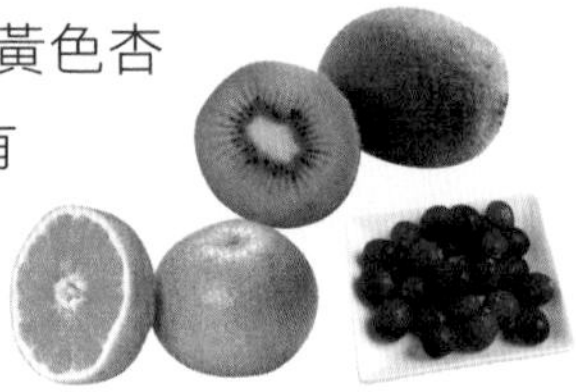

2. 喝好水＋能量營養：天天都要喝六到八杯，加了少許海鹽的溫活性好水；同時男女雙方都要用加了少許海鹽的溫活性好水，在喝完早餐蔬果汁後，以及吃完中午餐和晚餐後，服用胃酸素三粒、可用來增加酶素，幫助消化及營養吸收的消化酶素營養品三粒及補腎素三粒；而男方也要在吃喝完後多補充攝護腺素三粒，女方也要多補充輔酶素三粒。

3. 腳部按摩，助受孕：每天晚上女方都要用優質按摩油按摩左足子宮、卵巢及乳房的反射區（請參考《讓食物與運動成為你的健康良藥》第三九二頁）：，每一個地方按摩兩分鐘；男方也一樣要按摩雙足攝護腺及腎臟的反射區，每一處按摩兩分鐘。按摩後要慢慢喝一大杯用滾熱的活性好水泡人蔘枸杞茶。（請特別注意：一旦懷孕後要停止按摩！）

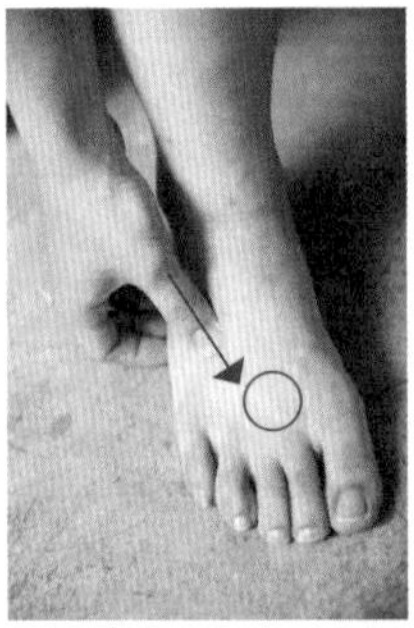

▲ 乳房對應的反射區

每天勤加按摩足底攝護腺反射區

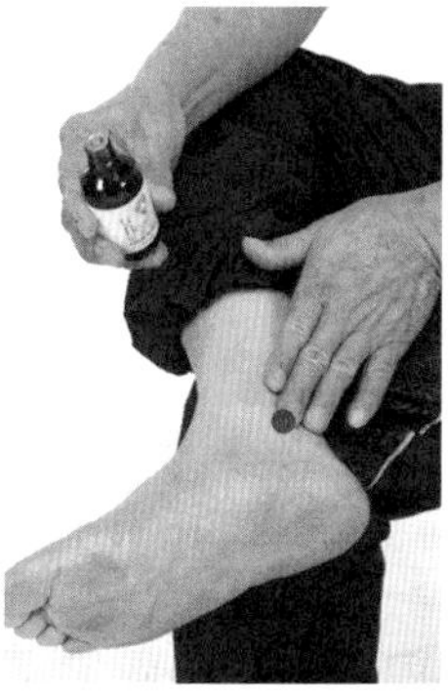

1. 找到攝護腺（前列腺）的反射區（與女性子宮位置相同）。攝護腺是在雙足內側足踝的後面部位。

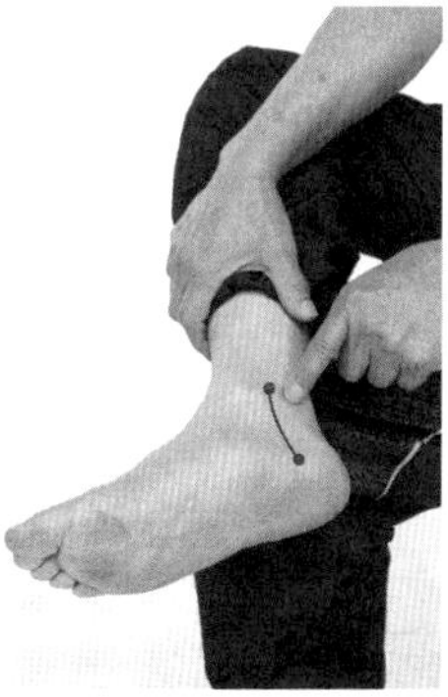

2. 在反射區上均勻塗上優質的按摩油。

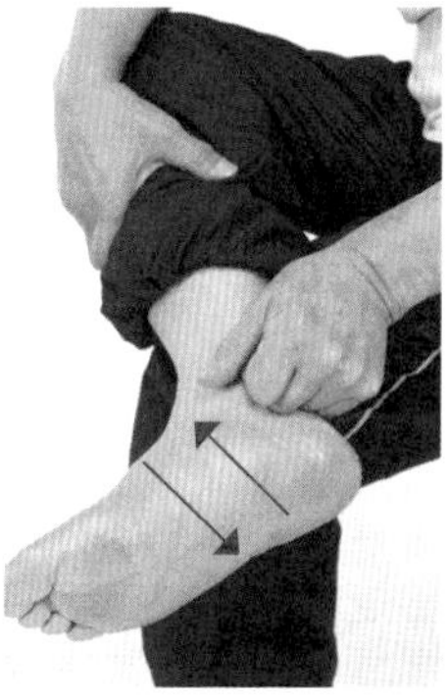

3. 手握拳，用指關節以上下來回的方式，大力按摩，持續 30 秒至 1 分鐘。兩腳皆要按，一天 2 ～ 3 次。

4. 心靈誠願：經常祈福禱告能早日擁有一個健康聰明的寶寶！

確實執行，不間斷地喝三個月提升生男寶寶機率的蔬果汁，以及每餐該吃的食材和該遵守的事項後，一定要在月經來之前一個星期的最後 3 天內圓房，因為這是排卵期最高峰最容易受精懷孕的時間。

懷孕後

準爸爸可不必再嚴格遵守以上事項，除非是為了自己本身的健康或想陪伴女方一起執行。但準媽媽一定要繼續照以上方法做（但要停止按摩），並天天喝堅果奶兩杯、多補充生堅果及多喝活性好水，這樣的飲食法才能讓男胎兒在母胎裡長得健健康康的。

生產後

新手媽媽仍鼓勵繼續執行，並讓男嬰喝母奶，最少要餵哺母奶六個月以上，但不要超過九個月（因為嬰孩第六個月開始長牙，第九個月牙齒已堅硬，可以不用喝全液體的乳汁，而且還有咬斷乳頭的危機！）。

斷奶後	就要讓男嬰開始喝由單一種蔬菜及單一種水果打成的蔬果汁，每三、四天後才慢慢添加為兩種、三種、四種至五種的蔬菜及水果打成的蔬果汁；每天也要喝兩次四分之一杯（或半杯）的堅果奶和四至六次半杯的活性好水。
斷奶約二個月後	**如果6個月後斷乳，即第8個月；如果是9個月斷乳，即第11個月**，除了繼續喝蔬果汁外，也要開始每隔三、四天添加單一種搗爛的新食物，如搗爛的洋芋泥或濃湯、搗爛的紅蘿蔔泥或濃湯、搗爛的番茄泥或濃湯；之後，慢慢地混合兩種、三種至五種食材的五穀豆米粥；最後，才讓他吃如同大人吃的食物，但吃三餐之前，仍喝半杯或一杯蔬果汁。
成長階段	開始學會爬時，要儘量讓他多爬，爬的時間越久越好、距離越長越妙，千萬不要急著扶他站起來走路，除非你不想男孩長得太快、太高大！

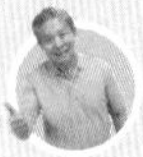

Dr.Tom Wu 健康教室

喝完早餐蔬果汁後及吃完中午餐和晚餐後，男女兩人除了一定要服用胃酸素三粒、消化酶素三粒（可用來增加酶素，幫助消化及營養吸收）及補腎素三粒，男方在這時候也要每餐添加服攝護腺素三粒，而女方也要每餐添加服輔酶素（可幫助血液循環，增加心臟功能和增加細胞產生能量的營養品）三粒。

註 男方添加攝護腺素，讓攝護腺素能分泌更多的精液（Semen），因為精子需要有足夠的精液，才能游向卵子結合；而女方要補充輔酶素，因為卵巢細胞內的腺粒體（Mitochondria）需要大量的輔酶素，才能生產更多的能量，製造成熟的卵子。

提高「生男孩」機率蔬果汁

材料

蔬菜

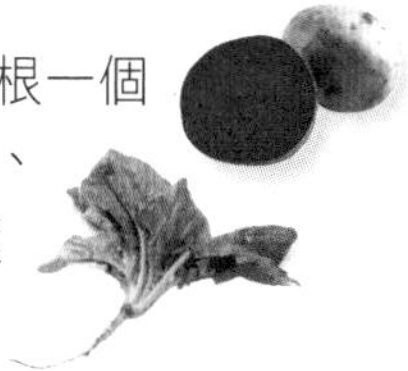

全紅大番茄二個、紅蘿蔔一條、中型紅甜菜根一個（如橘子般的大小）、西洋芹一根、蘆荀三根、海帶或珊瑚藻半杯（最好隔天互換）、小葉菠菜一小把

水果

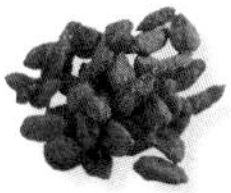

青色奇異果二個、黑莓（或醋莓、藍莓）一杯、乾枸杞半杯、青蘋果一個（或有籽葡萄）十五粒

配料

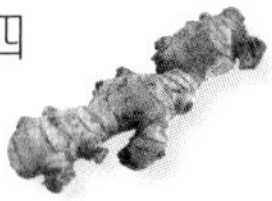

帶皮老薑六片、薑黃粉四分之一小匙、小茴香粉四分之一小匙、香菜五小支、巴西利三小支、黑胡椒粒五至十五粒

種子

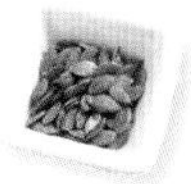

亞麻籽三小匙、黑芝麻四小匙、奇亞籽（chia seeds）二小匙、南瓜籽三小匙、巴西堅果五粒

營養品

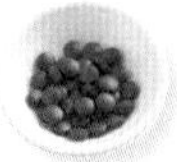

蜂花粉四至六小匙、綠藻二十至三十粒、硫鋅酸三粒、甲狀腺素二粒、純輔酶素四粒、卵磷脂五至六小匙

好水

活性好水二至三杯及水溶膠銀水（silver hydrosol）二十西西。

作法

將所有食材（除了卵磷脂）放入三點五匹馬力強的蔬果機，蓋好蓋子，打兩分鐘或兩分鐘半後，打開蓋子，最後再放入卵磷脂五至六小匙之後，再打十至十五秒，攪打成六至七杯蔬果汁的量！

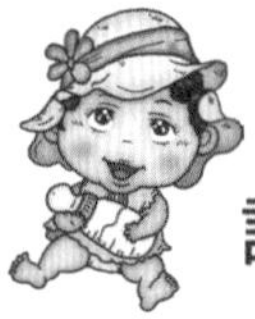

計畫生個「健康女寶寶」請這樣做

想生個女寶寶，夫妻雙方請務必要在準備懷孕的六個月前遵守以下事項，並在這六個月內禁止房事（因為身體需要最少三至四個月的時間，才能將以前吃喝錯的毒素排出體外；等毒素排清之後第五個月，身體才開始集中進行修補被毒素破壞及生理有缺陷的細胞基因；如果在這六個月還沒完成全部清毒及修補內行房而懷孕，體內餘下的毒素及有缺陷的基因就有可能遺傳給下一代了）：

喝了三個月排毒的全營養蔬果汁後，就要改喝三個月提高生女孩機率的蔬果汁及中午餐和晚餐也要繼續吃五穀豆米飯（詳見附錄第二九三頁），除此之外，還要配合以下飲食：

1. 多吃甜味的水果：如榴蓮、梨子、甜的紅石榴與李子（plum）、甜的覆盆莓、蜜棗、葡萄、甜的富士蘋果等；但不能吃香蕉及一切甜的瓜類水果。

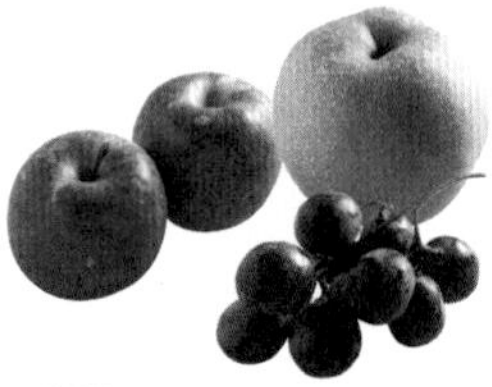

2. 少量喝紅酒、甜酒或豆漿：可以少量喝點紅酒或甜酒，及適量非基因改造的有機豆漿（每次喝前都加些薑黃粉及黑胡椒粉）。

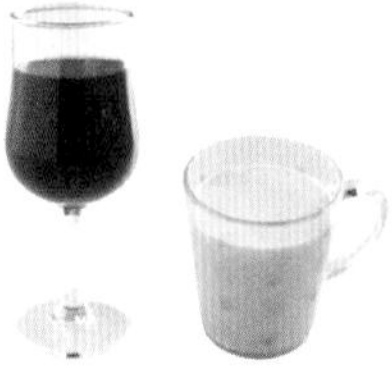

3. 足部按摩，助受孕：每晚，女方都要用優質按摩油按摩右足子宮、卵巢、乳房、三陰焦的反射區，每一地方按摩兩分鐘；男方也一樣要按摩雙足攝護腺、腎臟、三陰焦的反射區，每處按摩兩分鐘。按摩後要慢慢喝一大杯用活性好水煮過的當歸紅棗茶。（請特別注意：一旦懷孕後要停止按摩！）

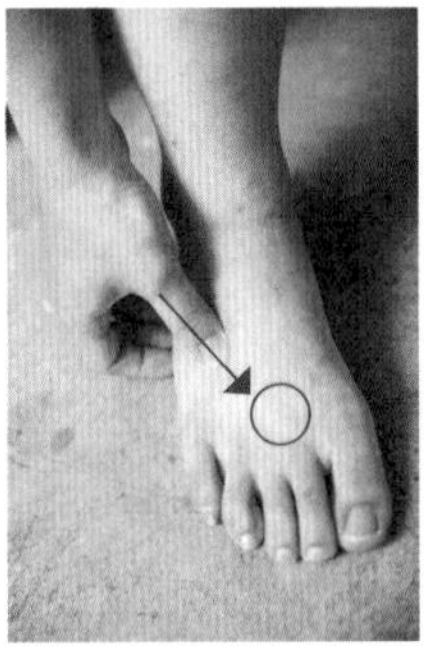

▲乳房對應的反射區

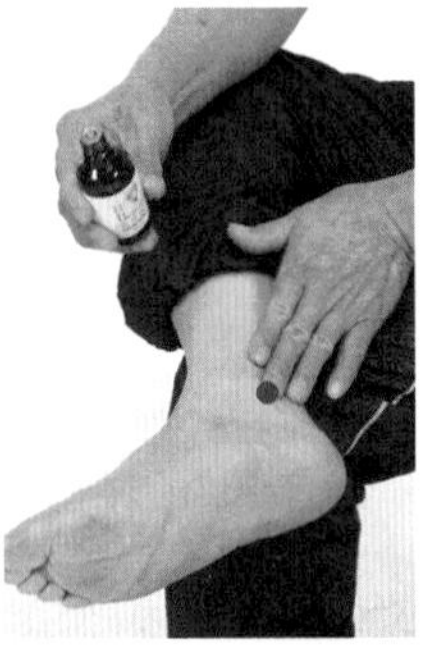

▲攝護腺的反射區

4. 心靈誠願：經常祈福禱告能擁有一個健康聰明的寶寶！

確實執行，不間斷地喝三個月提升生女寶寶機率的蔬果汁，以及每餐該吃的食材和該遵守的事項後，一定要在第 7 個月月經來之前的一個星期內的最後 3 天內圓房，因為這是排卵期最高峰最容易受精懷孕的時間。

懷孕後	準媽媽一定要繼續照以上方法做（但要停止按摩），並天天喝兩杯堅果奶及吃些生葵花籽、生南瓜籽及生巴西堅果五粒。這樣的飲食法能讓這女胎兒在胎裡長得健健康康的。
生產後	新手媽媽仍鼓勵繼續執行，並讓男嬰喝母奶，最少要餵哺母奶六個月以上，但不要超過九個月（因為嬰孩第六個月開始長牙，第九個月牙齒已堅硬，可以不用喝全液體的乳汁，而且還有咬斷乳頭的危機！）。
斷奶後	就要讓女嬰開始喝由單一種蔬菜及單一種水果打成的蔬果汁，每三、四天後才慢慢添加為兩種、三種、四種至五種的蔬菜及水果打成的蔬果汁；每天也要喝兩次四分之一杯，或半杯的堅果奶和四至六次半杯的活性好水。
斷奶約二個月後	**如果 6 個月後斷乳，即第 8 個月；如果是 9 個月斷乳，即第 11 個月**－除了繼續喝蔬果汁外，也要開始每三、四天添加單一種搗爛的新食物，如搗爛的洋芋泥或濃湯、搗爛的紅蘿蔔泥或濃湯、搗爛的番茄泥或濃湯；之後，慢慢混合兩種、三種至五種食材的五穀豆米粥；最後，才讓他吃如同大人吃的食物，但吃三餐之前，仍喝半杯或一杯蔬果汁。
成長階段	開始學會爬時，要儘量讓她多爬，爬的時間越久越好、距離越長越妙，千萬不要急著扶她站起來走路，除非你不想女孩長得太快、太高大！

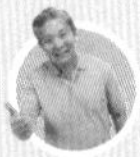

Dr.Tom Wu 健康教室

喝完早餐蔬果汁後及吃完中午餐和晚餐後，男女兩人除了一定要服胃酸素三粒、消化酶素（可用來增加酶素，幫助消化及營養吸收的營養品）三粒及補腎素三粒，男方在這時候也要每餐添加服攝護腺素三粒，而女方也要每餐添加服三粒輔酶素（可幫助血液循環，增加心臟功能和增加細胞產生能量的營養品）。

註 男方添加攝護腺素，讓攝護腺素能分泌更多的精液（Semen），因為精子需要有足夠的精液，才能游向卵子結合；而女方要補充輔酶素，因為卵巢細胞內的腺粒體（Mitochondria）需要大量的輔酶素，才能生產更多的能量，製造成熟的卵子。

Q 如果想懷孕，必須在經前一個星期內行房，但是月經不準怎麼辦？

A 有些女生的月經會不準，有時遲到一～二天、有時二～三天，甚至四～五天也有，要怎麼樣才能懷孕呢？

不要緊，只要在不準的月經來之前十天，睡前預備好一支溫度針，一支筆和一張紙，放在床頭邊的桌面上；然後每天早上醒來躺在床上時，將溫度計放入口中或腋下十分鐘，將每天所測量到的溫度寫在一張紙上做計錄。

當有一天所測量的溫度比以前所測量的溫度低過半度至一度之間，就是在這一天你的卵子已徑跌入輸卵管了；立刻在這一天或第二天內進行房事，就能成功的懷孕。

提高「生女孩」機率蔬果汁

材料

蔬菜

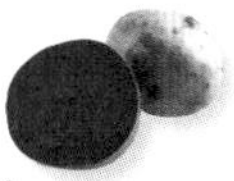

全紅的大番茄二個、紅蘿蔔一條、中型紅甜菜根一個、西洋芹一條、蘆筍三條、海帶或珊瑚藻半杯（每天互相交換）、小葉菠菜一小把。

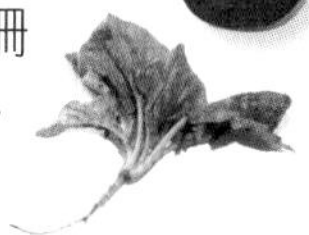

水果

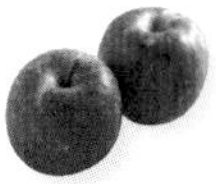

黃色奇異果二個或紅石榴籽一顆、紅色覆盆莓一杯、乾枸杞半杯、紅色蘋果一個或紅葡萄（有籽更好）十五粒。

配料

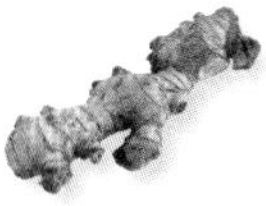

帶皮老薑六片、薑黃粉四分之一小匙、小茴香粉四分之一小匙、香菜五小支、巴西利三小支、黑胡椒粒五至十五粒

種籽

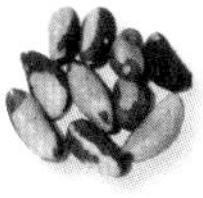

亞麻籽四小匙、白芝麻籽四小匙、葵花籽三小匙、巴西堅果五粒

營養品

蜂花粉一小匙、綠藻二十至三十粒、硫鋅酸三粒、甲狀腺素二粒、純輔酶素四粒、補腎素四粒

好水

活性好水二至三杯及水溶膠銀水（silver hydrosol）二十西西

作法

將所有食材放入三點五匹馬力強的蔬果機，蓋好蓋子，打兩分鐘或兩分鐘半後，打開蓋子，加五至六小匙卵磷脂後再打十至十五秒，六至七杯蔬果汁的量了！

Q 如何藉由飲食、運動與按摩來提高受孕率？

A 如果男方可以正常房事，只是精蟲數量過少；而女方每個月還是有正常的四至五天經期，沒刻意避孕卻也無法受孕的話，可參考以下的方法及食譜去執行，仍有提升懷孕的機率！

◎不要再吃喝以下會降低懷孕機率的食物

☒ 一切冰箱冰過的冰冷食物和飲料（如拿出來退冰，必須等到溫度如同室溫才可以吃）及一切加有冰塊的食物和飲料。

☒ 一切蕉類、梨子、瓜類（包括：西瓜、甜瓜、哈密瓜、香瓜、木瓜、絲瓜、苦瓜、黃瓜、櫛瓜、大黃瓜）。

☒ 一切豆腐、豆花、豆漿、基因改造的黃豆、綠豆（除了黑豆，因為黑豆是補元氣，可以提升受孕）、豆芽、洋蔥及一切菇類。

☒ 一切吃飼料的動物肉類、海鮮及醃滷和燻過的肉類。

☒ 一切粉製品及一切糕餅、甜品。

☒ 一切菸酒、汽水、瓶裝有咖啡因化學物質的飲料及一切綠茶、紅茶、黑茶、白茶。

☒ 一切煎、炸、炒、烤、燒、香脆的食物。

◎每天要做運動與按摩

☑ **自然陽光與運動是人體健康重要的元素**——每天趁好天氣做二十分鐘在強陽光下的快步走路運動，及「養生調息運動」（參閱《讓食物與運動成為你的健康良藥》第三二八頁）。

☑ **女士對症按摩助受孕**——每天早上都要用優質按摩油按摩女方雙足子宮、卵巢、乳房的反射區和大足趾及男士雙足的攝護腺、睪丸和大足趾，用手指關節大力上下按摩每一處兩分鐘。

☑ **男士對症按摩助受孕**——每天晚上先用加了硫酸鎂（Epsom salt）＋熱水浸泡雙腳，並用小毛巾上下大力的摩擦雙腳的背部及雙腳踝後部，直至全身微流汗後才擦乾雙腳

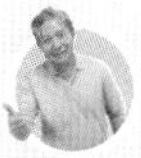

Dr.Tom Wu 健康教室

美國超市有賣**黑茶白茶**都是跟綠茶、紅茶屬同一科很寒涼的飲料；而普洱茶會降低膽固醇，想懷孕的人需要膽固醇來製造激素，所以這些都不建議飲用；**只有人蔘茶**（詳見附錄第二九三頁）**和冬蟲草茶補元氣，最有利於懷孕**。

之後，也用按摩油如早上一樣的按摩雙足。

☑ **熱茶飲調養體質**——按摩後一定要慢慢喝一大杯用活性好水泡的人蔘枸杞茶（**有助生男寶寶調養體質**）或當歸紅棗茶（**有助生女寶寶調養體質**）。但請注意：一旦懷孕後停止泡腳及按摩腳。

☑ **腹部按摩清宿便**——每晚兩人睡前躺在床上，將雙手重疊放在肚臍，用力往順時鐘方向按摩；由肚臍的小圓圈漸漸擴大到腹部最外邊的大圓圈，之後再由大圓圈慢慢回到小圓圈的肚臍。這樣來回的按摩直到腹部發熱為止，讓天天要有四次順暢排便。懷孕後，女士還需要繼續輕輕地如此按摩。

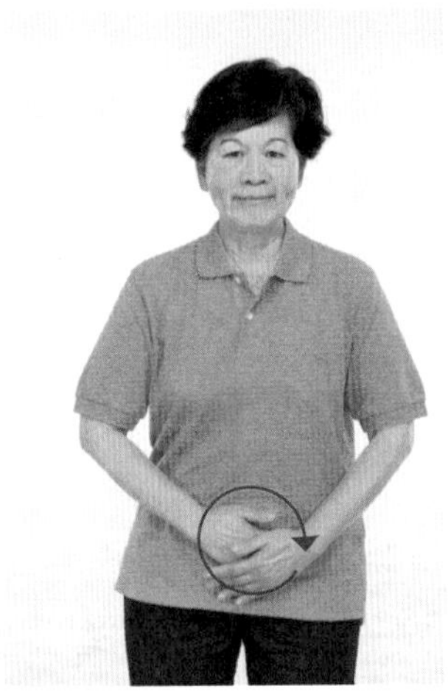
▲按摩腹部清宿便

◎要將以前吃錯喝錯及情緒緊張和工作壓力的一切毒素排出體外

☑ **熱茶飲調理體質**——天天要喝十杯互相交替的活性好水及人蔘枸杞茶（**有助生男寶寶調養身體**）或當歸紅棗茶（**有助生女寶寶調養身體**）。

☑ **吃營養餐食排毒送養分**——天天要喝六杯排毒的全營養蔬果汁及中午餐晚餐要先吃一

大碟的全生沙拉，之後才能吃煮熟的五穀豆米飯（**詳見附錄第二九三頁**）和蔬菜（**有助生男寶寶調理體質**）或只吃五穀豆米飯（**有助生女寶寶調養體質**）。

☑ **補充身體的能量營養**——同時每次喝完早餐蔬果汁後及吃完中午餐和晚餐後，男女兩方都一定要用加了少許海鹽的溫水服可增加胃酸，協助分化食物及吸收營養成分的胃酸素營養品、可用來增加酶素，幫助消化及營養吸收的消化酶素營養品和補腎素三粒；男方還要每餐多服攝護腺素三粒（**可降低發炎反應，維持攝護腺運作正常的攝護腺素營養品**），而女方也要每餐多服輔酶素（**可幫助血液循環，增加心臟功能和增加細胞產生能量的營養品**）三粒。

排毒三至六個月後，就要改喝想生男或生女的前述蔬果汁及每餐應該要吃的食物和每天應該要做的事項。做完三個月提升想生男或想生女機率的蔬果汁及每餐該吃的食材和該做的事項後，一定要在月經來之前一個星期的最後3天內圓房，因為這是排卵期最高峰、最容易受精懷孕的時間。每天要保持愉快的心情，快樂、幸福、美滿過日子，以及祈禱天父恩賜健康聰明的兒子或女兒！

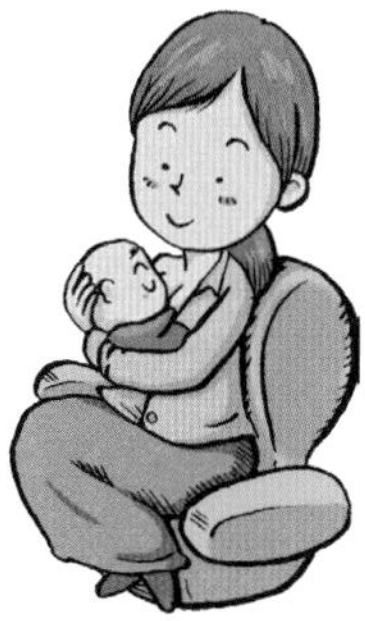

兒科保健

Q 要如何調配適合嬰幼兒喝的營養蔬果汁？

A 嬰幼兒要喝營養蔬果汁，在哺餵母奶六個月後就可以開始執行，剛開始只選一種食材，將紅蘿蔔加放入三點五匹馬力的蔬果機，打出含有很細碎，高份量的植物生化素，和營養豐富的蔬果汁，用小匙一點一點，放入嬰幼兒的口中，慢慢吞下（千萬不能急！）。

1. 經過五、六天或一個星期後，在**補眼、補肺打好的紅蘿蔔汁內**，添加**補腦的卵磷脂**後，再打十幾、二十秒，才讓嬰幼兒喝。
2. 再經一個星期後，由二種的食材，再添加多一種能**補心臟的全紅番茄**，才打成汁來喝。
3. 再經一個星期後，由三種的食材，添加多一種能**補腎的奇異果**才打成汁，給嬰幼兒喝。
4. 再經一個星期後，再由四種的食材，添加多一種能**補肝、補血、通便的小葉菠菜**，打成汁。

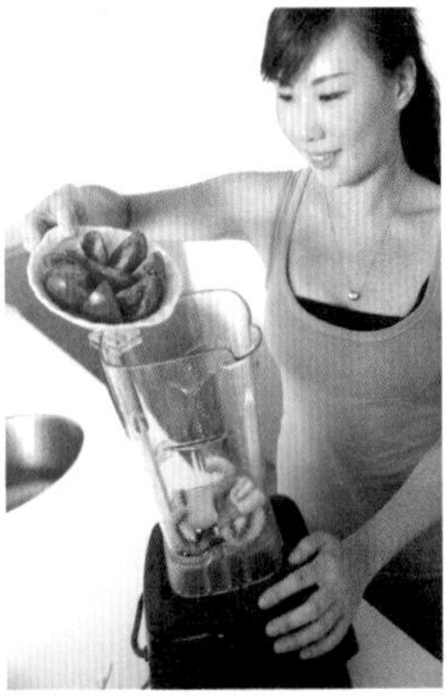

5 再經再一個星期後，由五種的食材，再添加多一點能**保胃的紫色包心菜**，才打汁。

以上述的六種食材，讓嬰兒喝兩、三個月後，再將這六種食材減去一種，用一種新的食材來代替，如：**加蘆筍來強化膀胱**，或**西芹來強化骨骼**，或用**蘋果代替奇異果來強化全身**。

最好每個月以一種新的食材，調換一個月的食材，直到差不多，所有常吃的蔬菜水果都有用過，讓還沒有完全成熟，又沒有經驗，保護嬰孩的免疫系統和自癒系統，能慢慢認出分辨出，到底是食物，還是入侵的細菌病毒，這樣才能預防嬰孩在成長中的敏感，感冒、發燒、發炎等疾病，為了預防這些病症發生，每一次打蔬果汁都要添加少許水溶膠銀水（silver hydrosol）十西西。

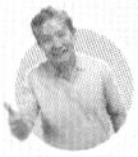

Dr.Tom Wu 健康教室

紅色包心菜也叫紫甘藍（Purple Cabbage），可改善胃病，因為葉梗較硬要攪打較細緻，不然容易產生脹氣。建議也可加入蔬果機中打成蔬果汁，能改善胃潰瘍、胃酸過多、解肝毒、通膽囊、降低肝指數，肝炎及肝癌患者也可食用。

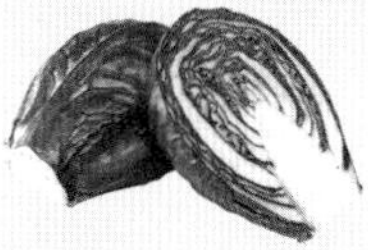

請注意嬰幼兒的蔬果汁儘量，保持每一次打，只有一種水果，並最好每兩天調換，一個新的季節性的水果，或不是季節性的水果，也沒有問題，**這樣嬰兒長大後，就不會因糖分過高，而產生好動行為和不能專注讀書等負面表現。**

同時偶爾也加一點點老薑，輪流的再加多薑黃粉、小茴香粉、迷迭香、百里番、肉桂粉、香菜、黑胡椒粒、鼠尾草，到最後才保持每一次打蔬果汁，都有二個或三個辛香料。

這些辛香料，對嬰幼兒及成長的孩子，都是很重要的營養成分，有平衡生冷、寒涼的作用，同時，也有防病、治病、殺菌、滅病毒的作用。同時，也要注意這一點：儘量不要給小孩多吃香蕉、梨子、西瓜、甜瓜、哈密瓜，因為這些甜味水果會引來細菌及病毒的侵犯嬰幼兒。

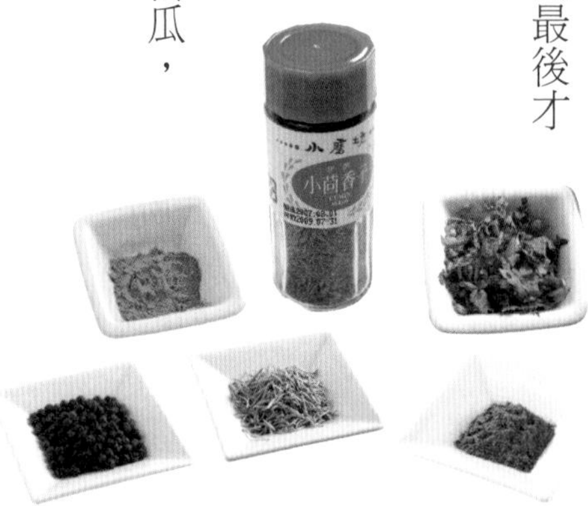

▲ 蔬果汁添加辛香料，可平衡食材涼性，達到預防病毒的作用。

Q 喝羊奶真的比牛奶好嗎？嬰幼兒也可以喝嗎？

A 羊奶的營養成分比較接近母奶，所以比牛奶好，但有一點也要特別小心：如果買的羊奶，是來自羊吃飼料，添加激素的羊奶，這種羊奶對嬰幼兒和成青人也是不好，雖然還是比牛奶好些！

如果，不能確定羊奶的來源，為了嬰幼兒的健康成長，還是鼓勵初為人母的女士餵補母奶給嬰幼兒最少六個月，才是最安全的，保護他們成長的過程，因為母奶有很多營養成分，不是羊奶、牛奶能夠代替的。

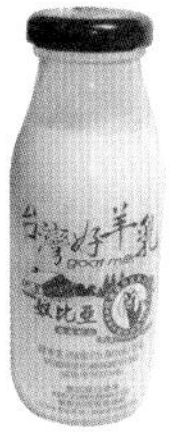

▲ 羊奶的成分接近母奶，比牛奶好，但母奶對嬰幼兒健康較有幫助。

A 型血型的飲食建議

飲食分配的黃金比例

55%
蔬菜
＋
20%
五穀、豆類、堅果
＋
20%
水果
＋
5%
蛋、海鮮

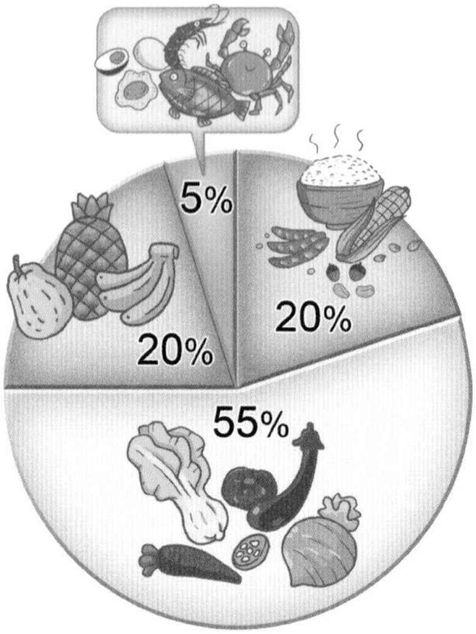

飲食注意事項

A 型血型的人應該盡量避免食用奶類製品，以及減少透過煎、炸、炒、烤等方式烹煮的食品，如果天天吃大魚大肉，當然會導致消化不良，妨礙器官正常運作，還容易罹患血管栓塞、心臟病、腦瘤、中風、便秘、皮膚病與癌症。

A 型血型的人飲食比例，建議採取百分之五十五的各式蔬菜；百分之二十的水果；百分之二十的五穀類、豆類、堅果類（豆類需待其發芽後再食用較好）；百分之五的蛋與海鮮（當日若吃了蛋，就應該避免再吃海鮮，反之亦然）。

運動注意事項

除了飲食之外，A 型血型的人也不適合做劇烈運動，建議可選擇瑜伽、氣功、太極等運動，常常靜坐、祈禱、冥想，使心靜氣和，藉此來保健身心。

※ 延伸閱讀《全彩圖解珍藏版 不一樣自然養生法》第 81 ～ 86 頁

O型血型的飲食建議

飲食分配的黃金比例

75%
蔬菜
＋
10%
水果
＋
10%
肉類、海鮮
羊奶
＋
5%
五穀堅果

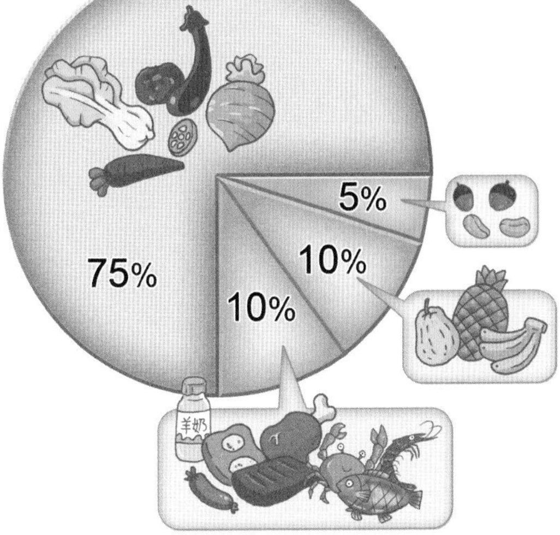

飲食注意事項

在飲食方面，O 型血型的人平常都需吃少量肉類，如果長期吃全素，身體沒有辦法吸收到免疫和自癒系統所需要的完整營養，反而容易生病。

O 型血型的人的飲食比例，建議採取百分之七十五的各式蔬菜；百分之十的水果；百分之十的肉類、海鮮以及少量羊奶（非牛奶），還有百分之五的堅果種子和五穀堅果。

運動注意事項

至於運動方面，建議選擇適合個人喜好的劇烈運動，以達到有氧效果，像是踢足球、快走、百米短跑等。

※ 延伸閱讀《全彩圖解珍藏版 不一樣自然養生法》第 88 ～ 91 頁

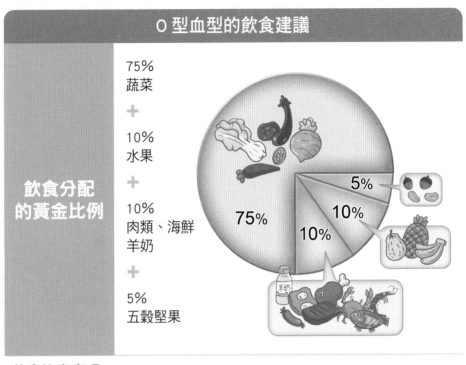

B型血型的飲食建議

飲食分配的黃金比例

55%蔬果
＋
10%水果
＋
15%根莖類
＋
10%堅果雜糧
＋
10%蛋與羊奶

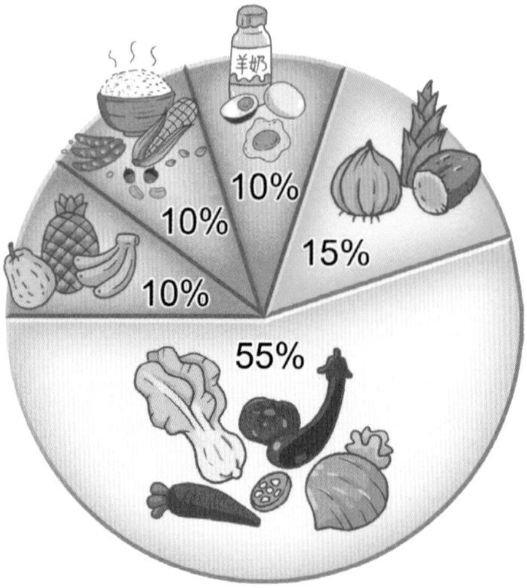

飲食注意事項

B型的人飲食比例，建議採取百分之五十五的各式蔬菜；百分之十的水果；百分之十五根莖類蔬菜；百分之十堅果雜糧；百分之十的蛋類和羊奶類及其製品。

運動注意事項

在運動方面，建議採取中度運動，例如每天快步走三十分鐘，就很不錯。

※延伸閱讀《全彩圖解珍藏版 不一樣自然養生法》第93～95頁

AB 型血型的飲食建議

飲食分配的黃金比例

55%各式蔬果

＋

5%水果

＋

15%
根莖類蔬菜

＋

15%
堅果雜糧

＋

10%
蛋與羊奶類

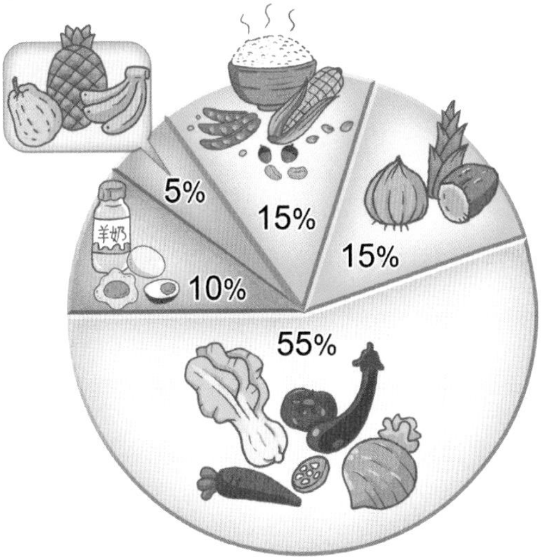

AB 型血型的人統計較容易罹患的疾病，包括患膿毒性感染、急性呼吸道疾病、病毒性肝炎和糖尿病等疾病，且根據統計，AB 型血型的人患有精神分裂症比其他血型的人高出三倍多，但 AB 型血型的人在罹患結核病、妊娠貧血的比率上則比其他血型的人低很多。

飲食注意事項

AB 型血型的人的食譜需個別設計，大體上可參照 B 型的飲食比例，建議採取百分之五十五的各式蔬果；百分之十五根莖類蔬菜；百分之五的水果；百分之十五的堅果雜糧；百分之十的蛋類和羊奶類。

※ 延伸閱讀《全彩圖解珍藏版 不一樣自然養生法》第 97 頁

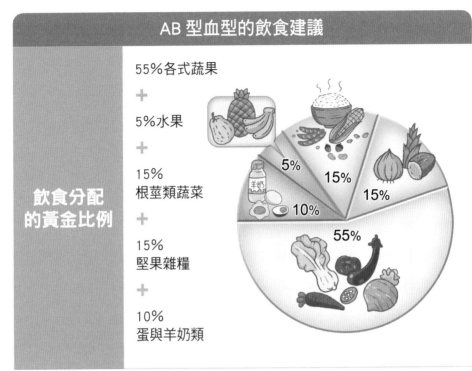

製作「不一樣的蔬果汁」常用食材的處理秘訣

食材	處理方式
紅色甜菜根	只需切除不乾淨或破損的表皮
胡蘿蔔 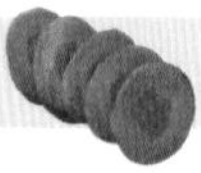	不去皮，切塊
白蘿蔔	可不去皮，切塊
生玉米	削下玉米粒
地瓜	不去皮，切塊
西洋芹 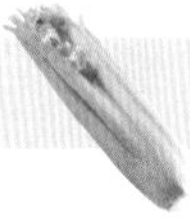	不去皮，切塊
蘆筍	切段
番茄	去蒂，切塊
苦瓜 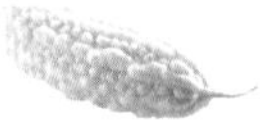	保留少量籽，切塊
大黃瓜	留皮及籽，切塊
小黃瓜	不去皮，切塊
花椰菜 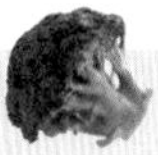	不去莖，切塊
紫高麗菜	切小塊
紅色包心菜	切塊狀 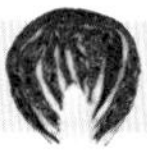
嫩菠菜葉	切段
甜菜葉	切段
香菜（芫荽） 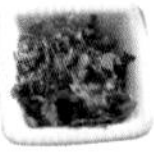	切段
洋香菜（巴西利）	切段 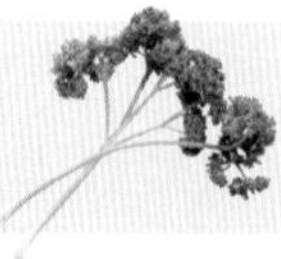

食材	處理方式
枸杞 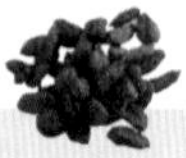	沖洗乾淨
發芽豆類	沖洗乾淨
梨子	連皮，切塊
鳳梨 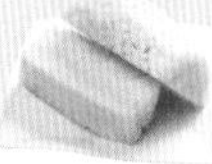	去皮，不去心，切塊
檸檬 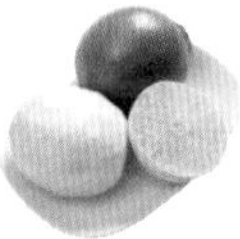	洗淨後，削去綠色表皮，保留白色的纖維和果肉部分，切成塊狀，不用去籽。
酪梨 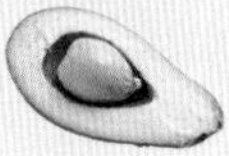	去皮，不去籽，切塊
木瓜	洗淨，留皮、留少量的籽，切塊
奇異果	去皮，切塊
火龍果 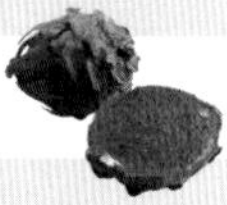	去皮，切半
蘋果	不去皮，不去心，
麝香紅葡萄	切塊
葡萄柚	不去皮，也不去籽
石榴 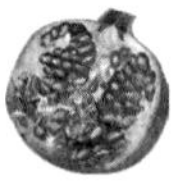	削去外皮，保留白色纖維和果肉的部分，籽也要保留
小番茄	籽及白色的部分

製作「不一樣的蔬果汁」分解動作圖

步驟 1

先將食材清洗乾淨，切細或切小塊，（質地軟放下層，質地硬放上層）。

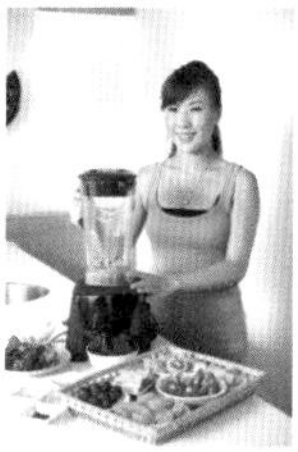

步驟 2

將質地軟的食材放下層，質地硬的食材放上層，倒入二杯半乾淨的好水後，取果汁蓋栓緊。

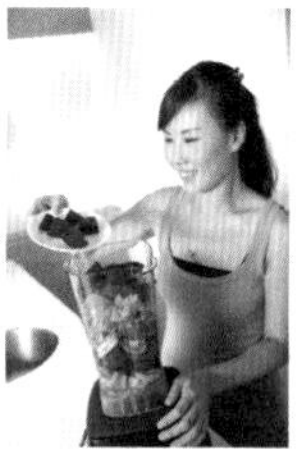

步驟 3

左手輕壓果汁蓋，右手啟動開關鈕。

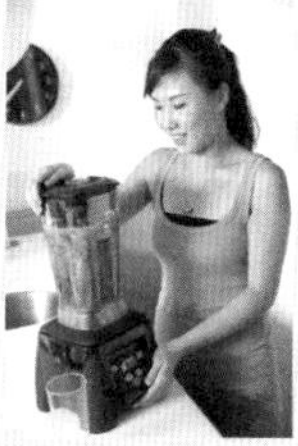

步驟 4

接著按住打碎鈕 40 秒後，再轉按低速鈕 10 秒。

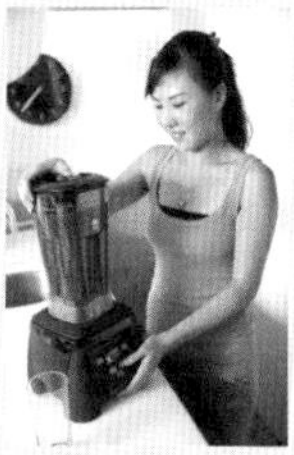

步驟 5

再轉高速鈕打約 60 秒，再轉按低速鈕 10秒，轉按停止鈕。

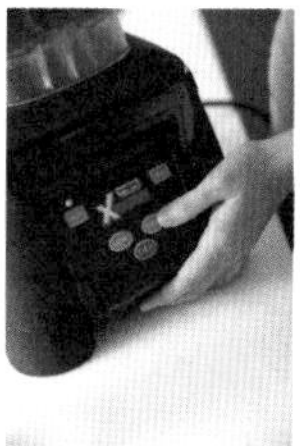

步驟 6

打開果汁機蓋，加入卵磷脂、蜂花粉、海鹽等材料，再蓋上果汁機蓋。

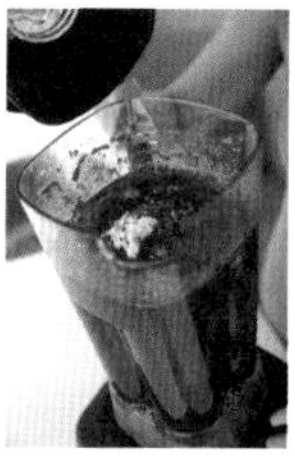

步驟 7

按低速鈕 10 秒，再轉高速鈕打約 10 秒

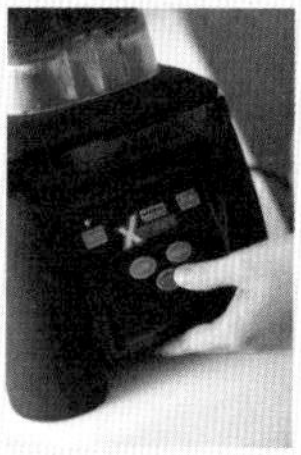

步驟 8

轉按停止鈕，打開果汁機蓋，即可飲用。

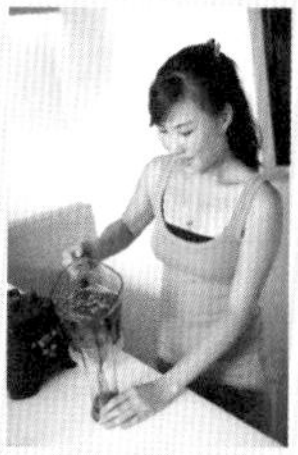

清血毒全營養蔬果汁

● 份量：1天6～7杯
● 口感：甜帶酸

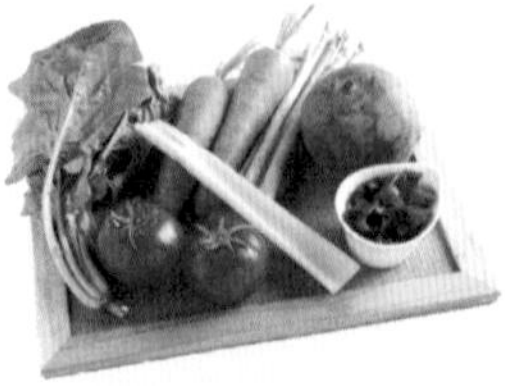

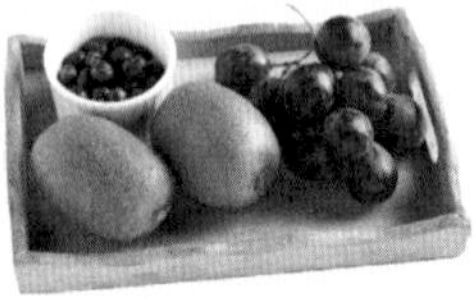

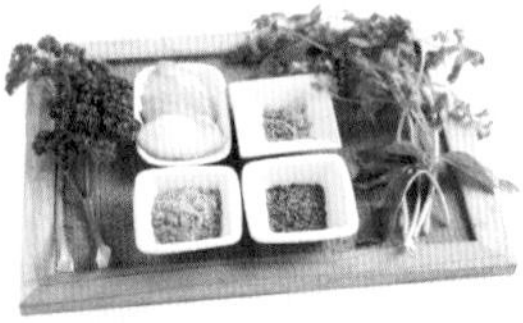

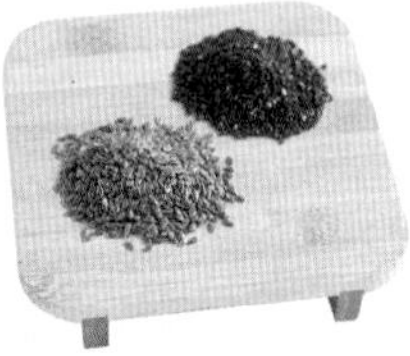

材料

蔬菜

全紅大番茄 2 顆、紅蘿蔔 2 條、中型或大型甜菜根 1 個、西洋芹 1 根、蘆筍 5 根、海帶半杯（生的海帶結或昆布）、紫高麗菜 1 大片（或菠菜 7～8 葉）

水果

奇異果 2 個、有籽麝香紅葡萄（即粉紅色最大有籽的葡萄，或任何有籽的葡萄亦可）10～15 粒、藍莓 1/2 杯（或覆盆莓 1/2 杯）

香料

香菜 3～5 小支、巴西利 3 小支、帶皮老薑片 5 片、薑黃粉 1 小匙、小茴香粉 1/2 小匙、九層塔 3 葉、迷迭香少許、香茅少許（如沒有可免）

種子

亞麻子 2 小匙、黑或白芝麻 4 小匙（如果有咳嗽、血癌、低血壓，一定要加黑胡椒粒，至少由 5 粒開始，慢慢加到 20 幾粒）

好水

活性好水 2～2.5 杯

營養保健品

卵磷脂 2 小匙、蜂花粉 2 小匙、綠藻 20 粒

作法

1 將所有需要預先清洗的材料，先洗乾淨備用。

2 大番茄、紅蘿蔔切塊狀；甜菜根去皮切塊；西洋芹、蘆筍切段狀；紫高麗菜切絲；甜菜根、奇異果削去外皮後，切小塊。

3 連同活性好水與所有的蔬菜、水果、香料以及 20 粒綠藻一同用 3.5 匹強馬力蔬果機高速攪打 2 分鐘成汁，再打開蓋子，加入卵磷脂 2 小匙、蜂花粉 2 小匙，再續用高速打約 30 秒，即可飲用。

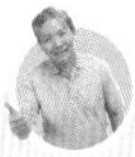

Dr.Tom Wu 的健康小叮嚀

- 打蔬果汁時，蔬菜和水果都要先切細、切小塊，且質地軟的蔬果先放在生機調理機的杯子底部，質地硬的蔬果放在上層，可以順暢攪拌均勻，並可保護機器。
- 這份蔬果汁打好後，早上喝 2 ～ 3 杯（每杯 240cc）當早餐，午餐和晚餐前 1 小時再喝 1 ～ 2 杯，其餘蔬果汁則任何時間都可以喝；總之，一天要喝完 6 ～ 7 杯的蔬果汁。
- 最好每一口蔬果汁都用吸管吸進口中，並慢慢細嚼 10 下再吞下去。雖然這蔬果汁已打得綿密如冰淇淋般細滑，但一切食物都要在口中慢慢咀嚼同口水津液（含有大量的澱粉酶）混合後，再一起吞下，才能有利營養吸收及助消化。
- 這 7 杯蔬果汁會將血液中的毒素清除，排到腎臟再流出體外，或是排到肺臟，再化為毒氣吐出，或者排到大腸由糞便排出。這 7 杯蔬果汁也含有豐富的植物生化素，能提供給免疫和自癒系統優質的養分，讓它們能回復正常的運作。
- 如果喝後有想嘔吐的現象，那是種子和卵磷脂的份量過高所致！若是如此，開始時先不要放種子和卵磷脂，喝了一個星期之後，才少量由 1/4 茶匙開始，慢慢增加到適可的份量。如果有這種現象，也說明要做四天的排膽石了（請參閱附錄第 300 頁）！因為沒有膽汁來分化種子的油，才會有反胃的現象。

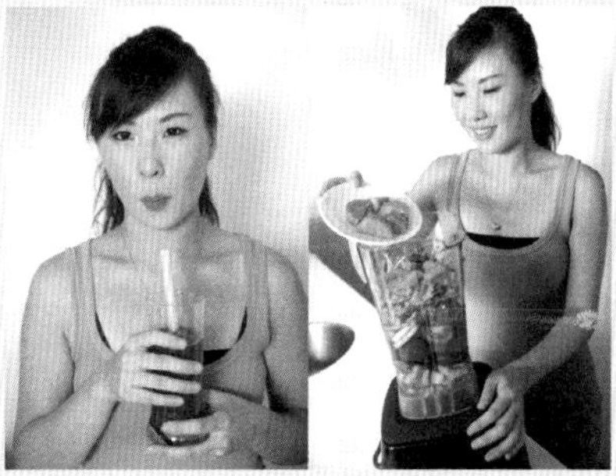

- 並且每天還要喝至少 5 杯的活性好水（活性的礦物質水）和 3 杯好水，好讓體內囤積的毒素更容易由尿液排出體外。

新鮮的生菜沙拉

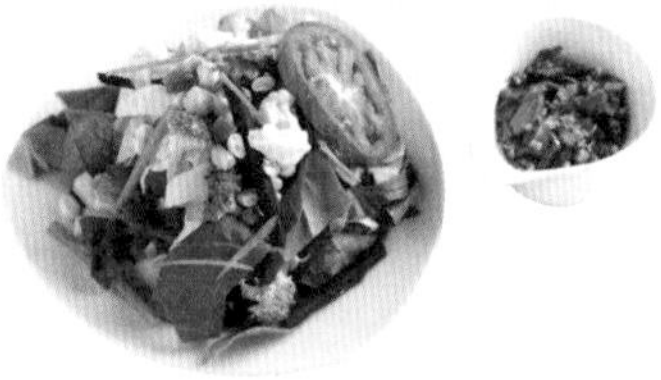

材料

蔬菜類

番茄切片 1 個、胡蘿蔔切絲 1 條、小型的紅色甜菜根切絲 1 個、綠色（或紅色）苜蓿芽 1 小把、稍微發芽的各種豆類、玉米粒適量、嫩菠菜適量、花椰菜（或各類生菜）適量。

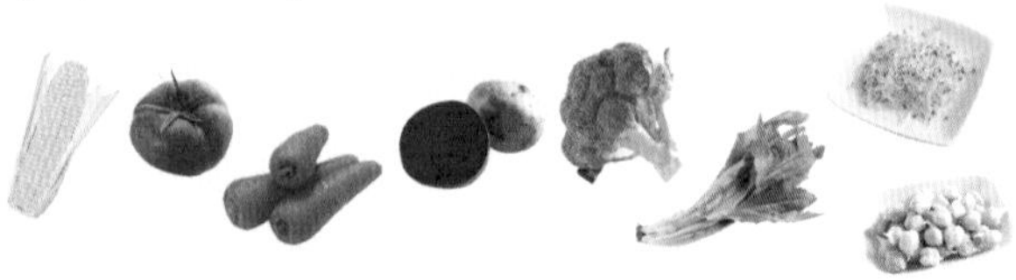

香辛料

薑絲、蒜蓉、切碎的九層塔、香菜、薄荷葉各適量。

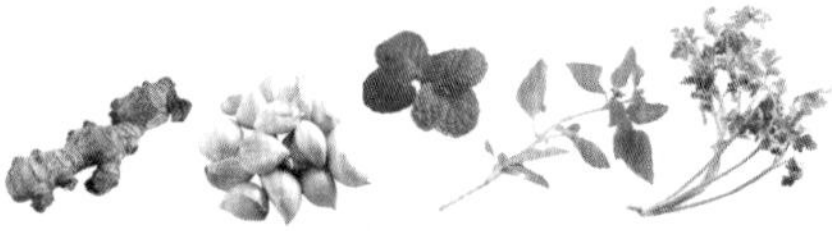

種子、營養補充品

芝麻粉 1 小匙、亞麻子粉 1 小匙、卵磷脂 2 小匙、蜂花粉 2 小匙、海鹽水 1/4 小匙（或有機醬油）、枸杞 3 大匙。

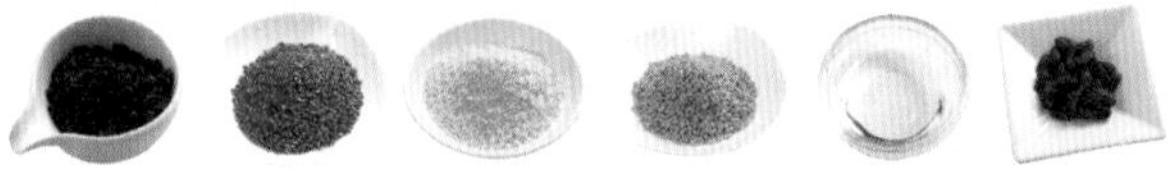

調味料

檸檬擠汁 2 個（或用有機蘋果醋代替檸檬汁也可以）、淋在生菜沙拉上。

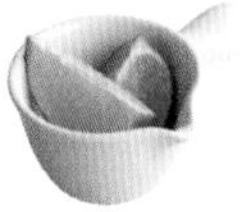

最後再淋入橄欖油 2～3 小匙，以及椰子油（標籤註明中鏈三酸甘油酯 MCT OIL）2 湯匙。

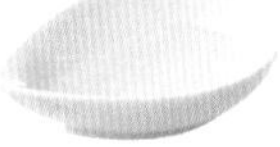

五穀豆米飯

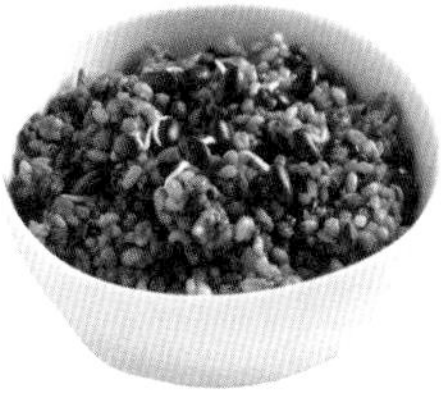

材料 1

五穀米（或十穀米）1 杯、發芽豆類 1/2 杯、薑絲愈多愈好、蒜頭 6～7 粒、切碎的海帶（或海藻）適量、薑黃粉 1～2 小匙、活性好水約 1.5～2 杯

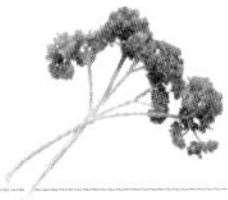

材料 2

芫荽(香菜)、洋芫荽（巴西利）、枸杞子、芝麻粉、亞麻子粉、九層塔、薄荷葉、椰子油、石榴油等各少許

作法

1 將五穀米倒入鍋中，用清水洗淨，再倒入活性好水。

2 蒜頭剝膜整瓣；芫荽切碎；洋芫荽切碎。

3 將薑絲、蒜頭、切碎的海帶、薑黃粉、稍微發芽的豆放入鍋中混勻，移入電鍋中煮至開關跳起，打開鍋蓋拌勻，續悶約 10 分鐘，即可食用。

4 食用前，可再加材料 2，更能增加風味。

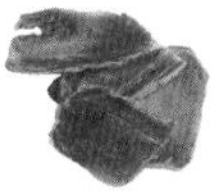

人蔘茶

材料

吉林蔘粉（或韓國蔘粉、西洋蔘粉皆可）1 湯匙，枸杞子 2 湯匙，甘草 5 片、活性好水 3 杯（750cc）

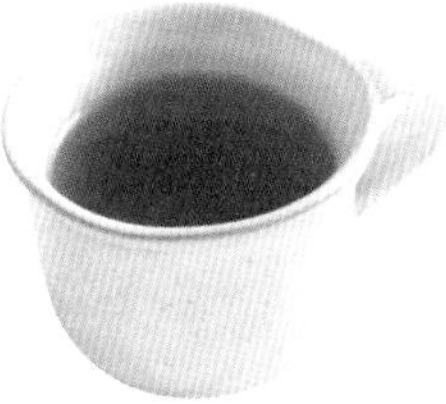

作法

將滾沸的活性好水倒入保溫杯中，將吉林蔘放入熱水杯中，再加入枸杞子及甘草，蓋好半小時即可慢慢喝，每次半杯或 1 杯，一天喝完 3 杯。

跟著做「快步走」

我們每天都盡量能運動二十至三十分鐘，可以做任何喜歡的運動，不過快步走是最安全經濟的運動，可以幫助血液循環，使毒素由皮膚排出，而且最好能在強陽光下輕鬆的快樂走路。

陽光是人類及一切動植物生命的泉源，也是紅外線和紫外線的根基，所以在早上太陽剛升上來，以及黃昏太陽即將西下時，是太陽發出紅外線最強的時候，可激發自癒系統修補被破壞的細胞，此時最適宜花半小時去散步或做些溫和的運動。中午是陽光發出最強紫外線的時候，此時可在強陽光下快步走二十至三十分鐘，激發免疫系強化身體軍隊殺菌及病毒的攻擊力。身體的能量靠著大自然的環境，就可得到平衡與和諧。

快步走時，可以喜樂的快走五分鐘、坐五分鐘：當快走五分鐘時，可以增加身體的免疫攻擊能力；而坐下來休息五分鐘時，則可以增加身體的自癒修補功能。

快步走路的方法是，先快步走三分鐘，接著急速的走三十秒，再做三分鐘的快步走後，又跟著做三十秒的急速走，如此來回在強陽光下走二十至三十分鐘，不但可加速血液循環，心臟及肌肉也有時間做收縮和放鬆的工作，引發腎上腺產生能疏解緊張的激素，帶來身心靈整體的和諧，並促進免疫系統和自癒系統的功能。

而癌症病患最好在做快步走的運動時，走五分鐘來加強免疫系統，坐五分鐘來強化自癒系統，如此在強陽光下走二十分鐘（不算坐的時間），也一天 2 次。

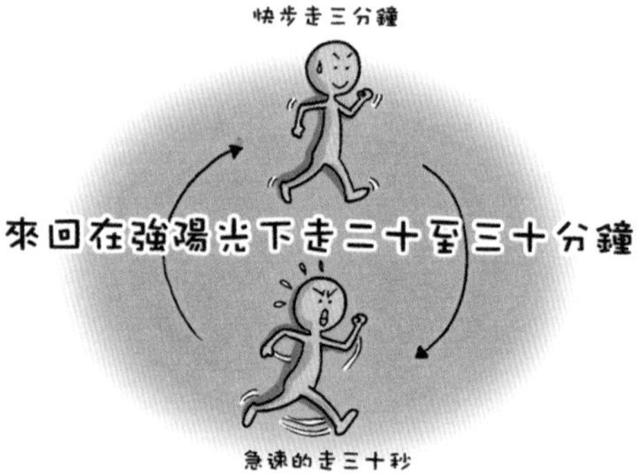
快步走三分鐘
來回在強陽光下走二十至三十分鐘
急速的走三十秒

跟著做「357」深呼吸運動

這個運動站著做或坐著皆可。作法是快速吸進空氣進入肺部至丹田3秒鐘，然後閉氣5秒鐘，之後再慢慢吐氣出來約7秒鐘，好讓肺細胞有時間吸取充足的氧氣，及有時間將毒素藉由肺部排出；一天要儘量多做幾次。最好每一至二小時做一次，每次吐吸九下，一天五至十次。

深吸後閉氣時，要用意念讓氧氣充滿整個肺臟及特別將氧氣送到肺臟有問題的地方，並用意念將毒素由肺部有問題的地方排出來，並且向有問題的細胞微笑，歡迎它們變回正常的細胞，歡迎它們回到大家庭，並用意念感謝神的恩典，用祂的大愛感化它們，讓它們回歸正道！

每次做完冥想後，用愉快的心情大笑五十至六十聲，讓出軌的細胞知道你是真心的歡迎它們回來與大家和平相處。最好在空氣新鮮的地方做運動，例如陽台、公園、海邊等。

肺癌的病患最好做「357快步走路運動」，即：一面快步走時，一面用三秒鐘的時間深吸氣入肺，閉氣五秒鐘，之後用七秒鐘的時間慢慢的吐出廢氣，如此在強陽光下走二十分鐘，一天2次，最好在上午十一點左右和下午兩點左右。

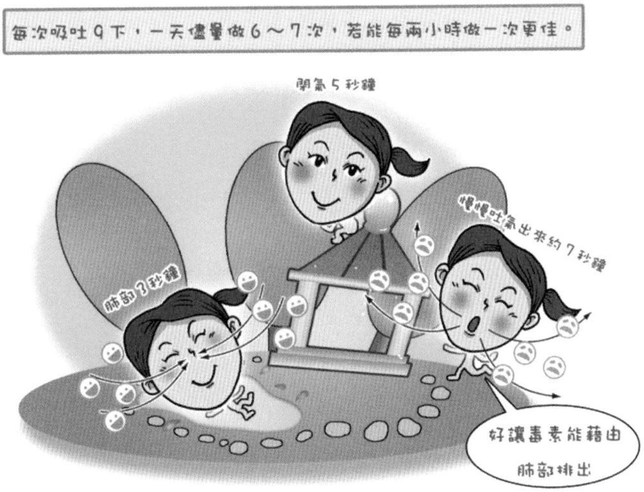
每次吸吐9下，一天儘量做6～7次，若能每兩小時做一次更佳。
閉氣5秒鐘
肺部3秒鐘
慢慢吐氣出來約7秒鐘
好讓毒素能藉由肺部排出

「癌症篩檢的指標」(cancer markers) 參考

基本的抽血檢驗就能知道癌細胞的存在與否。其實，醫生可靠著抽血檢驗癌標記的指數就能得知病人有沒有癌細胞的存在，雖然不能知道癌細胞的準確地方；但病人已經知道以前罹癌的所在位置，經由抽血檢驗就知道那地方還有沒有癌細胞，或有沒有在其他地方擴散。

病人可以在實踐生機飲食之前向醫生提出做所有認為有相關的癌症標記篩檢，待改善飲食及修正生活習慣九個月之後，再做同樣的「癌標記指數檢驗」，互相比較一下所得的數字和參考範圍（reference range）的數字，如所得的數字在參考範圍內（例如參考範圍為 0～35），就還要繼續努力的喝蔬果汁和盡量吃全生的沙拉，直到所驗出的「癌症標記篩檢指數」達到參考範圍內的最低數字（如 0 或 0.5 以下）。如驗出的指數是 10，在正常的參考範圍內（譬如是 0～35），但這只是代表癌細胞受到控制，還是有癌細胞的活躍！只有所得的數字是在 0.5 以下或是 0，才代表真正脫離癌症、完全沒有癌細胞。因此，不要輕忽「癌症指數都在正常的參考範圍內，就是正常、就是沒問題！」一定要等到指數是在正常參考範圍內的最低數字，才較安心！

這也是預防癌腫瘤復發的最好辦法，因為在 CT 掃描還沒有發現硬塊時，「癌症標記篩檢」已經知道指數的高低，雖然還在正常參考範圍內的高數字，就要立刻採取防範措施，才能真正遏阻！同時每個人在做每年的體檢時，也建議主動請求醫生也做這類「癌症標記的篩檢」，以及肝標記和甲狀腺 TSH 的指數，才是真正的防癌措施！

檢驗血液常見的癌標記參考	
項　目	相關疾病參考
癌標記	
CEA 癌胚抗原 **Carcinoembryonic Antigen**	體內有癌細胞活躍，包括直腸癌、乳癌、肝癌、肺癌、胰臟癌及體內任何地方有癌變
AFP 甲型胎兒蛋白 **Alpha Fetoprotein**	肝癌、睪丸癌、乳癌、肺癌及體內任何地方有癌變
HCG 人絨毛膜促性腺激素 **Human Chorionic Gonadotropin**	睪丸癌、攝護腺癌、卵巢癌、肺癌、子宮癌及體內有癌變
CRP 丙類反應蛋白 **C-Reactive Protein**	細胞發炎、心臟病、關節炎、癌症
TSH 甲狀腺促激素 **Thyroid Stimulating Hormone**	甲狀腺功能、免疫功能、體毒的高低
LDH 乳酸脫氫酶 **Lactate Dehydrogenase**	肝功能異常、體內有惡性癌細胞
ALP 鹼性磷酸酶 **Alkaline Phosphatase**	肝功能異常、骨髓有異常、骨癌、血液呈現過度酸性
肝臟	
AST (S-GOT) 谷草轉氨酶 Aspartate Aminotransferase	肝功能
ALT (S-GPT) 谷丙轉氨酶 Alanine Aminotransferase	肝功能
GGT 丙麩轉氨酶 Gamma Glutamyl Transferase	酒精性肝炎、藥物性肝炎、肝臟中毒的輕重
HBsAg B 型肝炎病毒表面抗原 HBV Surface Antigen	體內有 B 型肝炎病毒

「癌症篩檢的指標」(cancer markers) 參考

項　　目	相關疾病參考
肺及性生殖器官	
CA15.3 癌抗原 15.3 Cancer Antigen 15.3	乳癌、肺癌、腸胃癌
CA125 癌抗原 125 Cancer Antigen 125	卵巢癌、子宮癌、肺癌
HE4 人附睪分泌蛋白 4 Human Epididymal Protein 4	卵巢癌、子宮癌、攝護腺癌（前列腺癌）、睪丸癌或任何生殖器官的癌變
SCC 鱗狀細胞癌 Squamous Cell Carcinoma	子宮頸癌、食道癌、腦癌、頸癌
（男）PSA 攝護腺特異抗原 Prostatic Specific Antigen	攝護腺癌、攝護腺肥大
腸胃	
CA19.9 癌抗原 19.9 Cancer Antigen 19.9	消化系統癌，如胰臟癌、膽囊癌、大腸癌、肝／胃／肺癌
CA72.4 癌抗原 72.4 Cancer Antigen 72.4	消化系統癌、胰臟癌、胃癌、腸癌
CA50 癌抗原 50 Cancer Antigen 50	胃癌
呼吸器官	
NSE 神經元特異烯醇酶 Neuron Specific Enolase	肺癌
Cyfra21.1 細胞角質蛋白 Cytokeratin Fragments 21.1	肺癌、膀胱癌、頭頸癌、乳腺癌
EB-Ig A EB 病毒 IgA 抗原 EBVirus IgA	鼻竇癌、鼻咽癌

用正統的抽血篩檢以下的標記指數

可在五至十五年前預知癌細胞的存在及起因

第一組　**預知癌的存在**：CEA、AFP、HCG
第二組　**預知癌的起因**：TSH、CRP、LDH、GGT、ALP

	檢查項目	檢查結果	西醫與自然療法正常標準值參考
預知癌的存在	CEA（癌胚抗原）	預知全身任何地方是否已經有癌細胞。	西醫的正常參考範圍為0~5，但自然療法的正常範圍為0~0.5，最高不能超過0.5。
	AFP（甲胎兒蛋白）	預知全身任何地方是否已經有癌細胞。	西醫的正常參考範圍是0~6.6，自然療法的正常範圍是0~0.5，最高不能超過0.5。
	HCG（人絨毛膜促激素）	身體一有癌細胞就會出現。	西醫的正常參考範圍是<5，自然療法的正常範圍是陰性，最高是零。
預知癌的起因	TSH（甲狀腺促激荷爾蒙）	預知免疫系統功能的高低。	西醫的正常範圍是0.4~4.9；自然療法的正常範圍是1.2~1.8。
	CRP（丙反應蛋白）	預知細胞是否有發炎。	西醫的正常值是<5；自然療法是<0，最高是零。
	LDH（乳酸脫氫酶）	預知癌細胞是否已經惡化。	西醫的正常範圍是120~235；自然療法是110~120。
	GGT（丙麩胺酸轉移酶）	預知肝臟毒素高低。	西醫的正常範圍是9-36；自然療法是3-7。
	ALP（鹼性磷酸酶）	預知血液的酸度。	西醫的正常範圍40～150，而自然療法是30～40。

完全解析「四天排膽石、淨化膽囊與肝臟」的方法

第一天

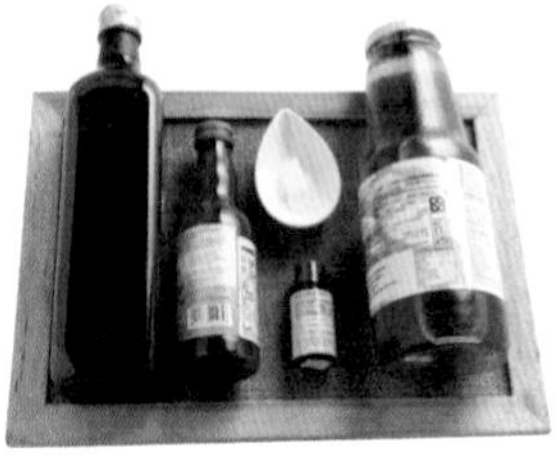

材料

❶ 有機蘋果汁 1 罐（1000cc）
❷ 磷酸 10 cc（約 90 滴）

準備動作

★ 早上先將 10cc（約 90 滴）的磷酸滴入一罐有機蘋果汁內搖勻。

執行方法

★ 在一天內分 4 次喝完，每次喝 250cc。

飲食叮嚀

★ 三餐只能吃生鮮的蔬菜、水果沙拉，或是燙青菜、蔬菜湯，並且要多喝好水。

※ 蘋果汁混合磷酸 Super Phos30(沒有任何的異味) 會將你的膽囊和膽石軟化，不會有任何不舒服的症狀發生，所以可以維持日常的作息生活。

第二天

材料

❶ 有機蘋果汁 1 罐（1000cc）
❷ 磷酸 10cc（約 90 滴）

準備動作

★ 早上先將 10cc（約 90 滴）的磷酸滴入一罐有機蘋果汁內搖勻。

執行方法

★ 在一天內分 4 次喝完，每次喝 250cc。

飲食叮嚀

★ 三餐只能吃生鮮的蔬菜、水果沙拉，或是燙青菜、蔬菜湯，並且要多喝好水。

※ 蘋果汁混合磷酸 Super Phos30 會將你的膽囊和膽石軟化，不會有任何不舒服的症狀發生，所以可以維持日常的作息生活。

第三天

材料

❶ 有機蘋果汁 1 罐（1000cc）❷ 磷酸 10 cc（約 90 滴）
❸ 硫酸鎂 1 大匙（Magnesium Sulfate，俗稱瀉鹽）
❹ 冷壓初榨橄欖油 240cc ❺ 綠色檸檬 3 大顆（或有機檸檬汁）
❻ 纖維粉 2 大匙 ❼ 芝麻粉 3 大匙 ❽ 卵磷脂 1 大匙

準備動作

上午 9：00	先將 10cc（約 90 滴）的磷酸滴入一罐有機蘋果汁內搖勻。
下午 4：00 ～ 5：00 左右	將硫酸鎂（瀉鹽）放入 1 杯（240cc）微溫的好水中，攪拌到硫酸鎂全部溶解。
晚上 9：00	將檸檬 3 大顆的外皮捏軟後，擠出檸檬汁（去籽），倒入蔬果機內，放入 240cc 的冷壓初榨橄欖油，接著用慢轉攪打約 30 秒，倒入杯中（身高 1.6 公尺以下，只要 180cc 橄欖油）。
晚上 9：30 以後	再將纖維粉、芝麻粉及卵磷脂放入杯中，加入 1 杯 360cc 的好水攪拌均勻。

執行方法

早上 ～ 下午 3 點前	請將蘋果汁混合的磷酸全部喝完。
下午 4：00 ～ 5：00 左右	將硫酸鎂（瀉鹽）＋微溫的好水中，立刻一口氣喝完。
晚上 9：00	將檸檬汁＋冷壓初榨橄欖油，用吸管一口氣喝完，取半顆綠色檸檬皮含在口中（可避免反胃），趕緊回床上躺好（朝右側躺，並且將右腳彎起來壓於肝臟的部位），至少要右側臥 30 分鐘（勿少於 30 分鐘，但超過 30 分鐘沒關係）。
晚上 9：30 以後	右側臥 30 分鐘後，即可起身，讓身體稍微活動一下，再將纖維粉＋芝麻粉＋卵磷脂＋好水拌勻後，立刻喝下。

飲食叮嚀

三餐只能吃生鮮的蔬菜、水果沙拉，或是燙青菜、蔬菜湯，並且要多喝好水。第三天的晚餐必須吃的比平常更少，並且在下午 6 點鐘前吃完。

※ 這一天也不會有不舒服的症狀發生，所以可以正常的工作，但記得要多喝好水。

第四天

材料

早上起床	❶ 硫酸鎂 1 大匙（Magnesium Sulfate，俗稱瀉鹽）
上午&下午	❷ 纖維粉適量 ❸ 芝麻粉適量

準備動作

早上起床	早上一起床後，將 1 大匙的硫酸鎂（瀉鹽）放入 1 杯（240cc）微溫的活性好水中，攪拌到硫酸鎂全部溶解。
上午&下午	將纖維粉、芝麻粉放入植物奶（如杏仁奶、豆奶、堅果奶）攪拌均勻。

執行方法

早上起床	利用空腹時，將硫酸鎂（瀉鹽）＋微溫的好水中，立刻一口氣喝完，並靜待腸胃發生反應。
上午&下午	補充 2 次纖維粉及芝麻粉所沖泡的飲品（任何時間喝都可），千萬別讓排出膽囊的膽石卡在腸壁上汙染大腸和血液。

飲食叮嚀

※ 記住！第四天，一定要多喝好水（6～8 杯）。

※ 在這天第一次排便時，可能沒有看見什麼沙、石；第二次或第三次就會看見很多青色、青黃色或棕色的沙、石，浮在馬桶的水面上，或是黏在糞便裡，有的大如蠶石，有的小如綠豆或沙粒。

註：也可採用《神奇的肝膽排石法》（原水文化出版）書中的七天肝膽淨化作法（第 178 至 189 頁）。

當你在進行四天排膽石的第 1 天、第 2 天和第 3 天都不會出現任何的不適症，**可以正常的工作及生活**，唯有**第 4 天**會產生腹瀉（清除身體的廢物），所以**一定要留在家裡，避免外出**，以免造成不便！例如：你可以安排在星期四開始進行第一天，那麼到了執行的第四天剛好是週日就可以放假在家。

悅讀健康系列HD3116X

不一樣的蔬果汁百症保健全解【暢銷珍藏版】

作　　者／吳永志
選　　書／林小鈴
主　　編／陳玉春

行銷經理／王維君
業務經理／羅越華
副總編輯／潘玉女
總 編 輯／林小鈴
發 行 人／何飛鵬

出　　版／原水文化
台北市民生東路二段141號8樓
電話：02-2500-7008　傳真：02-2502-7676
網址：http://citeh2o.pixnet.net/blog／E-mail：H2O@cite.com.tw
發　　行／英屬蓋曼群島商家庭傳媒股份有限公司城邦分公司
台北市中山區民生東路二段141號2樓
書虫客服服務專線：02-25007718；25007719
24小時傳真專線：02-25001990；25001991
服務時間：週一至週五9:30～12:00；13:30～17:00
讀者服務信箱E-mail：service@readingclub.com.tw
劃撥帳號／19863813；戶名：書虫股份有限公司
香港發行／香港灣仔駱克道193號東超商業中心1樓
電話：852-25086231　傳真：852-25789337
電郵：hkcite@biznetvigator.com
馬新發行／城邦（馬新）出版集團 Cite (M) Sdn Bhd
41, Jalan Radin Anum, Bandar Baru Sri Petaling,
57000 Kuala Lumpur, Malaysia.
電話：(603)90563833　傳真：(603)90576622
電郵：services@cite.my

城邦讀書花園
www.cite.com.tw

美術設計／許丁文、孔雀綠Design
攝　　影／子宇影像工作室・徐榕志
插　　畫／盧宏烈（老外）
製版印刷／科億資訊科技有限公司
初版一刷／2015年9月3日
初版八刷／2015年10月1日
二版2.8刷／2022年9月21日
定　　價／500元
ISBN 978-986-5853-74-7(平裝)
EAN 471-770-210-174-9

國家圖書館出版品預行編目資料

不一樣的蔬果汁百症保健全解【暢銷珍藏版】
/ 吳永志著.
-- 初版. -- 臺北市：原水文化出版：家庭傳媒城邦分公司發行, 2020.05　面；公分. -- (悅讀健康系列；HD3116X)
ISBN 978-986-5853-74-7(平裝)
1.生機飲食 2.健康飲食 3.食療
418.914　　104012206

DR. TOM WU'S DIFFERENT APPROACH IN NATURAL HEALING

Conquer Cancer and Other Diseases with Simple Foods

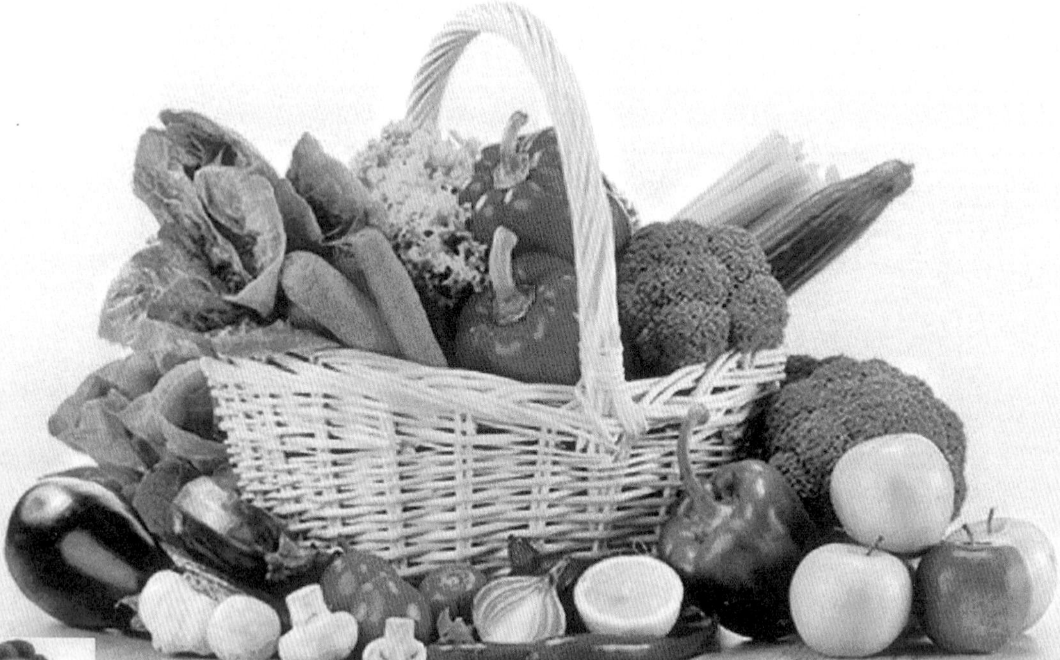

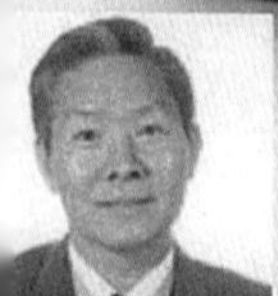

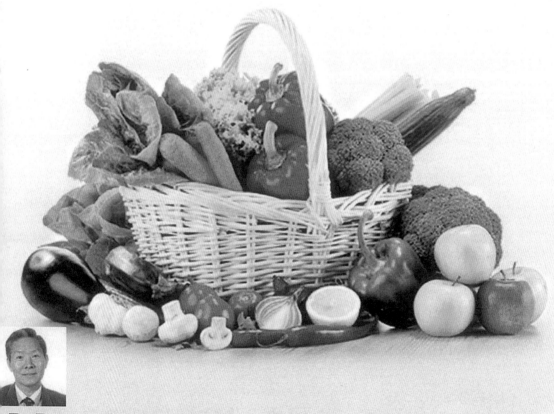

DR. TOM WU, RND, PhD, NMD